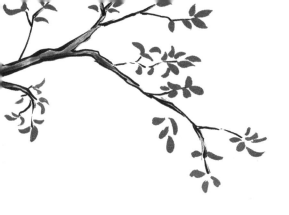

朱　莹　朱镇华　主编　◀

杏林问矩

——湖南中医药大学第一附属医院临床管理

U0285167

学苑出版社

图书在版编目（ＣＩＰ）数据

杏林问矩 ：湖南中医药大学第一附属医院临床管理 ／
朱莹，朱镇华主编. -- 北京 ：学苑出版社，2021.8
ISBN 978-7-5077-6220-4

Ⅰ．①杏⋯ Ⅱ．①朱⋯ ②朱⋯ Ⅲ.①中医医院－管
理－研究－湖南 Ⅳ.①R197.4

中国版本图书馆 CIP 数据核字(2021)第 149207 号

责任编辑： 黄小龙
出版发行： 学苑出版社
社　　址： 北京市丰台区南方庄 2 号院 1 号楼
邮政编码： 100079
网　　址： www.book001.com
电子邮箱： xueyuanpress@163.com
销售电话： 010-67601101（销售部）67603091（总编室）
印 刷 厂： 北京建宏印刷有限公司
开本尺寸： 710mm×1000mm　1/16
印　　张： 33.5
字　　数： 475 千字
版　　次： 2021 年 8 月第 1 版
印　　次： 2021 年 8 月第 1 次印刷
定　　价： 88.00 元

总主审

刘绍贵

总主编

刘平安　陈新宇

主　审

张月娟　罗耀红　欧阳荣　何娅娜

主　编

朱　莹　朱镇华

副主编

王　敏　廖若夷　左亚杰　谢小兵　游　建

编　委

（以姓氏笔画为序）

王少波　王月爱　王莘智　文爱珍　史　冰

冯　进　朱惠斌　刘　芳　刘建和　苏　祁

李平（男）李晓屏　杨　磊　余习蛟　余艳兰

沈文婷　沈宏荣　陈　献　奉水华　卓　耀

周　青　周忠志　蒋忠良　蒋　玲　滕永杰

前　言

　　2018 年，为了贯彻落实国务院办公厅《关于建立现代医院管理制度的指导意见》《关于印发深化医药卫生体制改革 2018 年下半年重点工作任务的通知》等文件要求，国家卫健委决定开展建立健全现代医院管理制度试点。在各地推荐的基础上，国家卫健委、国家中医药管理局会同有关部门遴选确定了湖南中医药大学第一附属医院等 148 家医院作为建立健全现代医院管理制度的试点医院。湖南中医药大学第一附属医院作为湖南省中医系统唯一的入选单位，有幸名列其中。

　　光阴荏苒，经过近三年的改革和试点，湖南中医药大学第一附属医院在完善医院管理制度、健全医院治理体系，加强医院党组织的建设，加快构建责权清晰、管理科学、治理完善、运行高效、监督有力的现代医院管理制度等方面，取得了较为突出的成绩，也收获了不少的心得与体会，有鉴于此，我们拟出版"湖南中医药大学第一附属医院管理制度丛书"，包括三本：《仁和弘道——湖南中医药大学第一附属医院党建行政管理》《杏林问矩——湖南中医药大学第一附属医院临床管理》《岐黄司职——湖南中医药大学第一附属医院岗位管理》。

　　我们认为，此套丛书的出版，具有以下意义：首先，它是对湖南中医药大学第一附属医院近年来医院管理制度改革工作的及时总结。三年来的改革试点工作，是对医院制度建设的一次"换血"，它既是对医院管理思维的挑战，也是对医院管理能力的考验。在这一过程中，有成功的经验，也有值得反思的教训，对这些宝贵的经验和教训进行总结，尤其是对试点过程中出现的一些新情况、新问题进行系统的梳理和反思，对明晰医院下一步改革任务与目标、推动医院管理改革的纵深发展，有着重要的意义。其次，此套丛书的出版，也希望能为其他兄弟医院的综合改革与实践创新提供借鉴。如上所述，此次国家卫健委的试点工作，仅仅遴选了 148 家医院，但是，推动现代医院管理制度的改革，是我国每个医院势在必行的职责和目标所在。湖南中医药大学第一附属医院作为先行者，其取得的成绩能够为其他医院提供表率与示范。特别是对于中医院的医院管理改革来说，丛书所涉的党建行政管理、临床管理、岗位管理等内容，都与我们的改革实践息息相关。先行者在改革实践中碰到的问题、解决的办法都能够使后来者少走弯路，其发展的步伐也就能够走得更快、走得更稳。最后，这套丛书能够以文字的形式加以出版和推广，将成为国家卫健委开展现代医院管理制度试点的成果之一，是对这一工作要求的积极响应。它的问世，能够让更多的医院管理者、医务人员加深对这一试点工作的了解，在这样的基础上，我们将进一步提高对建立健全现代医院管理制度的认识，调动工作积极性，从而使得试点工作能够如星星之火，终成燎原之势。

综上所述，我们认为，"湖南中医药大学第一附属医院管理制度丛书"的出版有着重要的意义。制度的建立健全亦是一个止于至善的过程，随着改革实践的不断推进，湖南中医药大学第一附属医院将紧跟时代要求，对制度内容不断进行修改和完善。因此，本书仅作为此次改革的阶段性成果予以呈现。书稿经过了反复核对、精审精校，但囿于学力和时间，书稿仍难免存在纰漏，祈正于方家。

编者

2021 年春

目 录

第一章　医疗质量安全管理制度 ··························· 01

　一、十八项核心制度 ······························· 04

　二、围手术期管理制度 ····························· 36

　三、非计划/预期重返再次手术患者管理与评价试行制度 ········· 58

　四、医师处方权管理办法 ··························· 60

　五、科室质控小组工作制度 ························· 62

　六、医疗质量公示制度 ····························· 64

　七、总住院医师管理制度 ··························· 65

　八、远程医学中心管理规定 ························· 69

　九、门诊医生管理制度（试行） ····················· 73

　十、食源性疾病监测方案实施细则 ··················· 75

　十一、急诊急救相关制度 ··························· 79

　十二、传染病防治管理制度 ························· 92

　十三、医疗纠纷处理的规定 ························· 109

　十四、医疗纠纷调解管理办法 ······················· 112

第二章　医院感染管理制度 ··························· 113

　一、医院感染管理委员会工作制度 ··················· 116

　二、医院感染管理委员会会议制度 ··················· 117

　三、医院感染管理科工作制度 ······················· 118

　四、医院感染控制制度 ····························· 120

五、消毒隔离制度 …………………………………… 122

六、医院感染监测制度 ……………………………… 126

七、重点部门医院感染预防与控制制度 …………… 135

八、重点部位医院感染预防与控制制度 …………… 158

九、多重耐药菌医院感染预防与控制制度 ………… 168

十、中医医疗技术相关性感染预防与控制制度 …… 170

十一、一次性使用无菌医疗用品管理制度 ………… 172

十二、消毒药械管理制度 …………………………… 174

十三、外来器械（包含植入物）管理制度 ………… 175

十四、医疗废物管理制度 …………………………… 177

十五、手卫生管理制度 ……………………………… 182

十六、医务人员职业安全防护制度 ………………… 185

十七、医院感染培训制度 …………………………… 191

十八、医院感染质量控制与考评制度 ……………… 193

第三章 护理管理制度………………………………**195**

一、护理工作核心制度 ……………………………… 198

二、护理工作管理制度 ……………………………… 217

第四章 药事管理制度………………………………**289**

一、药学部科室管理制度 …………………………… 292

二、药品管理制度 …………………………………… 307

三、合理用药管理制度 ……………………………… 343

四、药学部班组工作制度 …………………………… 371

五、制剂中心人员与机构管理制度 ………………… 386

六、制剂厂房与设施、设备管理制度 ……………… 391

七、制剂物料管理制度 ·············· 403

八、制剂配制管理制度 ·············· 426

九、制剂检验管理制度 ·············· 439

第五章　医技管理制度···**447**

一、医学检验与病理中心工作制度 ············· 450

二、超声科工作制度 ·············· 464

三、高压氧科（室）工作制度 ············· 469

四、放射科工作制度 ·············· 470

五、放射科介入手术室制度 ············· 486

六、放疗中心工作制度 ·············· 489

七、核医学科工作制度 ·············· 490

八、输血科（血库）工作制度 ············· 492

九、化学发光室工作制度 ·············· 494

十、心电图室工作制度 ·············· 495

十一、辐射防护和安全管理制度 ············· 496

十二、PET-CT 应急预案 ·············· 498

第六章　医疗质量控制管理制度···**501**

全程医疗服务质量考核方案 ············· 503

第一章 医疗质量安全管理制度

一、十八项核心制度 ············· 04

首诊负责制度 /04

三级医师查房制度 /05

会诊制度 /08

值班和交接班制度 /10

疑难病例讨论制度 /12

急危重患者抢救制度 /13

术前讨论制度 /15

死亡病例讨论制度 /15

查对制度 /16

病历管理制度 /19

危急值报告制度 /21

临床用血审核制度 /23

分级护理制度 /26

手术分级管理制度 /26

手术安全核查制度 /28

抗菌药物分级管理制度 /30

新技术和新项目准入制度 /30

信息安全管理制度 /34

二、围手术期管理制度 ············· 36

手术安排管理 /36

手术相关核心制度 /38

术前准备相关事项 /41

手术相关人员守则 /44

麻醉科手术室工作流程 /45

手术体位摆放管理与要求 /47

手术室巡回护士与洗手护士管理规定 /48

麻醉病人转出手术室标准 /52

后勤、行政保障相关规定 /56

三、非计划／预期重返再次手术患者管理与评价试行制度 ······· 58

四、医师处方权管理办法 ············· 60

五、科室质控小组工作制度 ············· 62

六、医疗质量公示制度 ············· 64

七、总住院医师管理制度 ············· 65

八、远程医学中心管理规定 ············· 69

九、门诊医生管理制度（试行） ················ **73**

十、食源性疾病监测方案实施细则 ·········· **75**

十一、急诊急救相关制度 ················ **79**

群体性食物中毒救治应急预案 /79
医院院内紧急意外事件应急预案 /80
急诊科工作制度 /81
急诊观察室工作制度 /82
急诊抢救室工作制度 /83
急诊绿色通道制度 /83
重点病种紧急会诊和优先入院急诊抢
救的相关规定 /85

急诊科转科交接登记制度、交接程序
和身份识别措施 /86
120 急救中心交接班制度 /87
院前急救首诊负责制度 /88
病人转送制度 /89
急救医生与医院急诊科病人交接制度 /90
胸痛中心流程管理制度 /90
卒中中心流程管理制度 /91

十二、传染病防治管理制度 ················ **92**

传染病疫情报告工作制度 /92
传染病疫情信息网络直报制度 /93
传染病漏报检查制度 /94
违反传染病防治法责任追究制度 /95
艾滋病疫情监测管理制度 /96
门（急）诊住院医生传染病疫情报告
制度 /97
传染病病例登记和转诊制度 /97
突发公共卫生事件管理制度 /98
门（急）诊传染病预检、分诊制度 /100

肠道门诊工作制度 /101
发热门诊工作制度 /101
检验科、放射科疫情报告管理制度 /102
传染病疫情报告制度 /103
不明原因肺炎会诊、报告、管理
制度 /104
重大传染病误报责任追究制度 /105
传染病上报周末及节假日加班管理
制度 /106
死亡医学证明书填写报告制度 /107

十三、医疗纠纷处理的规定 ················ **109**

十四、医疗纠纷调解管理办法 ················ **112**

首诊负责制度

1. 首诊负责制度是指首次接诊的科室和医师在一次就诊过程结束前或由其他医师接诊前，对病（伤）员的检查、诊断、治疗和抢救均负有直接责任的制度。

2. 首诊医师必须详细询问病史、检查患者体格，进行必要的辅助检查和初步处理，并认真做好医疗记录，对诊断明确的患者应积极治疗或收住院治疗；对诊断尚未明确的患者在对症治疗的同时，及时请上级医师或有关科室医师会诊，诊断明确后即转有关科室治疗。

3. 首诊医师下班时，应将患者移交接班医师，把患者的病情及需注意的事项交代清楚，并认真做好交接班记录。

4. 对急危重患者，首诊医师应采取积极措施负责实施抢救并及时通知上级医师、科主任主持抢救工作，不得以任何理由拖延和拒绝抢救。如为非所属专业疾病或多科疾病，应及时报告上级医师和科主任组织会诊与处理，必要时报告医务部组织相关科室会诊，将患者收治或转入相应科室进行抢救与处理。

5. 首诊医师接诊急诊患者应当做好病程记录，完善有关检查并给予积极处理，若确属其他科室情况应及时请相关科室会诊，直到会诊科室签署接收意见后方可转科。

6. 首诊医师在处理患者，特别是急危重患者时，有组织相关人员会诊、决定患者收住科室等医疗行为的决定权,任何科室、任何个人不得以任何理由推诿或拒绝。

7.复合伤或涉及多科室的急危重患者抢救,在未明确由哪一科室主管之前,除首诊科室负责诊治外,所有相关科室须执行《急危重患者抢救制度》,协同抢救,不得推诿。各科室分别进行相应的处理并及时做好病历记录。

8.危重症患者如需检查或住院,首诊医师应陪同或安排医务人员陪同护送;如因本医院条件所限,确需转院者,首诊医师必须征得上级医师或科室主任的同意。对需要转院的患者,应与患者或者接收医院对病情记录、途中注意事项、护送等做好交代和妥善安排,并对患者的去向或转归进行登记备查。

9.医务部负责对首诊负责制度的实施情况进行监督检查,发现问题及时处理和通报。

10.凡不严格执行本制度而造成医疗差错、医患纠纷或医疗事故,给医院造成直接经济损失者,由当事人承担责任。

三级医师查房制度

1.建立三级医师治疗体系,实行主任医师(或副主任医师)、主治医师和住院医师三级医师查房制度及三级医师负责制度。医师查房应尊重患者、注意仪表、保护患者隐私、加强沟通。

2.有条件的科室,科主任可指定副高以上职称人员担任病房责任教授,并报医务部审定批准。无论科室是否设立病房责任教授,科主任均须对危急重症病人、三四类和非计划性二次手术病人、疑难病人按医院相关规定及时查房,提出相应的指导意见,并督促下级医师及时执行。

3.遵循下级医师服从上级医师、所有医师服从科主任的工作原则。

4.主任医师(副主任医师)或主治医师查房,应有住院医师和相关人员参加。副高以上职称人员(病房责任教授)每周至少查房2次,对疑难危重患者、存在的医疗安全隐患等必须及时向科主任汇报，科主任对诊疗有最终的决定权。术者必须亲自在术前和术后24小时内查房。设立病房责任教授的科室，科主任每周至少大查房1次；未设立病房责任教授的科室，科主任每周至少查房2次。主治医师查房每日1次。住院医师对所管患者实行24小时负责制，实行早晚查房，休息时间晚查房一般由晚班医师完成。

5. 住院医师查房应全面检查所管患者的情况。对新入院、手术后、疑难、待诊断的患者都要重点巡视，根据各项检查结果进行分析，提出进一步检查、治疗意见。检查当天医嘱执行情况，必要时给予临时医嘱。对急危重患者，住院医师应随时观察病情变化并及时处理，必要时可请主治医师、主任医师（副主任医师）来院查房并指导诊治。

6. 对新入院患者，住院医师应在入院8小时内查看患者。新入院患者如病情危重，经治医师应及时向上级医师报告。入院即下病危通知者，副主任医师以上职称人员（病房责任教授）或科主任首次查房记录应于患者入院24小时内完成，对可能需多科协作抢救者，应尽早申请院内大会诊；入院即下病重通知者，上级医师首次查房记录应于患者入院24小时内完成；病情稳定的患者，主治医师首次查房记录应于患者入院48小时内完成，副主任医师以上职称人员（病房责任教授）或科主任首次查房记录应于患者入院72小时内完成。

7. 住院期间，病情稳定的患者，主治医师日常查房记录至少每周1次；副主任医师以上职称人员（病房责任教授）或科主任日常查房记录依据病情决定，但至少每2周应有1次。医嘱下病危、病重通知时应有上级医师查房意见；病危者，至少每天有1次副主任医师以上职称人员（病房责任教授）或科主任查房记录；病重患者，至少每2天有1次上级医师查房记录，每周有1次副主任医师以上职称人员（病房责任教授）或科主任查房记录。

8. 查房内容

（1）住院医师查房：要求重点巡视急危重、疑难、待诊断、新入院、手术后的患者，同时巡视一般患者。询问、检查患者饮食情况，主动征求患者对医疗、饮食等方面的意见。发现病情变化及时处理；审查、修改病史；记录上级医师查房意见，落实诊疗计划，如有疑难或紧急情况及时向上级医师汇报；做好手术病员术前、术中、术后的准备和处理；安排医疗或教学查房的病种和患者；检查化验报告单，分析检查结果，提出进一步检查或治疗意见；检查当天医嘱执行情况；给予必要的临时医嘱并开写次晨特殊检查的医嘱；向实习医师讲授诊断要点、体检方法、治疗原则、疗效判定、诊疗操作要点、手术步骤及分析各项检查结果的临床意义；做好上级医师查房的各项准备工作，如病历、X光片，各项有关检查报告及所需要的检查器材等，报告简要病历、当前病情并提出需要解决的问题。

（2）主治医师查房：要求对所管患者进行系统查房。尤其对新入院、急危重、诊断未明及治疗效果不佳的患者进行重点检查与讨论；听取住院医师和护士的意见；倾听患者的陈述，了解患者病情变化并征求他们对饮食、生活等方面的意见；检查病历并纠正其中错误的记录，核查诊断和诊疗计划的正确性；核查医嘱执行情况及治疗效果；结合临床资料进行教学性分析，提出进一步诊疗的具体措施；决定提请上级医师查房的疑难、重危患者；决定患者出院、转科、转院问题；检查督促住院医师完成对出院、转科、转院病员应做的工作；签发会诊单、特殊检查申请单，审查特殊药品处方；评定病历级别，并在病历首页上签名。

（3）主任医师（副主任医师）查房：要解决疑难病例；审查对新入院、急危重患者的诊断、治疗计划；对抢救患者负责组织和主持会诊、抢救；决定重大手术及特殊检查治疗；抽查医嘱、病历、医疗、护理质量，考核下级医师的理论和技能水平；听取医师、护士对诊疗护理的意见；利用典型、特殊病例进行教学查房，提高教学水平；决定患者出院、转院等。

9.上级医师查房记录应当按照规范的内容书写，应体现各级医师查房的指导作用及查房内涵质量，涵盖中西医相关诊疗指导。

（1）副主任医师以上职称人员（病房责任教授）或科主任首次查房记录，诊疗指导意见必须记录辨证分析与治疗法则、处方、用药要点及药物配伍分析等中医药诊治内容，杜绝复制首次病程记录相关内容代替上级医师首次查房内容的现象。

（2）下级医师书写的医疗文书中如有诊疗缺陷应及时纠正并在确保病历中有记录可查。

（3）医嘱必须体现上级医师查房内容的执行情况并在查房记录中及时记录。

10.业务查房：院领导以及机关各职能部门负责人，有计划、有目的地定期参加各科的查房，检查和了解患者的治疗情况和各方面存在的问题，及时研究解决，做好查房及改进反馈记录。

会诊制度

1.会诊是指患者在住院期间需要其他科室或者其他医疗机构协助诊疗的过程。会诊包括：急诊会诊、科间会诊、院内大会诊、院外会诊等。

2.对危急重症患者、短期内不能确定诊断患者、大手术前后及特殊检查后的患者（包括门诊、急诊及住院患者），若遇有疑难问题，均需要提请会诊。

3.如需申请会诊，由申请科室于电子病历中填写并发送会诊邀请单（紧急情况下可先电话申请，后补充会诊邀请单），并由主管医师联系会诊医师。

4.各专科必须每月派专人负责科间会诊和院内大会诊，会诊班医师（包括总住院、院内会诊班）必须在规定时间内完成会诊，不得无故推脱。医务部将对不积极配合会诊的情况进行登记，并计入绩效考评中。

5.会诊形式

（1）急诊会诊：凡病情危急须会诊者，申请科室医师填写会诊单并注明"急"字（注明时间，具体到分秒），并电话通知拟请科室，被邀请科室医师在接到会诊通知后，应在10分钟内到位。急会诊值班医师可以担任，但本科室有危重病人时应由二线班担任急会诊。会诊医师在签署会诊意见时应注明时间（具体到分钟）。会诊后如仍有疑问，应立即通知上级医师会诊。

（2）科间会诊：患者病情超出本科室专业范围，需要其他科室协助诊疗者，3日内需行科间会诊。科间会诊由经治医师提出，上级医师同意，填写会诊申请单和会诊通知单，会诊申请单须有经治医师审核签字。所有科室建立会诊通知单签收登记本，被邀科室值班医师负责接收会诊通知单，并在邀请科室的会诊通知单签收登记本上签收，通知会诊医师在24小时内完成会诊。会诊医师应及时提出诊断和处理意见，填写会诊记录，如因病情需要复诊时，被邀科室应主动前往复诊。某些特殊专科会诊时，可由本科室医护人员陪同病人或自行到专科进行会诊。原则上，会诊请求人员应当陪同完成会诊。会诊情况应在会诊单中记录。会诊意见的处置情况应当在病程中记录。

（3）院内大会诊：病情疑难复杂且需要多科共同协作者、突发公共卫生事件、重大医疗纠纷或某些特殊患者等应进行全院大会诊。全院会诊由科主任提出，报医务部同意并确定会诊时间。会诊科室应提前将科主任确认并签名的会诊邀请函送至医务部，由其通知有关科室人员参加。会诊邀请函要求详细记录会诊病例的病情摘要、会诊目的、拟邀请科室及会诊时间，会诊科室主管医师还需将会诊邀请函给参加讨论的其他科室的会诊医师各送达一份。院内大会诊由科室主任主持，特殊情况下由医务部出面主持会诊。主管医师认真做好会诊记录，并将会诊意见摘要记入病程记录。

（4）外院专家来院会诊：

①本院不能解决的疑难病例，可邀请外院专家来院会诊。邀请外院专家会诊由科主任提出申请，由主管病人的主治医师填写书面会诊邀请函（内容包括病情摘要、会诊目的、所邀医院及专家），科主任签字后送至医务部，医务部与有关医院联系。特殊情况可用电话或者电子邮件等方式提出会诊邀请，但应当及时补办书面手续。邀请院外会诊时，申请科室要认真做好会诊前的准备工作。会诊时应认真做好记录，确保会诊质量。

②邀请外院医师来本院会诊、手术，邀请科室原则上要求通过医务部与所邀医院医务部联系，科室自行联系时必须报医务部备案，被邀请的医师必

须具有相应的执业资格。外院手术会诊医师应于术前先行来院诊察患者病情，必要时参与术前讨论，其诊疗意见均应记录在案，并有手术医师或科主任的签名。危重抢救的急会诊可直接电话报请医务部及主管院长同意后实施。

（5）外出会诊：

①拟请本院医师外出会诊（含手术），应出具对方医疗机构的邀请函（用电话或者电子邮件等方式提出会诊邀请的，应当及时补办书面手续）至院医务部，内容包括拟会诊患者病历摘要，拟请专家姓名，会诊目的、理由、时间和费用等情况，必要时应和拟请专家直接通话交流情况。

②医务部接到会诊邀请后，在不影响本院正常业务工作和医疗安全、不违反相关法律法规的前提下，安排有关科室副主任医师以上人员前往外院会诊，外出会诊前后，会诊医师应到医务部办理相关手续。

③医师接受会诊任务后，应当详细了解患者的病情，亲自诊察患者，完成相应的会诊工作，并按照规定书写医疗文书。

④医师在会诊过程中应当严格执行有关的卫生管理法律、法规、规章和诊疗规范、常规。

⑤各科室或个人未经批准不得私自外出会诊、手术或坐诊。

6.各类型会诊：申请科室应做好各项准备和会诊记录，会诊医师必须严肃认真，充分论证，提出具体的诊疗指导意见。

7.本院医师外出会诊及邀请院外医师会诊必须严格执行原卫生部《医师外出会诊管理暂行规定》。

值班和交接班制度

1.病房实行7×24小时医师值班制。

2.临床科室每日设值班医师、一线咨询及二线咨询。值班期间严格执行三线医师制，值班人员应严格遵守各项规章制度，坚守工作岗位，遵守劳动纪律。

3. 值班医师资质：取得《医师资格证书》和《医师执业证书》，且执业类别、执业范围和执业地点符合规定条件。值班医师遇有疑难问题时，应请示科室总住院医师或以上医师处理；遇重大问题，应及时请示二线值班医师，二线值班医师应及时指导处理。二线值班医师不能解决的困难，应及时报告科主任进行处理。必要时，通知医院总值班或医务部。一线咨询：本院主治职称以上医师；二线咨询：本院副高职称以上医师。遇有需主管医师协同处理的特殊问题时，主管医师必须积极配合；遇有需要行政领导解决的问题时，应及时报告医院医务部或总值班。

4. 值班医师不能在值班的同时坐门诊、做手术等，一线值班医师夜间必须在值班室留宿，不得擅自离开工作岗位，但在病区有急诊处理事项时，应由值班医师及时进行处理，同时请二线值班医师支持。

5. 当值医务人员中必须有本院的医务人员，非本院执业医务人员不得单独值班。当值人员不得擅自离岗，休息时应当在指定的地点休息。进修医师具有执业医师资格，经科室考察能值班时报医务部备案，考取本院处方权后可担任值班医师工作。各级值班人员应当确保通信畅通。

6. 各病房单独安排值班医师；特殊情况下需多病房联合值班的，应报医务部批准同意。

7. 值班医师应严格按照《医师排班表》轮流值班。如确有特殊情况需要调班、换班者，须经科主任同意后方可调换。下一班医师未到，上一班医师不得离开岗位。

8. 值班医师负责病房全科临时性医疗处置，急危重症患者的观察、治疗和抢救，急诊入院患者的检诊与处理及病程记录书写等，同时应协助值班护士做好病区管理工作。遇患者病情变化，护士、护工或家属呼叫时，值班医师必须亲自到场检查处理，不得由进修、实习医师单独进行处置。值班医师必须完成本班工作，规定班内完成的各项记录不得留交下一班，值班期间所有的诊疗活动必须及时记入病历。医技科室值班医师（技师）应做好本专业所负责的检查、检验工作，以保证配合临床诊疗抢救需要。

9. 各科室、急诊科观察室、急诊科留观病房均实行每日晨会集体交班1次，由夜班护士和值班医师报告晚夜班情况，翔实汇报急诊入院、手术、急危重、抢救、特殊检查和治疗等患者的病情变化、处理转归等情况。交接班时必须衣帽整齐，注意力集中，交接班人员在未完成交班前，不得离开病房。

10. 建立病区/科室护理交班志和用物交班记录本。护理交班志内容包括：病室/科室工作动态（患者人数、入院数、出院数、手术人数、危重患者数、特殊检查、特殊治疗人数等）、患者病情变化及处理结果等。凡另有护理病历记录的病例，护理交班志上只填写索引。用物交班记录内容包括：器械、仪器、特殊及贵重药品、常用物品数量与状态等。

11. 交班者必须着装整齐，认真交班，需下一班完成的治疗、护理，必须口头、文字交代清楚。接班者必须认真倾听，必要时做好记录。接班时发现的问题由交班者负责，接班后发现的问题由接班者负责。接班医师应按时接班，听取交班医师关于值班情况的介绍，接受交班医师交办的医疗工作。

12. 急危重病患者及四级手术患者手术当日必须做好床前交接班。值班医师应将急危重患者的病情和所有应处理事项向接班医师交代清楚，双方进行责任交接班签字，并注明日期和时间。

疑难病例讨论制度

1. 凡危重病人三天内诊断不明确者、疑难特殊病例入院七天内经科室主任医师（副主任医师）查房后仍未明确诊断或治疗效果不佳、病情严重或有特殊病情者等均应组织讨论。

2. 科内讨论由科主任或主任医师（副主任医师）主持，病区全体医师（含进修、实习医师）参加，必要时应请相关专家参加、指导讨论，尽早明确诊断，提出治疗方案。

3. 疑难病例讨论前1～3天，公布疑难病例信息，参加讨论的医务人员查阅相关文献，认真准备讨论资料。

4. 院内讨论时由主管病人科室的科主任主持，报医务部同意后通知相关科室主治医师及以上医师参加。主管医师须事先做好准备，将有关材料整理完善，写出病例摘要，做好发言准备，并提交纸质病例病情摘要给参加讨论的相关科室医师。

5. 主管医师应做好书面记录，并将讨论结果记录于疑难病例讨论记录本中。记录内容包括：讨论日期、主持人及参加人员的专业技术职务、病情报告及讨论目的、参加人员发言、讨论意见等。确定性或结论性意见应记录于病程记录中。

6. 对本科的疑难病例、危重病例、手术病例、出现严重并发症病例或具有科研教学价值的病例等进行全科讨论。讨论由科主任负责组织和召集。讨论时由主管医师报告病历、诊治情况以及讨论的目的，同时准确完整地做好讨论记录。参加人员充分发表意见，认真进行讨论，尽早明确诊断，提出治疗方案，同时讨论中必须有中医药方面的内容，会议结束时由主持人作总结。通过广泛讨论，明确诊断治疗意见和特别注意事项等，提高科室人员的业务水平。

7. 疑难病例在讨论过程中应突出中医部分的内容，包括体格检查中对于一般情况的描述（中医四诊的神色、形态、语气、气息、脉象、舌象等）、中医辨证分析、中医诊断和治疗等内容。

8. 疑难病例讨论记录应另页书写，并在当天病程记录中摘要记录。

9. 各病区每月应安排 1～2 次疑难病例讨论。

急危重患者抢救制度

1. 急危重患者是指病情复杂凶险、治疗难度大、已存在或极有可能出现重要脏器功能障碍，从而有致残、致死可能的患者。

2. 各科室必须根据专业要求制定本专业常见危急重病抢救技术流程与规范、重大传染病及突发公共卫生事件应急预案，并建立定期培训考核制度。

3. 危重患者的抢救工作，一般由科主任、主任医师（副主任医师）负责组织并主持抢救工作。科主任或正（副）主任医师不在时，由职称最高的医师主持抢救工作，但必须及时通知科主任或正（副）主任医师或二线值班人员。重大抢救或突发事件、成批伤病员由科主任负责组织，医务部负责统一指挥调度，必要时由主管院长牵头，成立协调救治小组，任何科室或个人都必须服从安排，分工协作。

需要多科协同抢救的患者应及时申请、及时到场。对急危重患者严格落实首诊负责制，应予转科抢救的患者接收科室不得推诿拒收。会诊意见分歧较大或需要多科协同抢救时应报告院总值班或医务部进行协调。

4. 抢救室应制度完善，设备齐全且性能良好。急救用品必须实行"五定"，即定数量、定地点、定人员管理、定期消毒灭菌、定期检查维修。

5. 病情突变的危重病人，应及时电话通知医务部或总值班，并填写病重或病危通知单一式三份，分别交病人家属和医务部，另外一份贴在病历上，并及时向病人家属或单位说明病情及预后，以期取得家属或单位的配合，避免医疗隐患。

6. 对危重患者不得以任何借口推迟抢救，必须全力以赴，分秒必争，并做到严肃、认真、细致、准确，各项记录及时全面。涉及法律纠纷的，要报告有关部门。

7. 在抢救危急重症患者时，必须严格执行抢救规程和预案，确保抢救工作及时、快速、准确、无误。医护人员要密切配合，口头医嘱要求准确、清楚。护士在执行口头医嘱时必须复述一遍，并与医师核对药品后执行，防止发生差错事故。在抢救过程中要做到边抢救边记录，记录时间应具体到分钟。未能及时记录的，有关医务人员应当在抢救结束后6小时内据实补记，记录时间应具体到分钟，主持抢救的人员应当审核并签字。

8. 严格执行交接班制度和查对制度，每班应有专人负责，对病情抢救经过及各种用药要详细交代，所用药品的空安瓿经两人核对方可丢弃，各种抢救物品、器械用后应及时清理、消毒、补充、物归原位，以备再用。

9. 不参加抢救工作的医护人员不得进入抢救现场，但须配合做好抢救的后勤工作。

10. 抢救工作期间，药房、检验科、放射科及其他特检科室，应满足临床抢救工作的需要，不得以任何借口加以拒绝或推迟，总务后勤科室应保证水、电、气等供应。

术前讨论制度

1. 除以紧急抢救生命为目的的急诊手术外，所有入院患者手术必须实施术前讨论，术者必须参加。术前讨论一般应于术前 1～2 天进行。

2. 术前讨论由科主任或副高以上职称人员主持，参加人员包括：手术医师、麻醉医师、护士长及其他有关人员。

3. 讨论内容包括：诊断及其依据；手术适应证；手术方式、要点及注意事项；手术可能发生的危险、意外、并发症及其预防措施；是否履行了手术同意书签字手续（需本院主管医师负责谈话签字）；麻醉方式的选择，手术室的配合要求；术后注意事项，患者思想情况与要求等；检查术前各项准备工作的完成情况。讨论情况应记入病历。

4. 对于疑难、复杂、重大手术，传染性或感染性手术，病情复杂需相关科室配合的，应提前 2～3 天邀请麻醉科及有关科室人员会诊，并做好充分的术前准备。

5. 四类手术或其他重大、疑难手术邀请了外院医师手术时，外院医师应参加术前讨论并做好相应记录。

6. 术前讨论记录应另页书写。

死亡病例讨论制度

1. 讨论时限

（1）一般情况下，患者死亡 1 周内进行。

（2）特殊情况（医疗纠纷、猝死病例）应及时讨论，形成初步意见，同时动员家属做尸检。凡同意尸检的家属必须在尸检志愿书签字，然后保留于病历中。尸检病例，待病理报告出具后1周内必须再次讨论。

2.参加人员

（1）一般死亡病例：由科主任或副主任医师及以上职称的人员主持，医护和有关人员参加。必要时，请医务部派人参加。

（2）疑难病例或有纠纷病例：由科主任主持，科室所有医师和有关的医技、护理人员参加，特殊情况由医务部、质控科、护理部及相关科室派人参加。

3.讨论内容

死亡病例讨论必须明确以下问题，即死亡原因、病理报告、死亡诊断和治疗抢救是否适当、应吸取的经验教训。

4.讨论程序

（1）经治医师汇报病例，包括：入院情况、诊断及治疗方案、病情的演变、抢救经过等。

（2）管床主治医师和上级医师等补充入院后的诊治情况，对死亡原因进行分析。

（3）其他医师发表对死亡病例的分析意见。

（4）主持人对讨论意见进行总结。

5.讨论内容简要记载于死亡病例讨论登记本中，详细内容经整理后，"死亡病例讨论记录"另页书写置于病历中，带组主治医师、医疗组长或科主任及时审阅签章，出科归档。

查对制度

1.临床科室

（1）开医嘱、处方或进行治疗时，应查对患者姓名、性别、年龄、床号、住院号（门诊号）。

（2）执行医嘱时要严格进行"三查八对"：操作前查、操作中查、操作后查；对床号、姓名、药名、剂量、时间、用法、浓度、药品有效期。

（3）清点药品时和使用药品前，要检查质量、标签、失效期和批号，如不符合要求，不得使用。

（4）给药前，注意询问有无过敏史；使用剧、毒、麻、限药时要反复核对；静脉给药要注意有无变质，瓶口有无松动、裂缝；给多种药物时，要注意配伍禁忌。

（5）输血治疗更要严格执行"三查八对"制度，确保输血安全。输血前，需经两人查对，无误后，方可输入；输血时须注意观察患者情况，保证安全。

（6）使用无菌消毒物品时，要检查包装和容器是否严密、灭菌日期和灭菌效果指示标记是否达到要求。

2. 手术室

（1）接患者时，要查对科别、床号、姓名、年龄、住院号、性别、诊断、手术名称及手术部位（左、右）、术前准备情况。

（2）手术前，必须查对姓名、诊断、手术部位、配血报告、术前用药、药物过敏试验结果、麻醉方法及麻醉用药。

（3）凡进行体腔或深部组织手术，要在术前与缝合前、后清点所有敷料和器械数。

（4）手术取下的标本，应由巡回护士与手术者核对后，再填写病理检验单送检。

3. 药剂科

药剂科各药房及药品出入库应坚持"四查十对"制度：

（1）一查：处方，对科别、姓名（含性别）、年龄。

（2）二查：药品，对药名、规格、数量、标签。

（3）三查：配伍禁忌，对药品性状、用法用量。

（4）四查：用药合理性，对临床诊断。

配方时，查对处方的内容、药物剂量、配伍禁忌。

发药时,查对药名、规格、剂量、用法与处方内容是否相符;查对标签(药袋)与处方内容是否相符;查对药品有无变质,是否超过有效期;查对姓名、年龄,并交代用法及注意事项。

4.输血科

(1)血型鉴定和交叉配血试验,2人工作时要"双查双签",1人工作时要重做1次。

(2)发血时,要与取血人共同查对科别、病房、床号、姓名、血型、交叉配血试验结果、血瓶(袋)号、采血日期、血液种类和剂量、血液质量。

5.检验科

(1)接收标本时,查对科别、姓名、性别等患者信息;检查标本数量和质量是否符合要求。

(2)开始检验时,查对试剂名称、批号、有效期等信息;核实检验申请单上的姓名与标本是否相符。

(3)审核报告时,再次查对患者科别、姓名、性别等信息;回顾患者历史结果,分析患者的动态变化,危机值及时报告临床医师。

6.病理科

(1)收集标本时,查对姓名、性别、联号、标本、固定液。

(2)制片时,查对编号、标本种类、切片数量和质量。

(3)诊断时,查对编号、标本种类、临床诊断、病理诊断。

(4)发报告时,查对科别、病房及单位。

7.放射科

(1)检查时,查对科别、病房、姓名、年龄、片号、部位、目的。

(2)治疗时,查对科别、病房、姓名、部位、条件、时间、角度、剂量。

(3)发报告时,查对科别、病房、姓名。

8.疼痛理疗科及针灸推拿科

(1)各种治疗时,查对科别、病房、姓名、部位、种类、剂量、时间、皮肤。

(2)低频治疗时,查对极性、电流量、次数。

（3）高频治疗时，检查体表、体内有无金属异常。

（4）针刺治疗前，检查针的数量和质量，取针时，检查针数和有无断针。

9.供应室

（1）准备器械包时，查对品名、数量、质量、清洁度。

（2）发器械包时，查对名称、灭菌日期。

（3）收器械包时，查对品名、数量、质量、清洁处理情况。

10.特殊检查室（心电图、脑电图、超声波、基础代谢等）

（1）检查时，查对科别、床号、姓名、性别、检验目的。

（2）诊断时，查对姓名、编号、临床诊断、检查结果。

（3）发报告时，查对科别、病房。

11.其他科室亦应根据上述要求，制定本科室的查对制度。

病历管理制度

为加强对病历的科学管理，更好地为医疗、科研、教学服务，根据《医疗机构病历管理规定》《医疗事故处理条例》《电子病历应用管理规范（试行）》《中医电子病历基本规范》以及医院相关制度，结合本院实际，制定本制度。

1.本制度中的病历包括纸质病历和电子病历。

2.各科室应严格遵循相关法规，保证病历资料客观、真实、完整，严禁任何人涂改、伪造、隐匿、销毁、抢夺、窃取病历。

3.出院病历归档

（1）病人住院期间的病历由科室（病区）负责保管；出院病历应在病人出院3个工作日内归档病历室，逾期未归档，按照每份10元/日进行质控处罚。

（2）各病区应按规定的排列顺序整理出院病历，并在病历首页上签名，病人出院后收到的检查检验结果和相关资料应及时归入病历。

（3）出院病历由各病区送交病历室，由病历室签收。凡丢失病历者按每份1000元对当事人进行处罚，并限期补写。

4.病历借阅

（1）已归档病历原则上不外借，临床医护人员和医疗质量监控人员可在病历室审签、查阅相关病历，医院职能科室根据业务管理需求可在病历室查阅相关病历，其他任何机构和个人不得擅自查阅病历。

（2）因科研、教学需要，由相关科室主任批准，经相关职能科室审批和信息中心同意后可在病历阅览室查阅病历。

（3）进修、实习生及规培学员一律不许借阅病历。

（4）凡外借病历应由相关职能科室申请，科主任签字，经医务部负责人审批同意后方可借阅；借阅病历应当在 5 个工作日内归还。

（5）借阅者应妥善保管和爱护借用病历，不得涂改、转借、拆散和丢失病历。借阅者应按期归还病历，逾期不还者，按照每份 20 元 / 日进行处罚。

5.病历复印

（1）病历室是医院提供病历复印和查阅服务的唯一科室，复印病历资料应加盖病历室病历复印专用章方能生效。

（2）病历室应按照《医疗机构病历管理办法》的规定提供病历复印和查阅服务。

（3）病历室负责受理患者本人或其委托代理人、死亡患者法定继承人或其代理人、商业保险机构复制或查阅病历资料的申请，审核申请人提供的相关证明材料（身份证等），并依规定提供病历复制或者查阅服务，复印的病历资料包括：门（急）诊病历和住院病历中的体温单、医嘱单、住院志（入院记录）、病程记录、手术同意书、麻醉同意书、麻醉记录、手术记录、病重（病危）患者护理记录、出院记录、输血治疗知情同意书、特殊检查（特殊治疗）同意书、病理报告、检验报告等辅助检查报告单、医学影像检查资料等。

（4）医务部负责受理公安、司法以及医疗事故技术鉴定部门复制或查阅病历资料的申请，审核相关证明材料批准后，由病历室复印患者部分或全部病历。

6.病历的封存

（1）病历的封存与启封由医务部依据相关规定执行。

（2）医务部负责封存病历原件，病历室保管其复印件。

危急值报告制度

1.出现危急值的处理

当出现危急值时，在确认仪器设备正常、分析前质控正常和分析中质控在控的情况下，立即复查，复查结果与第一次结果吻合无误后，立即电话通知临床医师，并在检验危急值结果报告登记本上详细记录，记录内容包括检验日期、患者姓名、病历号、科室床号、检验项目、检验结果、复查结果、临床联系人、联系电话、联系时间（具体到分钟）、报告人等项目。并告知临床医师接到电话后首先考虑两点：一是该结果是否与临床症状相符；二是如果与临床症状不符，样本的留取是否有问题，如有必要，马上重新采集标本复检。

2.危急值报告制度的实施

（1）各实验室组应每天派一专人具体负责危急值报告制度的落实。检验人员必须严格遵守操作规程，根据分析前的样品处理和分析中的质控在控情况认真审核检验结果，发现危急值时，首先应仔细核对标本并进行复检，2次结果无误后，立即电话报告相关临床科室。

（2）检验人员报告所有的危急值后，应按要求认真填写检验危急值报告登记本，并签署全名，尤其要问清并填写临床医师姓名。

（3）血气分析应当是随到随检，报告单随即由送检者带回临床科室，如送检者未能带回，发现结果异常者必须立即电话报告相关科室。

（4）心肌酶谱、脑脊液常规等，一律按照急症标本处理方式进行处理，并按照急症标本方式登记收发时间（具体到分钟），同时异常结果必须立即电话报告相关科室。

（5）血培养阳性时，必须马上通知临床医师，并且初步报告革兰氏染色结果。脑脊液培养，标本要求立即送检、立即接种，必要时实施床旁接种。

（6）血小板低于危急值水平时，检验人员必须用传统方法，手工采取标本重新检验，以手工检验结果报告，并在报告单上注明。

（7）白细胞出现危急值时，必须涂片染色做显微镜分类计数并观察细胞形态，必要时用传统方法，手工采取标本重新检验，以手工检验结果报告，并在报告单上注明。

（8）门诊标本出现危急值时，在无法通知病人时应通知就诊医师或将报告送至门诊服务台。

（9）实施 LIS 与 HIS 信息联网时，检验结果审核后立即发出，出现危急值时也应电话告知临床医师并登记。LIS 系统上将开辟危急值专用窗口，检验科各组应设派专人负责危急值报告制度的落实。

（10）检验人员不履行职责，不认真报告危急值，不填写检验危急值结果报告登记本，一旦查出，将对当事人（检验者和审核者）予以处罚。

（11）临床、医技科室要认真组织学习危急值报告制度，人人掌握危急值报告项目与危急值范围和报告程序。科室要有专人负责本科室危急值报告制度实施情况的督察，确保制度落实到位。危急值报告制度的落实执行情况，将纳入科室绩效考核内容。

3. 医院检验科检验危急值范围，具体内容见表1。

表1　检验科常见项目危急值范围

项目	缩写	危急值	危险性
血钾	K	≤ 3.0 mmol/L	低钾血症，呼吸肌麻痹
		≥ 6.0 mmol/L	严重高钾血症，可有心律失常、呼吸麻痹
血钙	Ca	≤ 1.5 mmol/L	低血钙性手足搐搦
		≥ 3.5 mmol/L	甲状旁腺危象
血葡萄糖	Glu	≤ 2.8 mmol/L	缺糖性神经症状，低血糖性昏迷
		≥ 27.8 mmol/L	高血糖性昏迷、渗透性多尿伴严重的脱水和酮中毒
血肌酐	Cr	> 650 μmol/L	急性肾功能衰竭

项目	缩写	危急值	危险性
血尿素氮	BUN	> 36 mmol/L	急性肾衰
血淀粉酶	AMS	> 1000 U/L	严重的急性或坏死性胰腺炎
血气分析	BGA	pH ≤ 7.000	严重酸中毒
		pH ≥ 7.600	严重碱中毒
血红蛋白	Hb	< 50g/L	急性大量失血或严重贫血
白细胞计数	WBC	≤ 2.0×10⁹/L	有引发致命性感染的可能
		≥ 30.0×10⁹/L	急性白血病可能
血小板计数	PLT	≤ 30×10⁹/L	可能有严重的出血倾向，是临床输注血小板的阈值
凝血酶原时间	PT	≥ 30s（秒）	严重的出血倾向（外源性凝血系统）
活化部分凝血活酶	APTT	≥ 100s（秒）	严重的出血倾向（内源性凝血系统）
国际标准化比值	INR	≥ 4.00	出血倾向

临床用血审核制度

（一）输血管理

1. 各科室要认真学习《中华人民共和国献血法》和国家卫健委《医疗机构临床用血管理办法》《临床输血技术规范》等法律法规。

2. 医院用血只能接受湖南省卫健委指定的血站供血，各临床科室不准接受病人家属从外单位购买的血液（包括血液制品）。

（二）输血申请

1. 申请输血的病人首先应做输血前十项：ABO 血型、Rh（D）血型、血红蛋白、红细胞比容、血小板、ALT、HBsAg、Anit-HCV、Anit-HIV、梅毒检查。

2. 决定输血治疗前，经治医师应当向患者或其家属说明输血目的、可能发生的输血反应和经血液途径感染疾病的可能性。征得患者和家属的同意，并在输血治疗同意书上签字，输血治疗同意书入病历存档。

3. 由经治医师认真完整地填写临床输血申请单的各项内容，根据病情合理申请所需的血液成分及用量，主治医师及以上职称人员审核后在审批者处签字。

4. 临床输血次用血、备血量超过 1000 mL 时要履行报批手续，需经输血科医师会诊、科主任签名后报医务部批准（急诊用血除外，但事后要补办手续）。

5. 严格掌握输血适应证，轻度失血（600 mL 以下）、轻度贫血（Hb 80g/L），原则上不输血，可输血可不输血则不输血，疗效不确切者不输。提倡成分输血，成分输血率应达到卫生健康委规定的要求（90%）。所有可能输血的手术病人都必须做术前备血。

6. 患者亲友、家属献血由经治医师填写患者家属献血登记表，到血站无偿献血。由血站进行血液的初、复检，并负责配制合格血液。

7. 对于 Rh（D）阴性和其他稀有血型者，应采用自身输血、同型输血或配合型输血。稀有血型血液价格等有关规定，经治医师应向患者或家属解释清楚，并记入病历。

（三）受血者血样采集与送检

1. 住院病人有可能需要输血，由医师填写输血申请单，并及时将输血前检查结果贴入病历存档。

2. 确定输血后医护人员持输血申请单和贴好标签的含 EDTA 专用试管当面核对患者姓名、性别、年龄、病历号、病室/门急诊、床号、血型和诊断。（试管标签内容应包括病室、床号、住院号、病人姓名，试管标签不得有涂改），采集血样 2 ~ 3 mL。由医护人员或专门人员将受血者血样与输血申请单送交输血科，双方逐项核对。

（四）血型检查与交叉配血

1. 血型检查包括 ABO 血型和 Rh（D）血型，两人操作核对，正反定型血型相符，才能发出报告。

2. 输血科要认真核对输血申请单，复查受血者和供血者的血样、ABO 血型、Rh 血型（正反定型），并常规检查 Rh（D）血型，正确无误时再进行交叉配血。

3. 输血科严格按照实验操作规程，认真做好交叉配血试验，并填写输血报告单。

（五）血液入库、核对、贮存

1. 血液入库前严格按照卫健委有关规定，逐项核对验收，符合要求才能入库。

2. 输血科认真做好血液出入库、核对、领发的登记。

3. 贮血冰箱内严禁存放其他物品，每周消毒1次，每月进行空气培养1次，每天记录冰箱温度3次。

（六）发血

1. 配血合格后，由医护人员到输血科取血。

2. 取血与发血的双方必须共同查对患者姓名、性别、住院号、科室、床号、血型、血量、血液成分、有效期以及血液外观等，准确无误时，双方共同签字后方可发出。

3. 血液发出后不得退回。

（七）输血

1. 输血前由两名医护人员核对输血申请单、交叉配血报告单及血袋标签各项内容，检查血袋有无破损渗漏，血液颜色是否正常，准确无误方可输血。

2. 输血时由两名医护人员带病历共同到患者床旁核对患者姓名、性别、年龄、住院号、门急诊/病室、床号、血型等，确认与配血报告单相符，再次核对血液后，用符合标准的输血器进行输血，并在输血报告单上签字。

3. 取回的血液尽快输用，不得擅自贮血，更不能存入普通冰箱。输用前将血袋内的成分轻轻混匀，避免剧烈震荡。血液内不得加入其他药物。如需稀释只能用静脉注射用生理盐水。

4. 输血前后用静脉注射用生理盐水冲洗输血管道，连续输用多袋血液时，输完一袋用静脉注射用生理盐水冲洗输血器，再接下一袋血液继续输注。

5. 严格控制输血速度，输血的前15分钟，输血速度需缓慢，每分钟2mL（约30滴），如果15分钟后受血者无不良反应，可根据年龄和病情酌情调整输血速度，并严格观察输血有无不良反应。

6. 输血过程中，如出现异常情况应及时处理，停止输血，立即通知值班医师和输血科值班人员，及时检查治疗和抢救，并找出原因做好记录。

7.合血标本由检验科保存7天以上，输血后的血液包装由临床用血科室保留至少24小时，以备查验。

8.输血完毕，医护人员对有输血反应的患者应逐项填写输血反馈卡，并返还输血科保存。医护人员将输血记录单、交叉配血报告单贴在病历中存档并将血袋送回输血科，至少保存一天。

分级护理制度

详见第三章"护理管理制度"中的"护理工作核心制度"。

手术分级管理制度

（一）总则

1.各科室要组织全科人员认真学习《各级医师手术范围》和《医院分级管理办法》，根据科室各级人员技术状况，科学界定各级人员手术范围。

2.科室根据科内人员晋升及个人技术水平提高状况，定期调整其手术范围。所称"手术范围"，系指卫生行政部门核准的诊疗科目内开展的手术。

3.科室应严格监督落实《各级医师手术范围》要求，任何科室和个人不得擅自开展超出相应范围的手术治疗活动。

4.若遇特殊情况（例如：急诊、病情不允许等），医师可超范围开展与其职、级不相称的手术，但应及时报请上级医师，给予指导或协助诊治。

（二）医师分级

1.医师

2.主治医师

3.副主任医师

4.主任医师

（三）手术分类

根据手术过程的复杂性和对手术技术的要求，手术分类如下：

1. 一类手术：手术过程简单，手术难度低的普通常见小手术。

2. 二类手术：手术过程不复杂，手术技术难度不大的各种中等手术。

3. 三类手术：手术过程较复杂，手术技术有一定难度的各种重大手术。

4. 四类手术：手术过程复杂，手术技术难度大的各种手术。

注：微创或腔内手术根据其技术的复杂性分别列入各类手术中。

（四）各级医师手术范围

根据医师专业技术水平，从事专业工作时间与职责限定：

1. 医师可担当一类手术的术者，二、三类手术的助手。

2. 主治医师可担当二类手术的术者，三、四类手术的助手；或在副主任医师以上职称医师帮助下，担当三类手术的术者。

3. 副主任医师可担当三类手术的术者，四类手术的助手；或在主任医师的帮助下，担当四类手术的术者。

4. 主任医师可担当一、二、三、四各类手术的术者，但应侧重某一类手术质量、水平的提高。特别是完成新开展的手术或引进的新手术，或重大探索性科研项目的手术。

5. 上级医师均有权有责指导下级医师进行手术，检查监督全科手术，以确保手术质量、安全。

（五）手术审批权限

手术审批权限是指对各类手术的审批权限，是控制手术质量的关键。

1. 正常手术

（1）一类手术：由主治医师或高年资医师审批并签发手术通知单。

（2）二类手术：由副主任医师或高年资主治医师审批并签发手术通知单。

（3）三类手术：由主任医师或副主任医师兼行政正、副科主任审批并签发手术通知单。

（4）四类手术：四类手术中的疑难重症手术、多科联合手术由科主任或主任医师审批，报医务部备案；科研手术、新开展手术由科主任报告医务部，业务副院长审批后进行。

开展重大的新手术以及探索性（科研性）手术项目，需经卫健委指定的学术团体论证，并经医学伦理委员会评审后方能在医院实施。对重大涉及生命安全和社会环境的项目还需按规定上报国家有关部门批复。

2. 特殊手术

凡属下列之一的可视作特殊手术：

（1）被手术者系外宾、华侨，港、澳、台同胞的。

（2）被手术者系特殊保健对象，如高级干部、著名专家、学者、知名人士及民主党派负责人。

（3）各种原因导致毁容或致残的。

（4）可能引起司法纠纷的。

（5）同一病人 24 小时内需再次手术的。

（6）高风险手术。

（7）外院医师来院参加手术者。异地行医必须按《中华人民共和国执业医师法》有关规定执行。

以上手术，须科内讨论，科主任签字报医务部审核，由业务院长或院长审批，由副主任医师以上职称人员签发手术通知单。

手术安全核查制度

1. 手术安全核查是由具有执业资质的手术医师、麻醉医师和手术室护士三方（以下简称"三方"），分别在麻醉实施前、手术开始前和患者离开手术室前，共同对患者身份和手术部位等内容进行核查并签名的工作。

2. 本制度适用于各级各类手术，其他有创操作可参照执行。

3. 手术患者均应佩戴标示有患者身份识别信息的标识以便核查。

4. 手术安全核查于麻醉实施前由麻醉医师主持并负责，手术实施前由手术医师主持并负责，患者离开手术室前由巡回护士主持并负责，三方签名并逐项填写手术安全核查表。手术安全核查表应归入病历中保管，手术病历无手术安全核查表视为不合格病历（单项否决），将对主管医师按不合格病历的相关规定进行处理，非住院患者手术安全核查表由手术室负责保存一年。

5. 实施手术安全核查的内容及流程

（1）麻醉实施前：三方按手术安全核查表依次核对患者身份（姓名、性别、年龄、病历号）、手术方式、知情同意情况、手术部位与标识、麻醉安全检查、皮肤是否完整、术野皮肤准备、静脉通道建立情况、患者过敏史、抗菌药物皮试结果、术前备血情况、假体、体内植入物、影像学资料等内容。此次核查由麻醉医师主持（无麻醉医师参加由手术医师主持），三方核对无误后均在核查表上签名。

（2）手术开始前：三方共同核查患者身份（姓名、性别、年龄）、手术方式、手术部位与标识，并确认风险预警等内容。手术物品准备情况的核查由手术室护士执行并向手术医师和麻醉医师报告。此次核查由主刀医师主持，三方核对无误后均在核查表上签名。

（3）患者离开手术室前：三方共同核查患者身份（姓名、性别、年龄）、实际手术方式、术中用药和输血，清点手术用物，确认手术标本，检查皮肤完整性、动静脉通路、引流管，确认患者去向等。此次核查由巡回护士主持，三方核对无误后均在核查表上签名。

6. 手术安全核查必须按照上述步骤依次进行，每一步核查无误后方可进行下一步操作，不得提前填写表格。

7. 术中用药、输血的核查：由麻醉医师或手术医师根据情况需要下达医嘱并做好相应记录，由手术室护士与麻醉医师共同核查。

8. 住院患者手术安全核查表应归入病历中保管，非住院患者手术安全核查表由手术室负责保存一年。

9. 手术科室、麻醉科与手术室的负责人是本科室实施手术安全核查制度的第一责任人。

10. 手术安全核查，由手术医师、麻醉医师和手术室护士三方相互督促。手术科室病房与手术室之间要建立交接制度，并严格按照查对制度的要求进行逐项交接。

11. 医院相关职能部门应加强对本院手术安全核查制度实施情况的监督与管理，提出持续改进的措施并加以落实。

抗菌药物分级管理制度

根据原卫生部《关于抗菌药物临床应用管理有关问题的通知》（卫办医政发〔2009〕38号）文件精神，为进一步规范医院抗菌药物的临床合理应用，特修订《医院抗菌药物分级管理制度》，具体内容如下：

抗菌药物分为非限制使用（一线）、限制使用（二线）与特殊使用（三线）三类进行管理：（1）非限制使用：经临床长期应用证明安全、有效，对细菌耐药性影响较小，价格相对较低的抗菌药物；（2）限制使用：与非限制使用抗菌药物相比较，这类药物在疗效、安全性、对细菌耐药性影响、药品价格等某方面存在局限性，不宜作为非限制药物使用；（3）特殊使用：不良反应明显不宜随意使用或临床需要倍加保护以免细菌过快产生耐药性而导致严重后果的抗菌药物；新上市的抗菌药物；其疗效或安全性任何一方面的临床资料尚较少，或并不优于现用药物者；药品价格昂贵。

非限制使用级抗菌药物由具有住院医师及以上级别医师开具；限制使用级抗菌药物由主治医师及以上级别医师开具；特殊使用级抗菌药物由主任医师、科室主任或病房负责医师开具。门诊不得使用特殊使用级抗菌药物。

新技术和新项目准入制度

新技术、新项目是医学科学发展的必然产物，是社会发展的标志。为了保证新技术更安全地应用于临床，特制定本制度。

1.凡是近年来在国内外医学领域具有发展趋势的新项目（通过新手段取得的新成果），在本院尚未使用的临床医疗、护理新手段，称为新技术、新项目，均应严格遵守本制度。

2.新技术、新业务准入的必备条件

（1）拟开展的新技术、新项目应符合国家相关法律法规和各项规章制度。

（2）拟开展的新项目应具有科学性、有效性、安全性、创新性和效益性。

（3）拟开展的新技术、新业务所使用的医疗仪器须有《医疗仪器生产企业许可证》《医疗仪器经营企业许可证》《医疗仪器产品注册证》和产品合格证，并提供加盖本企业印章的复印件备查；使用资质证件不齐的医疗仪器开展新项目，一律拒绝进入。

（4）拟开展的新项目所使用的药品须有《药品生产许可证》《药品经营许可证》和产品合格证，进口药品须有《进口许可证》，并提供加盖本企业印章的复印件备查；使用资质不齐的药品开展新项目，一律不准进入。

3.医疗技术实行分类分级管理，分三类：第一类医疗技术是指安全性、有效性确切，医疗机构通过常规管理在临床应用中能确保其安全性、有效性的技术。第二类医疗技术是指安全性、有效性确切，涉及一定伦理问题或者风险较高的技术。第三类医疗技术是指具有下列情形之一，需要卫生行政部门加以严格控制管理的医疗技术：（1）涉及重大伦理问题；（2）高风险；（3）安全性、有效性尚需经规范的临床试验研究进一步验证；（4）需要使用稀缺资源；（5）卫健委规定的其他需要特殊管理的医疗技术。

4.医院鼓励研究、开发和应用新的医疗技术，鼓励引进国内外先进医疗技术；禁止使用已明显落后或不再适用、需要淘汰的技术，或技术性、安全性、有效性、经济性和社会伦理及法律等方面与保障公民健康不相适应的技术。

5.医院学术委员会全面负责新技术项目的理论和技术论证，并提供权威性的评价。包括：提出医疗技术准入政策建议；提出限制度使用技术项目的建议及相关的技术规范和准入标准；负责探索和限制度使用技术项目技术评估，并出具评估报告；对重大技术准入项目实施效果和社会影响进行评估，以及其他与技术准入有关的咨询工作。

6. 新技术的准入程序

（1）申报：凡引进本院尚未开展的新技术、新项目，首先须由所在科室进行可行性研究，在确认其安全性、有效性及包括伦理、道德方面评定的基础上，本着实事求是的科学态度指导临床实践，同时要具备相应的技术条件、人员和设施，经科室集中讨论和科主任同意后，填写新技术申请书，科主任签署意见后连同可行性报告等相关资料报送医务部后交学术委员会审核和集体评估。申报者应是具有副主任医师或相当于副主任医师级以上专业技术职称的本院临床医、技、护理人员。

（2）审核：医务部对新技术申请书进行审核合格后，报请医院专家委员会审核、评估。新项目在本院《医疗机构执业许可证》范围内的，由学术委员会组织审核和集体评估，经充分论证并同意准入后，报请院长办公会审批。新项目为本院《医疗机构执业许可证》范围外的，应由医务部会同相关科室组织材料向省卫健委提出审核申请。

（3）审批：拟开展的新技术、新业务报院长和上级有关部门审批后，由经管办负责向市物价部门申报收费标准，批准后方可实施；医保报销与否，由医保科上报上级医保部门审批。

7. 知情同意制度

为对患者的生命安全负责，尊重患者的知情同意权，实行新技术、新业务开展患者（家属）知情同意制度。

在开展新技术、新业务前，医师应向患者或其家属详细交代病情，重点交代新技术、新疗法给患者带来的好处和可能存在的问题，尊重患者及家属意见，并签署知情同意书后方可实施。

8. 疗效的分析评价程序

对于新技术、新疗法，一经开展即应完善对疗效的评价分析，不断总结经验，改正不足，使其更加完善。

（1）认真记录病历资料，随访观察疗效。

（2）定期总结病历，与常规操作进行比较。

（3）检索文献、查阅资料，与其他医院进行比较。

（4）写出报告或文章。

9. 开展新技术、新业务患者安全应急办法

拟开展的新技术、新业务因技术复杂、操作难度大等原因，开展过程中可能出现事先难以预料的情况。一旦发生紧急意外情况，立即启动应急预案，经现场经治医师采取补救后仍难以处理时，即刻向上级医师报告，若上级医师处理不了，则迅速上报科主任，必要时报告医务部或院领导。得到指示后，还应向患者或家属告知情况，征得患者或家属的同意并签署知情同意书后，方能继续进行治疗。治疗紧急意外情况所需设施，由医务部协调解决。经治医师对紧急意外情况下出现的病情变化、诊疗方案、上级医师意见及诊疗情况应及时记录，同时必须坚守岗位，不得擅自离开，至患者病情稳定为止。

10. 监察措施

（1）新技术、新业务经审批后必须按计划实施，凡增加或撤销项目需经专家委员会审核同意，报院领导批准后方可进行。

（2）医务部每年对开展的新项目例行检查1次，项目负责人每年向医务部书面报告新项目的实施情况。

（3）对不能按期完成的新项目，项目申请人须向专家委员会详细说明原因。专家委员会有权根据具体情况，对项目申请人提出质疑、批评或处罚意见。

（4）新技术、新业务准入实施后，应将有关技术资料妥善保存好；新项目验收后，应将技术总结、论文复印件交医务部存档备案。

11. 本制度如出现与国家行政管理部门相关医疗技术准入制度相冲突的情况，按国家行政管理部门相关医疗技术准入制度执行。

12. 国家行政管理部门另有规定的医疗技术准入项目或实验医疗项目，按国家有关规定执行。

信息安全管理制度

（一）计算机安全管理

1. 医务人员应按照计算机正确的使用方法操作计算机，严禁私自拆装计算机或蓄意破坏计算机，若须拆装，应通知计算机中心技术人员进行。

2. 计算机的软件安装和卸载工作必须由计算机中心技术人员进行。

3. 计算机的使用应为其合法授权者，未经授权不得使用。医院内网计算机仅限于医院内部工作使用，原则上不许接入互联网。

4. 接入互联网的计算机必须安装正版的反病毒软件，并保证反病毒软件实时升级。

5. 因工作需要接入互联网的，需书面向计算机中心提出申请，经批准后由计算机中心负责接入。

6. 医院任何科室如发现或怀疑有计算机病毒侵入，应立即断开网络，同时通知计算机中心技术人员负责处理。计算机中心应采取措施清除病毒，并向主管院领导报告备案。

7. 医院内网计算机不得安装游戏、即时通信等与工作无关的软件，禁止在内网计算机上使用移动存储工具。

（二）网络硬件安全管理

网络硬件包括服务器、路由器、交换机、通信线路、不间断供电设备、机柜、配线架、信息点模块等提供网络服务的设施及设备。

1. 各职能部门、各科室应妥善保管安置在本部门的网络设备、设施。

2. 不得破坏网络设备、设施。由于施工或事故原因造成网络连接中断的，应根据其情节轻重对责任人予以处罚或赔偿。

3. 不得擅自中断网络硬件设备及设施的供电。因特殊原因必须停电的，应提前通知网络管理人员做好相应应急预案。

4. 不得擅自挪动、转移、增加、安装、拆卸网络设施及设备。特殊情况应提前通知网络管理人员，书面申请，批准后方可实施。

5. 硬件设施、设备配置应符合等级保护要求。

（三）软件及信息安全管理

1. 计算机及外设所配软件及驱动程序交计算机中心网络管理人员保管，以便于统一维护和管理。

2. 管理系统软件由网络管理人员按使用范围进行安装，其他任何人不得安装、复制、传播此类软件。

3. 网络资源及网络信息的使用权限由网络管理人员按医院的有关规定予以分配，任何人不得擅自超越权限使用网络资源及网络信息。

4. 网络使用人员应妥善保管各自的密码及身份认证文件，不得将密码及身份认证文件交与他人使用。

5. 任何人不得将含有医院信息的计算机或各种存储介质交与无关人员，更不得利用医院数据信息获取不正当利益，违者予以相应的处罚。造成严重后果触犯刑律的，移送司法机关处理。

（四）网络使用人员行为管理

1. 不得在网络中制作、复制、查阅和传播国家法律法规所禁止的信息。

2. 不得在网络中进行国家相关法律法规所禁止的活动。

3. 不得擅自修改计算机中与网络有关的设置。

4. 不得私自添加、删除与医院网络有关的软件。

5. 不得私自进入医院网络或者使用医院网络资源。

6. 不得对医院网络功能进行删除、修改或者增加。

7. 不得对医院网络中存储、处理或者传输的数据和应用程序进行删除、修改或者增加。

8. 不得故意制作、传播计算机病毒等破坏性程序。

9. 不得进行其他危害医院网络安全及正常运行的活动。

10. 违反以上规定者，予以相应的处罚，造成严重后果触犯刑律的，移送司法机关处理。

围手术期管理制度

为加强围手术期管理，提高手术室工作效率，保障安全，特制定此制度。

手术安排管理

1.手术安排原则

（1）手术安排须以手术病人实际需求为中心，遵循高效、安全、合理、有序的原则。手术科室安排手术，本着先急诊后择期的原则进行，需严格遵守医院手术审批制度及手术分级管理制度。

（2）坚持一间一台制，在同一手术间内的择期手术，应按照先清洁切口手术再非清洁切口手术的原则。

（3）伴有糖尿病患者、婴幼儿及儿童（≤6岁）患者的手术应安排在第一台；需要麻醉医师参与的手术优先。

（4）有医疗纠纷的优先；有手术安排日的优先；请外院教授的优先。其他特殊情况需要优先的，具体情况具体分析，如有不同意见，请医务部协调安排解决。

（5）手术需要术中冰冻切片者，请提前与手术室沟通，尽量优先安排。

（6）当急诊手术与择期手术发生冲突时，优先安排急诊手术。在无空手术台时，原则上安排至所属科室的手术台等待，所属科室的接台择期手术顺延。若手术病人病情危急，应安排至最早结束的手术间。

（7）跳台手术安排原则：在手术间空出、人员具备并保障安全的前提下，由手术科室、麻醉科、手术室三方协调决定，任何一方不同意，则不能安排。

2. 手术间分配

（1）分配原则：手术室根据现有条件，综合各科室近年来手术量、手术类别、专科特点为依据进行安排；各科室根据明细表合理安排，不限制接台手术台数，每半年根据手术量、手术间利用率、各医疗组遵守时间的情况调整第一台手术安排计划。

表2　手术间分配

手术间	外科科室	手术间	外科科室
1 间	烧伤疤痕整形科	10 间	脊柱二科
2 间	乳腺外科	11 间	眼科
3 间	男性杂病科	12 间	妇产科
4 间	手外创伤科	15 间	普外微创科21W
5 间	四肢关节科	16 间	杂交手术室
6 间	脊柱一科	17 间	普外微创科22W
7 间	心胸外科	18 间	泌尿外科
8 间	神经外科	19 间	妇科、泌尿外科
9 间	耳鼻咽喉科	\	\

（2）手术科室应指定专人（专人名单及联系方式报至手术室）集中初步安排手术台次及手术次序，手术室根据当日手术量、手术类型、手术难度最后确定连台手术次序，并以书面形式反馈给手术科室。

（3）如遇特殊重大手术或其他理由充分需要调整的手术，必须提前一天与手术麻醉科沟通，经手术麻醉科同意后给予调整。

3. 手术信息发送相关要求

（1）择期手术由手术科室于术前1日12：00前发送，周一的手术于上周六12:00前发送，将手术通知单上的相关信息（包括患者姓名、年龄、性别、住院号、手术名称、麻醉方式、特殊病人身高与体重、主刀医师等）认真、详细地输入所在科室的计算机终端，经由科室负责人审签后及时发送至手术室。手术室于12:30前，从手术麻醉信息系统上统一调取各科手术预约资料，并进行手术安排及物品准备。手术室原则上不接受口头及电话通知预约择期手术。超过 12∶00 手术麻醉科有权不予受理。

（2）手术室在安排手术时，应尽量满足手术科室要求，统筹兼顾，临时变更手术时间的，必须事先与手术科室联系。手术科室可从内网上浏览手术具体安排信息。

（3）择期手术病人如有特殊感染、特殊病情、特殊要求或需特殊器械，应在手术通知单备注栏上注明，以便手术室和麻醉科做好手术安排与防护，避免院内感染。

（4）若外请专家手术，临床医师必须提前通知麻醉科和手术室，制定翔实的手术方案，否则延误手术由相关手术科室负责。

（5）急诊手术应填写红色手术通知单或注明"急"字并电话通知手术室，手术室应优先安排。手术医师应在急诊手术通知单送出后 1 个小时内到达手术室。

4. 手术正常运转保障要求

（1）医务部与相关负责人须不定时到手术室进行监督，对于手术医师入室时间以及切皮时间进行登记和反馈通报。

（2）手术科室主任或总住院医师应加强沟通，合理安排每日手术，督促医师在开具手术通知单前做好术前的相关检查并及时追踪检查结果。

（3）麻醉科须严格执行术前访视与签字制度，以免术晨因等待家属签字或特殊情况需调换手术而影响手术开始时间。

（4）手术室护士须保障手术器械及物品的供给。如遇特殊器械及物品不能满足手术需要的，须及时向手术科室医师汇报并解决，尽量不影响手术。

手术相关核心制度

1. 手术安全核查制度

（1）手术安全核查是由具有执业资质的手术医师、麻醉医师和手术室护士三方，分别在麻醉实施前、手术开始前和患者离开手术室前，同时对患者身份和手术部位等内容进行核查的工作。本制度所指的手术医师是指术者，特殊情况下可由第一助手代替。

（2）本制度适用于各级各类手术，其他有创操作应参照执行。

（3）手术患者均应佩戴有患者身份识别信息的标识以便核查。

（4）手术医师、麻醉医师、巡回护士分项填写手术安全核查表并共同确认。无麻醉医师参加的手术，由手术医师、巡回护士填写相应内容。

（5）实施手术安全核查的内容及流程。

①麻醉实施前：核查各方共同依次确认手术安全核查表中第一项麻醉实施前内容：患者身份（姓名、性别、年龄、病历号）、手术方式、知情同意情况、手术部位与标识、植入物、假体、患者过敏史、抗菌药物皮试结果、感染性疾病筛查结果、术前备血情况、快速病理检查、皮肤是否完整、术野皮肤准备，手术、麻醉风险预警等。由手术麻醉医师主持（无麻醉医师参加的由手术医师主持），三方共同参加。

②手术开始前：按上述方式，核查第二项手术开始前内容：患者身份（姓名、性别、年龄）、手术方式、手术部位、手术体位、静脉通道、心电监护、血氧检测建立、术前术中特殊用药情况等。由主刀医师主持，手术物品准备情况的核查由手术室护士执行并向手术医师和麻醉医师报告。

③患者离开手术室前：按上述方式，核查第三项患者离开手术室前内容：实际手术方式、麻醉方式、手术时间、植入物、输血、清点手术用物、确认手术标本，检查皮肤完整性、动静脉通路、引流管、确认患者去向等。由巡回护士主持，三方核对无误后在核查表上签名。

手术安全核查必须按照上述步骤依次进行，每一步核查无误后方可进行下一步操作，不得提前填写表格。

（6）在患者进入手术室后，麻醉师统筹管理手术间所有事务，当主刀医师有违反规定的行为时，有权建议其改正，当其不听从劝告时，有权向其上级医师反映情况，当其上级医师的意见与麻醉师的意见相左时，麻醉医师应报告本科主任协助处理，若意见相左且事情的发展会影响到患者的安全时，麻醉科主任有权向医务部及主管院长汇报情况。

（7）手术中缺失物品查找处理流程：

①洗手护士、巡回护士2次核对后确认物品数目及完整性有误时，立即通知手术医师、麻醉师暂停手术。三方积极处理。

②手术室护士、手术医师共同寻找缺失的部分或物品，根据缺失物品类别及发现缺失时段，估计物品可能遗留的区域，分区域查找，洗手护士查找无菌区，手术医师探查切口，巡回护士查找手术间。

③未及时发现则立即报告护士长，由其主持全方位查找：

查找手术间内敷料布单褶皱内、地面、垃圾桶、敷料筐、标本袋、吸引瓶。查找手术间相关的辅助间、洗手间、准备间、外走廊。如为缝针等金属器械，巡回护士可借助磁性巡针器等工具寻找。手术器械、可显影的手术敷料缺失寻查：电话通知放射科，做床旁X线片。X线结果显示若在切口内，手术医师探查取出。

④如采取各种手段仍未找到，应立即报告相关外科主任、麻醉科主任及护士长，三方共同商量处理对策，确认物品未遗留在患者体内，巡回护士在手术护理记录单上书写事件经过及物品未在切口内的证实结果，由手术医师签字。

⑤发现但查找时间超过30分钟或最终未发现缺失物品，由巡回护士填写工作缺陷报告单，详细记录事件发生、查找的过程、时间、结果，需主刀医师、巡回护士和洗手护士签字、存档，交由手术室统一保存，作为后期责任认定依据。

（8）手术科室、麻醉科与手术室负责人是本科室实施手术安全核查制度与持续改进管理工作的主要责任人。

（9）医务部、护理部等医疗质量管理部门应根据各自职责，认真履行对手术安全核查制度实施情况的监督与管理，提出持续改进的措施并加以落实。

（10）手术安全核查表由手术室领取，手术结束后随病历带入临床科室，归入病历中保管。

2.手术部位识别标示制度

（1）由主管医师使用手术专用记号笔对手术部位进行标识，并与患者或家属共同确认及核对。

（2）择期手术患者的手术标识最好在术前一天执行，特殊情况下可在手术当日进入手术室前完成，急诊手术患者的手术标识在取得患者及家属签字同意后完成。

（3）所有涉及有双侧、多重结构（手指、脚趾、病灶部位）、多平面部位（脊柱）的手术时，对手术侧或部位应做标记"+"。

（4）手术室工作人员到病区接患者时必须查看即将手术患者的身体切口位置是否有图形体表标志，若无标示，禁止将患者接到手术室。

3.手术分级及医师资格准入管理制度参照"手术分级管理制度"执行。

4.保证各项核心制度有效实施的措施

（1）在实施麻醉前，必须由有资质的外科医师主持，与麻醉科医师、手术室护士进行麻醉前须进行安全核查并签字，若有任何一方未到场进行核对，外科医师必须阻止麻醉医师进行麻醉，并报告麻醉科主任。

（2）在开始切开皮肤前，由主刀医师主持安全核查并签名，外科医师、麻醉科、洗手护士必须到场，任何一方缺席，手术需暂停等待核查完毕后开始。

（3）对于涉及有双侧、多重结构（手指、脚趾、病灶部位）、多平面部位（脊柱）的手术，若无体表标志，手术室护士有权利拒绝将患者接入手术室。

（4）杜绝违反手术分级管理制度进行手术，如有违反，一切后果由主刀医师承担。

术前准备相关事项

1.术前完善相关检查

（1）医院实行主刀医师负责制。管床及主刀医师应以高度的责任心和积极的工作态度，在上级医师指导下积极完善实验室检查，如血常规、电解质、肝肾功能、输血前四项、凝血全套、心电图、胸片以及特殊检查（根据病情和手术需要而定，如：心脏彩超、冠脉造影、肺功能、血气分析等）。主管医师应根据本院的检验、影像及功能科的工作时间和条件，在及时完善相关检查基础上，适时发送手术申请。

（2）如检验结果异常，应报告上级医师，处理后及时复查。

2. 完善相关事项的准备

（1）向患者及家属宣教手术的必要性和风险，使其对手术有充分的思想认识，并强调手术申请的严肃性。手术知情同意书的签署时间为手术的前一天或更早时间，杜绝手术当天临时签署手术知情同意书，急诊除外。

（2）手术部位的准备。各手术科室在手术前均应积极做好手术区域的备皮、消炎、清洁等准备工作。

（3）根据病情需要做术前导尿、留置胃管、深静脉穿刺等。

（4）合并高血压、糖尿病、冠心病等疾病及重要脏器功能损害的患者，应请相关科室会诊，能否手术由麻醉科最后决定。

（5）感染发热患者，应在上级医师的指导下，谨慎评估病情，决定是否发送手术申请。

（6）交代患者家属手术前一天下午 16 ∶ 00 ～ 18 ∶ 00 在病房等候麻醉医师谈话、签字。

3. 术前用药

（1）小于 6 岁的患儿术前由病房给予镇静、镇痛、抗胆碱及其他相关治疗药物。其他患者可以到手术室后由麻醉医师给予。

（2）有高血压的患者术晨需继续服用降压药，饮用约 20mL 水不影响麻醉与手术。

（3）降糖药术晨应停用。

（4）哮喘患者应提前喷雾数次，并带喷雾药剂进入手术室。

（5）心脏及颅脑外科有些特殊药物（如钙离子阻滞剂等），应持续静脉推泵注射并带入手术室。

（6）抗生素皮试结果必须签字，有过敏史需在病历上注明药物名。

（7）术前使用抗凝药的患者，术前准备要注意几个问题：①使用阿司匹林的，特别是有冠心病心肌梗死风险的，要权衡停药带来的风险。应请麻醉科会诊，决定麻醉方式和服药方案；②使用氯吡格雷等抗血小板、抗凝药的，需要停药2周，期间改用低分子肝素替代，以防止严重的心血管事件发生。术前停用低分子肝素12个小时即可做椎管内麻醉穿刺。术后拔除硬膜外导管6小时即可重新使用低分子肝素。

4. 血液制品的准备

（1）术前患者中度贫血或预计术中出血量较大，应术前准备红细胞2μ以上。

（2）心脏、大血管手术，除准备充足的红细胞外，还应根据手术需要准备血浆、血小板、冷沉淀等。

5. 术前申请麻醉科会诊

（1）患者有高血压病、糖尿病、甲亢、心律失常、冠心病、重要脏器功能损害及精神病、癫痫病及其他特殊病史的，应于术前一到数天内请麻醉科医师会诊。

（2）病情特别严重或特殊的，应请全院大会诊。

（3）科室不能将麻醉术前访视和麻醉科会诊视为等同。

6. 术晨护理准备

（1）手术患者应于手术当天早上7：30前做好所有术前准备。

（2）病人佩戴好识别腕带，更换好手术专用衣裤，排空大小便。

（3）将准备好的病历、术中所需药物及特殊用品放在规定位置。

（4）病房护士和医师应协助手术室的护士把患者安全转移到转运床，做好交接与手术信息的相关核查。接台手术的患者，由病房医师安排运送并陪同患者进入手术室。

手术相关人员守则

1. 进出手术室的工作人员（包括实习生、进修生、参观人员、检查工作人员、卫生员、外科医师、麻醉医师、护士等）必须严格遵守各项规章制度及洁净手术室管理，按照规定路线出入。

2. 进入手术室的工作人员需按要求着装，更换手术室的衣、裤、鞋、帽、口罩等。戴帽须遮住全部头发，戴口罩口鼻不外露，不得佩戴饰物、涂指甲油，暂离手术室外出如接送患者或送病理标本应穿外出衣、外出鞋；工作结束后应将用过的衣、裤、鞋、帽、口罩、手套等放到指定地点。

3. 手术间内要保持肃静，不得大声喧哗，谈话仅限于与手术有关的内容，严禁闲聊谈笑，如有违反并有患者投诉的，每人次罚款 500 元。

4. 文明服务，礼貌待人。体格检查或准备时注意跟患者沟通，取得患者的理解。

5. 禁止在手术间内玩手机，看书报、杂志等。手术科室医师的手机原则上不允许带入手术间。病房或家中有事，可拨打手术室护士站的座机号码，由值班护士通过手术室传呼系统进行呼叫和传达。洗手护士不准带手机进入手术间。麻醉医师和巡回护士因工作特殊，需要携带手机进入手术间的，请将手机调成振动模式并进行有效的无菌包裹，同时到手术间外接、打电话。

6. 工作期间精力集中，严格遵守劳动纪律。不擅自脱岗、离岗。麻醉期间不得擅自离开岗位，必须严密观察病情，做好必要监护。因事离开手术间，应跟巡回护士通报，与隔壁手术间的麻醉医师委托暂时看管，并及时回到手术间（每次离开无人看管时间不能超过 5 分钟，有隔壁手术间麻醉医师协助看管的不能超过 15 分钟）。巡回护士离开需跟麻醉医师通报，并委托隔壁手术间的巡回护士帮助看管。严禁巡回护士与麻醉医师同时长时间离开手术间。

7. 坚持保护性医疗制度，尊重患者的隐私，不得随意泄露病情，妥善保管病理及各种检查报告。不得在手术间内大声喧哗，谈论与手术无关的话题。

8.减少浪费。包括及时关洗手池水龙头，避免浪费洗手毛巾、消毒液、无菌手术衣等。

9.手术室内严禁吸烟。在五楼 VIP 手术等候室开辟吸烟区,并供应茶水、咖啡等。

麻醉科手术室工作流程

1.麻醉医师手术前一天下午 16：00 ～ 18：00 术前访视病人并签字。请管床医师叮嘱患者及家属在病房等候。如有特殊情况,请电话提前告知。需麻醉的择期手术,麻醉医师术前必须要访视病人,除麻醉选择和术前用药外,要开出禁食禁饮医嘱,并写明禁食和禁饮时间。进行麻醉风险评估和制定麻醉计划。认真填写麻醉访视单,与家属或病人本人进行谈话,并签署麻醉同意书,告知治疗风险、优点及其他可能选择。病区管床医师和护士应告知病人及家属术前一天的下午 16：00 ～ 18：00 不要擅自离开病房,便于麻醉医师访视。一些需病人离开病房的检查尽量不安排在这一时间段。如麻醉医师认为与麻醉有关的术前准备欠缺或有麻醉适应证问题而暂停手术,应与主管医师联系,手术医师应尊重其意见。如有重要器官功能不全或手术复杂,估计有麻醉问题,应提早先请麻醉科会诊,麻醉科接会诊单后 24 小时内（如遇周末,在下周一下午 17：00 前）必须会诊,给出意见。手术科室根据麻醉会诊意见,完善术前准备工作。

（1）术前访视由实施麻醉的医师负责,为了教学目的,上级医师应尽量带领下级医师一起访视病人。如上下级医师不能一起访视病人,下级医师必须访视病人。

（2）麻醉前必须完成术前访视及谈话签字工作,该内容最好在术前下午进行完毕；确实由于患方因素无法进行,可在病历谈话单上注明后留待次日手术前进行。尽量避免在手术台上、在手术室门口进行谈话的情况发生（急诊除外）。

①任何麻醉必须具备麻醉同意书，否则不能进行麻醉。

②同意书内容除有质控中心已统一印制的内容外，可根据每位病人具体情况增加内容。要详细、耐心地向病人或病人家属讲解可能出现的麻醉风险及可能造成的人体损害等，但应避免使病人家属更加紧张。

③按规定同意书可以是患者本人或病人委托授权的家属签署，患儿由其父母或法定监护人签署。

④如果病人和病人授权委托的家属均不在病房，可交代病房护士或管床外科医师在病人或家属回来后通知麻醉医师，或预先打电话给病房预约，以免扑空，确实因种种原因在术前不能完成，可在手术当天上班前去病房完成谈话并签字，尽量不在病人进手术室后再进行。

⑤如果手术病人要求术后镇痛，需在麻醉同意书上签字。

⑥急诊手术，值班人员接到急诊手术通知单后，最好能有时间完成术前会诊及协助病房完成术前相关准备。紧急情况下，或没有时间去病房，可在病人到手术室门口或进手术室后再签麻醉同意书。如果病人自己不能行使签字又没有家属，需立即通知医务部或院总值班到场代签。

⑦麻醉医师进入手术间后，再次检查麻醉同意书中所有项目，核对无误，并确认病人或病人家属签字后才能进行麻醉。

⑧手术室外的麻醉或操作，如无痛人流、胃肠镜、DSA、门诊手术麻醉、深静脉穿刺置管（专用）以及神经从（节）阻滞、较为复杂的各种疼痛治疗等，必须签好相关知情同意书后才能操作。

⑨外出气管插管，如时间允许，麻醉医师应用专用的谈话知情单，写明插管操作可能出现的风险和并发症，并让家属在谈话单上签字。完成操作后应在病程记录本上或门诊病历上记录操作过程。抢救插管可不需签字同意。

⑩使用贵重或自费药品、耗材，应跟家属交代清楚并签字。

（3）未取得执业资格的住院、进修、研究生或实习生，可单独先访视病人了解病情，填写麻醉前访视单，但不得单独与病人或家属谈话签署麻醉同意书，也不得开出医嘱。因此，未取得执业资格的下级医师，访视前应向其上级医师说明，上级医师也应了解下级医师是否具备执业医师资格。上级医师有带教下级医师的责任，最好是上级医师带领下级医师一起访视。

①手术室手术当天早上 7∶30～8∶00 去病房接病人。请管床医师及时做好术前准备，病房护士准备好相关物品，协助手术室护士转运患者至推车上。

②8∶20 麻醉及手术室护士进入手术间开始麻醉。

③8∶50 前要求完成麻醉。特殊病情的可以适当延长，如严重的心脏疾病患者、需要穿刺深静脉和动脉的手术患者等。

④主刀医师应按时进入手术间，并于 9∶00 前开始手术。

⑤接台手术，管床医师在接到电话通知后 30 分钟内必须安排人员送患者入手术室。接到电话第二次通知后 10 分钟内必须进入手术室。主刀医师接到通知后 15 分钟内必须进入手术间。

⑥手术结束后，由麻醉医师、外科医师、巡回护士一起转运患者至 PACU 或 ICU。外科病房留下一名实习生陪同在恢复室，等患者完全清醒后与麻醉护士一起送患者回病房。若没有实习生，则必须留下一名本院医师。

手术体位摆放管理与要求

1. 手术体位摆放的内容

手术体位是手术医师根据患者的手术部位与手术方式决定的。包括患者的体位、体位垫（架）的正确使用。

2. 手术体位摆放应遵循的原则

（1）妥善固定，防止术中移动。应维持正常的呼吸和循环功能。

（2）充分暴露术野，便于手术操作。

（3）放置体位过程中，要保护肌肉神经不受损伤，避免压迫或过度牵拉，肢体不可悬空放置，必须保持稳妥。

（4）根据手术部位和麻醉需要选择不同的输液通路，便于麻醉观察、注射药物及输血、输液。

（5）病人体表勿接触金属。

3.手术体位摆放的实施

（1）手术体位的摆放由手术室护士、手术医师和麻醉医师3人以上共同参与，由手术医师指导，各负其责。

（2）手术体位摆放前再次核对手术部位，防止手术部位错误。

（3）根据不同手术和手术者要求，手术室护士合理配备体位架、体位垫及其附件，要求用物俱全、安全。

（4）摆放手术体位时，麻醉医师负责患者生命体征的监测，全麻病人在手术中注意眼角膜的保护。

（5）在手术体位摆放实施中，保护病人隐私，注意给患者保暖，不过分暴露患者身体。

（6）体位完成后应由手术医师证实其正确性。巡回护士再次评估病人的皮肤情况，确保摆置体位安全舒适，预防并发症。

手术室巡回护士与洗手护士管理规定

1.巡回护士工作职责

（1）熟练掌握手术间常规设备（手术床、手术灯、电刀等）的安全操作方法，对手术间进行规范化管理。

（2）能为手术病人提供较好的心理护理。

（3）能有效核对病人身份，防止出现错误的病人、错误的手术、错误的部位。

（4）熟悉手术体位的种类，按手术要求准确摆放手术体位，并熟悉掌握安置手术体位的注意事项，防止病人意外损伤。

（5）熟练掌握并严格执行查对制度，术中如需用药或输血，必须严格执行查对制度，并能观察其不良反应。

（6）掌握手术标本的管理和手术用物清点制度。防止标本遗失和手术用物遗留体腔。

（7）有较好的观察能力、发现问题的能力和抢救技术，术中能密切观察病情，发现意外能及时参与抢救。

（8）及时供应手术台上所需的无菌物品。

（9）做好自身防护并保障病人安全。

2.巡回护士工作内容及流程

（1）术日早晨做手术间平面卫生，查对手术间设备及用物，检查其清洁度与完整性。

（2）准备查对手术用物

①手术用物：手术器械、布类、一次性用物、液体、药物、棉签。

②手术仪器设备：电刀、超声刀、电插板、各种腔镜。

③检查准备医用气体、负压吸引装置。

④手术体位用物：体位支架、各种保护垫。

（3）在等候室接手术患者入手术室，核对病人病房、姓名、床号、住院号、手术名称、手术部位、麻醉方法，查阅病历、核对腕带及患者交接单，了解病情及各种化验结果、检查结果、过敏史、皮试结果，检查手术区备皮情况。做好病人心理护理，安定情绪，对婴幼儿及神志不清患者适当束缚并专人守护，防止坠床。

（4）行静脉穿刺，并保持通畅。根据医嘱配备各种药物，按医嘱给予术前抗菌药物，签名并写下执行时间。

（5）安装负压吸引装置、氧气装置。

（6）麻醉实施前，手术者、麻醉医师、巡回护士三方按手术安全核对表依次核对患者身份（姓名、性别、年龄、病历号）、手术方式、知情同意情况、手术部位与标识、麻醉安全检查、皮肤是否完整、术野皮肤准备、静脉通道建立情况、患者过敏史、抗菌药物皮试结果、术前备血情况、假体、体内植入物、影像学资料等内容。

（7）协助麻醉医师做好麻醉。

（8）与手术医师、麻醉师一起摆放手术体位安置病人体位，安置电刀负极板。根据手术部位调整无影灯位置。

（9）协助手术人员穿好手术衣，与手术护士清点器械、敷料及其他物品，做好记录、签字。手术开始前三方共同核查患者身份（姓名、性别、年龄）、手术方式、手术部位与标识，并确认风险预警等内容。巡回护士向手术医师和麻醉医师报告核查手术物品的准备情况。连接负压吸引管、电刀、超声刀等设备。

（10）整理手术间，清理使用过的包布，清除地面上的血迹及杂物。

（11）观察手术进程，主动供应台上所需物品，及时调节灯光，保持患者吸引通畅，保持手术间整齐清洁。

（12）坚守岗位，密切观察病情及留置针穿刺部位情况，根据病情调整输液速度，准确及时地执行医嘱。

（13）监督手术间各位人员，严格执行无菌技术操作。

（14）关闭胸、腹腔和深部术野前后，协助洗手护士清点术中各类用物，并与术前记录认真核对、签字。

（15）手术结束，协助包扎伤口，注明各引流管名称，注意给患者保暖，带回病人所有物品。患者离开手术室前，手术医师、麻醉医师及巡回护士共同核查患者身份（姓名、性别、年龄）、实际手术方式、术中用药、输血，清点手术用物，确认手术标本，检查皮肤完整性、动静脉通路、引流管，确认患者去向等内容。

（16）手术护理文书及患者交接单填写完整。落实手术标本的管理，负责护送病人入 ICU 或回病房。负责手术信息的登记及记账。

（17）患者离开手术间后，料理手术间，整理用物，补充准备手术间常规所需物品。

3.洗手护士工作职责

（1）熟悉手术步骤。迅速、准确传递手术器械、用物。

（2）熟悉医师的手术喜好及特点，准备好手术所需特殊用物。

（3）掌握无菌操作原则，保持手术台的无菌状态。

（4）掌握手术标本管理和手术用物清点制度，防止标本遗失和手术用物遗留体腔。

（5）善于沟通和观察。发现问题及时沟通，充分表达，提醒医师，杜绝意外。

4. 洗手护士工作内容及流程

（1）术前一天查看手术单，了解预习手术步骤，以便主动配合。备齐手术所需用物，包括手术器械、手术布类、各种型号手套、切口膜、引流装置、电刀笔、缝针、刀片、各种缝线等。检查无菌物品及器械的有效期、灭菌指示标记。协助巡回护士安置患者。

（2）提前20～30分钟手消毒，穿手术衣，根据各专科手术要求，整理无菌台，检查器械物品，与巡回护士共同准确清点器械、小纱布、纱垫、缝针、缝线等，并由巡回护士记录。协助手术医师消毒术野、铺巾。

（3）严格遵守术中无菌技术操作原则，并监督他人执行。随时保持手术车、器械托盘的无菌状态和整洁。掌握手术步骤，积极配合，及时传递手术用物。对正在使用的器械、敷料、缝针等做到心中有数，用后及时收回。

（4）术中配合姿势端正，集中精力，观察手术进程，主动配合手术。

（5）协助处理病理标本，保证其完好性，与手术医师核对后交由巡回护士处理。

（6）开胸、开腹、开颅或其他深部手术，手术前、关闭体腔前后与巡回护士认真清点器械、敷料和其他用品。如有疑问，手术者必须认真检查伤口内是否遗留，必要时X线协助检查，并记录备案。

（7）手术结束后，及时清理手术器械及用物，防止遗留在手术间内。更换吸引瓶，管道缠绕归位，用过的吸引瓶、引流袋密闭放入医用垃圾袋，使用过的纱布、纱垫等废弃物放入医用垃圾袋内，由保洁人员统一处理。用过的缝针、刀片等尖锐物品放入锐器收集盒内。使用过后的手术器械经初步清洗并与巡回护士清点后，放入器械箱送供应室清洗打包灭菌。包布以及用过的布类敷料放入污衣袋内送洗。

麻醉病人转出手术室标准

一旦手术结束，麻醉医师应依据手术麻醉期间病人的总体情况评判，参考麻醉前评估以及手术结束时病人实际所处状态优劣，特别是呼吸，循环、意识水平等要素观测结果，迅速对病人能否转出手术室及其去向（如送运原病房、麻醉后恢复室或重症监测治疗室）作出客观、正确的决断，使得病人能安全度过手术麻醉后恢复期。

1.麻醉后病人恢复情况评定

除了集中对呼吸、循环、肌张力和神志方面进行评定外，还应结合不同麻醉方法的特点，有所侧重，尤其是注意有无严重麻醉并发症发生。

（1）全麻病人恢复情况（包括气管内麻醉和静脉麻醉者）

手术结束病人拔除气管导管前和（或）停止静脉注射麻醉药后，可通过计分法评定病人麻醉后恢复程度和质量，对恢复缓慢者可进行必要的治疗，如肌松药的拮抗或继续予以呼吸支持等。

（2）椎管内麻醉病人恢复情况

一般情况下若能在椎管内麻醉下顺利完成手术，且麻醉平稳、效果良好的病人，手术后会在短时间内从麻醉状态下完全恢复过来。但鉴于术后短时间内椎管内麻醉药及术中麻醉辅助药的残余作用，尤其是对那些麻醉管理困难、术中呼吸循环功能变异较大的患者，手术结束时要对其麻醉恢复情况作出正确评估，特别要注意麻醉并发症的出现，做到早发现、早治疗/处理。

（3）神经阻滞麻醉病人恢复情况

临床上常采用的神经阻滞包括颈丛神经（深、浅丛神经）阻滞、臂神经丛阻滞（肌间沟法和腋路法）以及坐骨神经、股神经阻滞等。通常在实施这些麻醉技术操作时，若注药过程中或注药后短时间内病人无不良反应（如局麻药过敏或中毒、误入血管内等），且安全平稳地度过手术期，手术结束后往往麻醉药作用已基本消失，即便有麻醉药的残余作用也不会对病人术后恢复构成大的威胁。尽管如此，麻醉医师仍须在手术结束时认真评定病人麻醉恢复情况，尤其要注意有无下列征象：

①麻醉平面过广——麻醉药误入椎管内造成高位硬膜外阻滞或"全脊麻"。

②局麻药过敏体征。

③喉返神经损伤／麻痹——表现为声音嘶哑。

④霍纳氏综合征。

⑤气胸——肌间沟法臂丛神经阻滞时损伤胸膜顶。

⑥局部血肿／出血——椎动脉、腋动脉和颈内动脉损伤。

⑦肌张力——术后肢体肌麻痹渐进性加重或长时间恢复不良，往往提示神经损伤。

2. 手术麻醉后转送普通病房标准

绝大多数病人手术结束后被送回原病房，即普通病房。在那里他们将接受一般的护理和监测，度过手术麻醉后恢复期，鉴于普通病房的工作性质，人员及硬件设备的配置，无法对麻醉后需严密观察或监护的手术病人提供更高层次的诊疗服务。因此，麻醉医师应于手术结束时根据病人实际情况（生命体征、麻醉状态的恢复等）、医院的现有条件，决定病人去向，确保病人恢复期安全。术后麻醉病人能否送回普通病房，其标准可参考生命体征稳定程度和病情总体状况两方面加以评判：

（1）根据生命体征稳定程度评定。可将病人术后生命体征（血压、心率、呼吸）稳定程度大致分成四级，粗略衡量麻醉病人是否达到转送普通病房的标准：

①Ⅰ级——生命体征稳定，无须经常观察病情或麻醉恢复情况，也不需要进行有创监测的病人。

②Ⅱ级——术后生命体征稳定，但为防止意外而须予以某些必要监测（如脉搏氧饱和度监测）和治疗（如吸氧）的病人。

③Ⅲ级——生命体征虽稳定，但仍需进行有创监测（如中心静脉压、桡动脉测压等），且麻醉处于较深状态、需加强护理的病人。

④Ⅳ级——生命体征明显紊乱（如低血压、心律失常等）和（或）受麻醉药残余作用影响较明显，必须严密监测和治疗的病人。

其中Ⅰ～Ⅱ级病人可送回普通病房，对于Ⅲ级病人普通病房难以满足其监测及严密观察病情变化的要求，Ⅳ级病人切勿送原病房。

（2）根据病情总体情况评定。手术结束时麻醉病人若总体情况能达到下述标准，即可直接送返普通病房：

①一般情况：神志清楚，定向力恢复，能辨认时间和地点；能接受指令性动作；肌张力恢复/接近正常，平卧位抬头能持续5秒钟以上；无急性麻醉和（或）手术并发症，如呼吸道水肿、神经损伤、内出血、恶心和呕吐等。

②循环：血压、心率稳定，末梢循环良好。心电图无明显心律失常和（或）ST-T改变。

③呼吸：呼吸道通畅。保护性吞咽及咳嗽反射恢复，无须安放口咽或鼻咽通气道，通气功能正常，能自行咳嗽并咳排出分泌物。$PaCO_2$在正常范围或达到术前水平，PaO_2不低于70 mmHg，$SpO_2 > 95\%$；其他方面：胸/肺X线片无特殊异常，尿量在25 mL/h以上，血浆电解质及血球压积（HcT）测定值在正常范围内。术中最后一次应用麻醉性镇痛药或镇静/催眠药无异常发现。且已观察30分钟以上。

凡手术结束麻醉病人能达到：醒觉和警觉状态，能辨认时间、人物、地点；血压、脉搏平稳，或血压虽比麻醉前低，但不超过20 mmHg（收缩压 > 90 mmHg）；能做深呼吸和有效咳嗽，呼吸频率和幅度正常；能自动或按指令活动四肢/抬头；末梢循环良好，皮肤红润、温暖等，皆可直接送返原病房。

3.手术麻醉后转送重症监护室标准

有些情况下，手术后的麻醉病人鉴于手术、麻醉及病情等诸多因素，须直接送往重症监护室（intensive care unit，ICU）进行严密监测和治疗，主要涉及：

（1）手术复杂且时间冗长，病情较重且麻醉管理困难的病人。

（2）心内直视手术后的病人。

（3）手术麻醉中或术后有严重并发症者。

（4）术后病人全身情况不稳定，需严密观察的病人。

（5）严重创伤或大手术后需要监测重要器官功能者。

（6）休克或心衰病人需行心血管功能支持疗法者。

（7）急性呼吸功能衰竭、麻醉前呼吸功能差术后需予以机械通气呼吸支持者。

（8）败血症/中毒、水/电解质及酸碱平衡严重失衡的病人。

（9）器官移植手术麻醉后的病人。

（10）手术麻醉期间曾发生严重心律失常或心搏骤停的病人。

4. 手术麻醉后转送麻醉后恢复室标准

麻醉后恢复室（recovery room）是麻醉病人术后转出手术室的第一站。在恢复室中麻醉医师经过一段时间观察，根据病人麻醉恢复情况和病情的轻、重程度，再决断病人的去向，即直接送返普通病房或转送 ICU。病人完全脱离麻醉状态且整体情况稳定后，再转回普通病房。

5. 手术麻醉后病人回普通病房交接班内容

手术麻醉后病人送至普通病房时，责任麻醉医师应以书面（麻醉记录单）和（或）口头方式向值班医师/病房护士详细交班，内容主要包括：所采用的麻醉方法及最终所施手术名称；术中麻醉管理、失血量、输液/血量和尿量、术中特殊情况及处理经过、恢复期应注意的重点问题等。

6. 门诊病人手术/麻醉后离院标准

（1）门诊手术病人能否离院则要依据综合评估主要生命体征、并发症、神志、创面渗/出血、生理反应能力及功能、消化道症状（恶心/呕吐）、疼痛控制程度以及心血管功能稳定与否等各方面情况，作出正确的判断。对情况严重或复杂的病人非但不能尽快离院，必要时还应收住入院，进一步观察、治疗。

①离院标准（Chung's麻醉后离院评分表）：病人意识和定向力恢复，肢体的感觉和肌张力恢复正常，呼吸／循环功能正常，坐起或走动后无明显眩晕、恶心或／和呕吐，闭眼站立时无摇摆不稳现象。

②患儿离院标准：门诊小儿手术一般要求术后患儿能迅速恢复早期活动，以便尽早离院。离院标准主要涉及以下几个方面：充满活力，无呼吸抑制，能经口进饮／食；咳嗽及咽喉反射敏感，无严重恶心／呕吐；能达到同龄组儿童行走活动能力，无眩晕；留观期间知觉状态良好。

除此之外，患儿离院需有人护送回家，同时留下住址和（或）通信地址（电话号码），以防离院后出现并发症。

（2）其他需注意的问题：全麻或椎管内麻醉后病人，尽管已达到离院标准，但仍需有人陪伴回家，以防意外。并要求病人：①至少24小时内不得饮酒、驾车和操作复杂机器或仪器，不得参与工作讨论和决策；②饮食从少量、清淡、流质食物开始，逐渐增量，以不出现胃胀、恶心或呕吐为原则。

后勤、行政保障相关规定

为保障外科手术顺利完成及手术室安全，对行政后勤提出以下要求。

1. 汇报响应流程

（1）医师、护士发现问题，向主任或护士长汇报。

（2）主任或护士长向相关后勤、行政科室负责人汇报。

（3）如有需要，由后勤、行政科室负责人向分管副院长汇报，或一起汇报。

（4）如有必要，由分管副院长向院长或书记汇报，或一起汇报。

2. 响应时间

（1）后勤、行政科室能解决的，白天工作时间必须在接到报告后30分钟内响应，晚上则在1小时内响应。

（2）后勤、行政科室不能解决，需要分管副院长参与解决的，白天1小时内响应，晚上2小时内响应。

（3）分管副院长不能解决，需要院长、书记参与解决的，则根据情况由领导解决。

3.相关人员

（1）包括负责水、电、空调、层流、电梯、医疗设备、电话、电脑、物质及家具、供应室、医务部、护理部等的相关科室人员。

（2）分管负责人和具体工作人员，各负其责。

非计划/预期重返再次手术患者管理与评价试行制度

　　为进一步促进手术科室医疗质量的持续改进，保障医疗安全，做好对非计划再次手术的管理和评价，严格控制非计划/预期重返再次手术的发生率，根据三级综合医院评审评价标准，制定本制度。

　　1.非计划/预期重返再次手术是指在同一次住院期间，因各种原因导致患者需进行计划外再次手术。按原因分为两类：

　　（1）医源性因素：即手术或特殊诊治操作造成严重并发症必须施行再次手术。

　　（2）非医源性因素：即由于患者病情发展或出现严重术后并发症而需要进行再次手术。

　　2.非计划/预期重返再次手术由医院医疗质量管理委员会负责组织调查、评估，由医务部实施监管、干预等工作。麻醉手术部、各临床手术科室均应实行非计划/预期重返再次手术的管理与评价。

　　3.各临床手术科室必须严格执行《围手术期管理制度》及《手术分级管理制度》，术前应做好患者病情、手术指征及手术风险等方面的全面评估。

　　4.实施非计划/预期重返再次手术时，科室必须及时上报医务部，报告内容包括：患者姓名、住院号、入院时间、入院诊断、首次手术前诊疗经过、首次手术情况（手术名称、手术时间、麻醉方式、手术医师等），再次手术的原因分析和目的、再次手术准备情况（术前准备采取的措施，术中及术后可能出现的问题及处置预案等）。择期手术需在手术通知发出前1天上报，紧急手术需在术前口头上报，并在术后2小时内书面呈报。报告原则上由首次手术的术者（主刀医师）填写，科室主任签字确认。非正常工作时间（包括节假日）的紧急手术须经科室主任审核同意后，由手术医师术前口头报告医院医务部值班人员，书面报告应于周末或节假日后的首个工作日报送医务部。

5. 非计划／预期重返再次手术由科室主任或副主任组织全科讨论，必要时进行院内（外）多学科联合会诊，讨论的内容包括病情评估、手术风险评估、手术方案、术后处置预案，讨论内容记录在病历中。

6. 各临床手术科室应建立非计划／预期重返再次手术管理与评价登记本，在再次手术后5个工作日内对非计划／预期重返再次手术案例进行调查、评估，提出整改措施。记录内容包括：患者姓名、住院号、入院时间、入院诊断、首次手术前诊疗经过、首次手术情况、首次术后情况、再次手术原因分析、目的和手术方案、再次手术后情况、病情转归。

7. 发生非计划／预期重返再次手术案例的临床手术科室，应及时做好患者及家属的沟通工作，避免出现因沟通不及时或不充分而引发的医疗纠纷或不良事件。

8. 医院医疗质量委员会负责定期对科室整改落实情况进行督导、评价，制定有针对性的改进建议，由医务部负责具体实施，并将非计划／预期重返再次手术管理作为临床手术科室质量评价的重要指标，和对手术医师资格评价与再授权、手术质量持续改进的重要依据。

医师处方权管理办法

为进一步加强医疗管理、严格依法执业、促进合理用药、保障医疗安全,根据《中华人民共和国执业医师法》《中华人民共和国药品管理法》《医疗机构管理条例》《麻醉药品和精神药品管理条例》《处方管理办法》等有关的法律、法规,结合本院实际,特制定本管理办法。

（一）处方权考试申请

1. 每年度新进医技人员,各科招聘、临聘医技人员,《医师执业证书》已经注册（或变更）在本院的,本人书面申请科室主任签字后,递交医务部参加处方权考试。

2. 已获得《医师资格证书》且注册在本院的规培学员（含研究生规培学员、单位人、社会人）,由规培办统一汇总名单交医务部申请参加处方权考试。

3. 新调入、借调或进修的执业医师经所在科室考核,确定能独立值班者,书面申请由科主任签字后,经医务部批准可参加本院处方权考试。

（二）处方权授予

1. 本院在职医师,处方权考试合格,经本人申请,任职科室同意,医务部及主管院领导批准后授予处方权。

2. 住院医师规范化培训学员,处方权考试合格后,医务部统一授予处方权,给予医师代码,并留存个人笔迹及资格证书、执业证书复印件备查。

3. 具有执业医师资格的进修医师,处方权考试合格,经进修科室申请,医务部及主管院领导批准后取得处方权。医务部留存医师资格证及执业证原件,待进修结束并取消处方权后予以退还证件原件。

4. 在本院注册的麻醉、放射、介入诊疗专业执业医师具有开具本专业范围内用药的处方权。

5. 麻醉药品、第一类精神药品处方权严格按本院《麻醉药品、第一类精神药品处方权管理制度》执行。麻醉药品及第一类精神药品处方必须由具有麻醉药品及第一类精神药品处方权的医师开具。医务部负责组织对本院执业医师和药师进行麻醉药品和精神药品使用知识和规范化管理的培训。

（三）监督管理

1. 医师出现下列情形之一的将取消处方权：

（1）被责令暂停执业的。

（2）考核不合格离岗培训期间。

（3）被注销、吊销执业证书的。

（4）不按照规定开具处方，造成严重后果的。

（5）不按照规定使用药品，造成严重后果的。

（6）开具处方牟取私利的。

2. 未取得处方权的人员不得开具处方，未取得麻醉药品和第一类精神药品处方权的医师不得开具麻醉药品和第一类精神药品。

3. 试用人员开具处方，应经过有处方权的医师审核、签字后，方有效。

为了保证医疗质量，防范医疗风险，促进医疗质量持续改进，特制定科室质控小组工作制度：

1.医疗质量监控标准：严格按照国家法律法规及部门规章制度执行，重点落实医疗质量与医疗安全核心制度：首诊负责制度、三级医师查房制度、会诊制度、分级护理制度、值班和交接班制度、疑难病历讨论制度、急危重患者抢救制度、术前讨论制度、死亡病例讨论制度、查对制度、手术安全核查制度、手术分级管理制度、新技术和新项目准入制度、危急值报告制度、病历管理制度、抗菌药物分级管理制度、临床用血审核制度、信息安全管理制度等医疗质量和医疗安全核心制度。

2.成立科室质量管理小组，由科主任、副主任、护士长、负责医师、质控员等组成，由科主任任组长，科主任、护士长为第一责任人，全面负责科室质量管理工作。

（1）科室质控医师（员）应由高年资主治医师以上职称人员担任，病房设立正副主任的，一般情况下由科室副主任或负责医师担任，副主任主持病房工作的，由负责医师担任；未设立负责医师的，由科主任指定高年资主治医师以上职称人员担任。

（2）科室护理质控员应由护理专业大专以上学历的注册护士，且从事护理工作5年以上，在本专科工作2年以上的人员担任；或科室责任组长、主管护师以上专业技术职称人员担任。

3.科室质量管理小组根据有关医疗质量工作标准要求，结合本专业特点及发展趋势，制定及修订本科室疾病诊疗常规、危急重症抢救流程、应急预案并组织学习与实施。

4.科室质量管理小组对医疗质量进行全程监控，定期或不定期检查，进行质量控制，控制重点环节质量：主要是危急重症患者及疑难病症、新入院病人、手术病人等的诊疗、护理，上级医师查房的指导作用，合理检查、合理治疗、合理用药，以及门诊医疗质量的监管等，并有督查记录。

5.科室质量控制小组对运行病历质量严格把关，质控医师、质控护士对病历进行实时质控，对病历中存在问题及时反馈提醒，收到反馈信息及时整改至合格，质控后合格病历及时提交，纸质病历完善三级医师签署，及时送至病历室进行归档。

6.科室质量控制小组定期召开质量评价会议，对医疗护理工作主要指标每月进行统计分析及对医疗护理质量进行总结、讲评。及时向责任人反馈、共同分析原因、提出整改措施，并检查落实，奖优罚劣。

7.科室质量管理小组将质量检查中发现的质量问题及时向医院质量管理部门汇报，院质量管理部门及时干预，动态监控。

8.配合行政职能部门开展各项医疗质量检查。

1. 医院医疗质量公示是医院实现现代化医院管理的重要举措，公示信息须做到真实、可靠。

2. 医院医疗质量公示的信息由业务院长负责。

3. 利用医院内外网站、电子显示屏、公示栏等途径或者借助专业书籍、刊物，定期发布医疗服务项目、服务标准、医疗质量、常用药品和主要医用耗材价格。

4. 医院对内医疗质量公示的主要内容包括：

（1）业务查房通报。医务部每周安排 1 次科室业务查房，查房通报内容包括科室基本情况（含业务发展和人力梯队建设），重点通报科室在医政管理、医疗质量、院感防控、医疗安全、医保服务、住院医师规范化培训、临床优势病种方面的开展情况。

（2）医疗质控月报。医院质控针对上月医院病历书写体例、格式质量控制结果进行全院通报，质控内容重点聚焦医疗核心制度落实情况、中医病历内涵建设、病例讨论等，指出有待改进的方面以及科室主任、科室质控员质控情况。

（3）《药学通讯》医院药学部 2 个月发布《药学通讯》1 期，涵盖门诊和住院部医师处方点评、抗菌药物使用和最新药学快讯等信息。

（4）医疗业务报表。医院信息中心根据医院业务情况统计门（急）诊诊疗人次、住院部住院人次、出院和入院病人数、床位使用率等，同时对比上年度同期数据，信息表一日一统计，同时有半月报表、月报表、季度报表、半年度报表和年度报表。

总住院医师管理制度

为加强医院内涵建设，提高医疗质量，确保医疗安全，提升医师业务技术水平和行政管理能力，结合医院实际情况，特制定本制度。

第一章　目　标

第一条　熟悉本专科及相关学科的基础知识和基本理论，具有较系统的专业知识，了解本学科国内外新进展并能应用于指导临床实际工作。具有较扎实的本学科临床经验，能熟练掌握本学科临床基本操作技能，能独立处理本专科常见病及多发病。

第二条　能胜任本学科临床实习学生和进修医师的临床指导工作，初步掌握临床科研方法。

第三条　保障全院急会诊、紧急抢救之所需。

第四条　了解、熟悉医院的基本行政管理制度、流程。

第二章　任职资格与岗位设置

第五条　已取得《医师资格证书》，在本院注册，执业类别和执业范围与所在科室相符。

第六条　由高年资的住院医师（本科毕业从事临床工作4年以上，硕士、博士毕业从事临床工作2年以上）或低年资的主治医师担任，要求有在本院从事临床工作1年以上经历。如本科室无符合条件的临床医师，则由科室主任指定人员担任。

第七条　填写总住院医师申请表，经所在科室推荐，经医院审批后统一安排上岗。达到以上条件者，由医师所在科室提前一个月向医务部提交书面申请，认真填写总医师医师申请表，科主任签字后报医务部审批、备案。医务部负责审核其资质，获批准后该医师次月起可担任总住院医师。

第八条　临床科室原则上均应设置总住院医师，根据医院实际情况，将全院科室的总住院医师岗位分为常设科室总住院医师和非常设科室总住院医师。

常设科室必须按要求设置总住院医师以保证全院紧急抢救之所需，原则上不单独管床，任期均为1年，任职时间可以分段计算，每次至少3个月。原则上是当月申报，下月安排上岗，如确系特殊情况需临时申报，请至少在月底前1周申报。

第九条　目前常设科室为呼吸内科、心血管病科、麻醉科、急诊科、妇产科、重症监护室、肾内科、神经内科、脾胃科，可视情况增减。

其余科室暂定为非常设科室，如非常设科室总住院能切实履行常设科室总住院医师职责，经医务部批准备案，并经考核通过者，可与常设科室总住院医师享受同等待遇。

第三章　非常设科室总住院医师岗位职责

第十条　协助科主任做好日常医疗行政管理工作和科内各项业务工作。

第十一条　负责与医务部等行政科室联系，及时领取有关通知并向科主任汇报。

第十二条　如科室指定由总住院医师负责院内的科间会诊，则急会诊须10分钟内到位，普通会诊须24小时内完成。

第十三条　每月组织开展科内小讲课至少1次，要求做到有记录可查。

第十四条　协助科主任及时做好本科室各类投诉、纠纷的接待、处理工作。

第十五条　担任总住院医师期间必须24小时保持通信畅通。

第十六条　及时完成医院其他各项指令性任务。

第四章　常设科室总住院医师岗位职责

第十七条　常设科室总住院医师除要履行好非常设科室总住院医师的岗

位职责外，还需履行好以下职责。

第十八条 麻醉科总住院医师必须 24 小时在医院值班，除麻醉科外其他常设科室总住院医师轮流 24 小时在医院值班以保障全院紧急抢救之所需。

第十九条 传呼值班常设科室总住院医师抢救病人必须 5 分钟内赶到现场。

第五章 考核与管理

第二十条 一年的任期内普通会诊和急会诊，累计 2 次超过会诊时限予口头警告，3 次通报批评，3 次以上取消总住院任职资格。

第二十一条 常设科室总住院医师一年的任期内 1 次超过到场时限予口头警告，2 次通报批评，3 次以上取消总住院任职资格。

第二十二条 会诊、抢救病人及其他情况时遇到无法独立解决的问题应及时向上级医师汇报。

第二十三条 因总住院医师手机遗失、故障或其他原因致使联系不畅造成工作失误，由此导致的医疗纠纷，总住院医师应承担相应的责任。

总住院医师收到落款"医务部"的短信或微信中有"收到请回复"或"收到请立即回复"提示不及时回复者，在一年的任期内累计 2 次以上口头提醒，3 次以上口头警告，5 次以上通报批评，6 次以上取消总住院任职资格。明明收到而谎称未收到者，经查实后提高一个处罚等级。"收到请回复"应在 8 小时内回复，"收到请立即回复"应在 1 小时内回复。

第二十四条 科内小讲课未能按要求开展者，一年的任期内发现 2 次口头警告，3 次通报批评，3 次以上取消总住院任职资格。

第二十五条 一年的任期内因违反本制度不同条款的规定口头警告累计 2 次者予以通报批评，一年的任期内因违反本制度不同条款的规定累计通报批评 2 次予以取消总住院任职资格。

第二十六条 取消总住院医师任职资格者自作出取消任职资格决定之日起一年内不得再申报担任总住院医师。

若因常设科室无其他人员能顶替被取消任职资格者，则由被取消任职资格者经医院诫勉谈话后继续担任总住院医师，任期由作出取消任职资格决定之日起的下一个月开始计算。

第二十七条　晋升、聘任副主任医师及以上职称前，必须有总住院医师工作经历，具体要求如下：

非常设科室需晋升职称者必须有任期一年合格的总住院医师工作经历，经医务部认可后方可聘任。

常设科室需晋升职称者必须有任期至少六个月合格的总住院医师工作经历，经医务部认可后晋升职称时优先推荐、优先聘用。

第二十八条　由医院统一安排住宿的常设科室总住院医师待遇标准：

麻醉科总住院医师给予就餐补助及通信补助。

其余常设科室总住院医师给予就餐补助及通信补助。

在酬劳分配上不得低于科室平均水平。

第六章　附　则

第二十九条　如遇科室设置调整等未尽事宜，由医务部负责解释。

远程医学中心管理规定

第一章　总　则

第一条　为提高本院医疗资源的利用率和基层医疗水平，便于就诊群众得到方便、及时、有效、优质的诊疗服务，减轻病人经济负担，根据国务院《医疗机构管理条例》、卫生和健康委员会《医疗机构管理条例实施细则》和《关于加强远程医疗会诊管理的通知》的有关要求，结合本院实际，制定本规定。

第二条　本规定旨在解决本院及对口支援单位疑难危重病例，促进医务人员技术水平的提高，使本院与其他医疗机构之间利用计算机技术和通信技术等手段，实现跨地域医疗会诊。

第三条　本规定仅适用于本中心开展的远程医疗会诊。

第二章　机构设置与职能

第四条　根据医院安排，远程医学中心由医务部负责管理，暂设兼职人员 2 名，信息中心协助技术支持。

第五条　主要职能

1.组织和协调中心远程医疗会诊工作。

2.制定远程医疗会诊的流程和考核标准。

3.远程医疗会诊专家资格的认定。

4.远程医疗会诊专家的推荐，建立并及时公布和更新远程医疗会诊专家库。

5.收集和管理远程医疗会诊资料。

6.信息中心负责实施技术保障、会诊设备的日常管理和维护。

第三章　远程医学中心的服务对象和服务内容

第六条　服务对象和作用

远程医学可应用于如下方面：

1.远程诊断：包括病理诊断、医学影像学诊断、中医辨证诊治、超声诊断、内镜诊断等。

2.远程会诊：治疗方案会诊、手术方案会诊、明确临床诊断、治疗等。

3.远程信息共享：实现各卫生单位、医院之间的信息共享交流、远程教学、视频会议等。

第七条　远程会诊信息的处理

远程医疗服务需处理的主要信息有：

1.图片文件：病理片、B超图片、皮肤病变部位照片。

2.影像文件：内镜图片及录像、CT片、X光片、MRI片等。

3.文本文件：病历资料、检查报告等。

4.波形文件：心电图、脑电图等。

第八条　以下情况均可申请远程医学中心协助：

1.医师单方面需求（患者没有提出会诊要求），需要上级医院协助进行病理、X光片、CT片、MRI片、内镜录像（图片）以及其他临床医技诊断的需求。

2.门诊或住院患者提出，要求上级医院的专家进行会诊，以明确诊断和进一步治疗的需求。

3.各科室或科教科有远程实时教学需求或其他需要上级医院专家帮助的各种需求。

第九条　远程会诊工作流程

1.和上级医院之间的远程会诊流程

（1）凡需要远程医学协助的科室，根据需求的紧急程度，需提前1～3天向远程医学中心提出申请，紧急情况下可随时提出申请。远程会诊和普通会诊一样，均需报医务部同意并备案。如有远程教学活动需相关科室参加的，也可由科教科直接通知相关人员参加。

（2）申请远程会诊时，由主管医师按要求填写远程会诊申请单，写明患者基本情况、目前诊断和治疗情况、会诊目的、拟邀请的专家、会诊时间等，交科主任签字，送至医务部审批备案后，交由远程医学中心负责实施。一般情况下远程会诊申请单需由申请医师填写电子版，打印好（一式三份，科室、医务部、远程中心各留1份）送至医务部。

（3）远程会诊申请提出并批准后，需由申请医师准备好如下资料，交至远程医学中心：病历资料（首程、入院记录、主要病程记录、术前小结等）、各种检验和检查报告单、影像胶片、病理图片（报告单）以及上级专家需要的其他资料。

（4）远程医学会诊时间一般为工作日上午9：00～12：00，下午15：00～17：30。会诊过程采用预约会诊方式。普通会诊：即本院发出会诊申请，12小时内由上级医院和本院共同确定会诊专家和会诊时间，36小时内完成会诊服务。急会诊：即本院在上级医院工作时间发出会诊申请，3小时内完成专家确定和预约，并在12小时内完成会诊计划，根据临床需要另外约定的除外。

（5）远程会诊时间确定后，由远程医学中心通知请求会诊的科室相关人员，按指定会诊的时间携带必要的检查资料，提前15分钟到达会诊室，远程医学中心工作人员需提前准备好会诊设备。

（6）远程会诊时，申请科室的负责人以及相关经治医师均应到场，并准备好必备资料，以便回答上级专家的提问。会诊可由申请科室负责人主持，必要时由医务部主任或分管院领导主持。

（7）会诊结束后，专家会诊意见书由远程医学中心工作人员下载打印好，交给申请医师，并留存一份备案。

（8）远程会诊病历资料的书写按《病历书写规范》及本院有关规定执行。

（9）远程医学中心负责做好会诊相关资料的收集、整理、归档。

（10）门诊患者申请远程会诊时，由门诊主诊医师提出申请。

2. 与下级医院（含乡镇卫生院）之间的远程会诊

远程会诊应和对口支援、双向转诊相结合，相互促进，各部门应加强协作，共同做好对口支援及远程会诊工作。

第四章　远程会诊收费标准及费用核算分配等规定

第十条　收费对象及办法

1. 远程会诊根据发出邀请方的目的不同，收费对象可不同。一般情况下是指向患者或其家属收费，特殊情况下，即本院临床医技科室根据诊疗工作需要，向上级医院的专家咨询和请求解决疑难问题、远程读片、远程病理诊断、远程教学等，费用由本院支付。

2. 凡需要由患者或家属支付的远程会诊费用，由请求会诊的科室（主诊医师）向患者收取，费用请直接交至门诊收费处，票据一联交至远程医学中心留存。

第十一条　有关工作要求及奖罚措施

1. 各科室应高度重视和支持远程会诊工作，严格执行有关规定和严格管理，要确定专人负责远程会诊工作，也可由科室教学秘书负责。要建立远程会诊登记本，并向广大患者主动宣传，充分调动广大医护人员参与该项工作的积极性。

2. 对积极为患者服务，在远程医疗会诊工作中作出显著成绩的科室和个人，依照有关规定，给予奖励。

3. 对有下列情形之一的部门和个人，将追究有关人员的责任。

（1）对患者推诿或拒绝患者远程会诊要求，造成不良影响和后果的。

（2）违反规定，违规收取患者费用，增加患者负担的。

（3）不服从统一管理，接到会诊通知后，不认真准备各种会诊资料，或不按时到岗参加会诊的。

4. 远程会诊提供了和国内专家实时面对面交流的机会，对于提高我院的诊疗水平、医疗安全、科室管理水平具有十分重要的意义，各科室应针对门诊和住院患者多做宣传动员，宣传远程会诊在费用上、时效上的优势和好处，力争充分发挥远程会诊的作用。

第十二条　本规定在实际运行过程中将根据情况适时修订完善。

门诊医生管理制度（试行）

为规范医院门诊管理，明确门诊医师工作职责与要求，提高医疗质量，确保医疗安全，提升服务水平，保障门诊健康运行，特制定本制度。

1.门诊医师工作制度

（1）医师出诊必须按要求着工作服,佩戴胸牌、插牌上岗,做好接诊工作。应遵守劳动纪律,不得以交班、查房、开会、手术等理由迟到、早退、脱岗等。

（2）按号序呼叫病人就诊,态度和蔼,服务规范,工作细心,维持一室一患,保护病人隐私。

（3）根据病情需要，开具检查、药物时，告知其必要性和费用，取得病人同意后方可开具申请单，对其病情状况进行必要的解释及提供用药指导。

（4）必须遵循合理治疗、合理用药原则，不得开具"大处方"，不得重复用药，不得过度检查。

（5）不得私自介绍患者到院外就医、检查、手术、购药或住院。

（6）不得收受医药代表或医药企业回扣，不得收受患者的红包。

（7）不得接受或自动邀请医药代表协助出诊，不得擅自聘请助手，如需助手，由门诊部和人力资源部协助安排，相关费用由医师支付。

（8）无特殊情况不得随意停诊或换诊，如确因公务或其他正当理由，必须提前1个工作日通知门诊部备案，暂停派班。

（9）门诊医生开具休假证明、疾病诊断等证明书时，需实事求是进行病历书写，不得开具虚假证明，签名由医师本人亲自签具，不得代签，必须清晰、规范，便于辨认。

（10）门诊医生下班前应对做检查未回的病人进行交接（移交当天其他坐诊医生或留联系方式），妥善处理好病人遗留的诊疗工作。

（11）实行首诊负责制，如遇门诊疑难病例（就诊3次以上未能确诊的），接诊医师有责任提出会诊申请，也有义务应邀参加其他科的疑难病例会诊。

（12）国医堂专家连续停诊3个月将不予保留诊室。

医院每月对门诊医师的服务态度、劳动纪律、医德医风、医疗质量及医疗安全等进行考评，并将考评结果在管理例会等相关会议及门诊管理小组通报。如因未达到以上要求引发的投诉，当月发生1起予以诫勉谈话；当月发生2起予以警告处分、通报批评等处罚；当月发生3起及以上，或者半年累计5起以上的，门诊停诊2个月。每月对门诊投诉进行排名，对于排名前5的均进行约谈。

2.门诊医生退出机制

（1）严重违反相关法律法规、医疗核心制度和医院的各项规章制度的。

（2）医德医风差，收受或索取患者红包或医药回扣者。

（3）工作责任心差，对患者不负责，一个月内有过失被投诉3次以上或发生严重医疗差错事故者。

（4）组织纪律差，经常迟到、早退，无故脱岗次数6个月累计3次以上者。

（5）因年龄关系或身体原因不宜继续从事临床一线工作者。

（6）连续停诊3个月及以上者。

3.门诊管理小组及职责

（1）为加强门诊的管理，成立门诊管理小组，每3个月召开1次管理小组会议，管理小组成员每年改选1次。

（2）与相关职能部门一同参与门诊专家的管理（包括专家遴选和退出）。

（3）参与门诊医疗质量与安全考核。

（4）协助门诊部将医院和上级相关精神和信息传达给门诊的每一位医师。

（5）对门诊的建设提出持续改进建议。

根据长沙市卫健委《关于印发〈2018年长沙市食源性疾病监测方案实施细则〉的通知》（长卫函〔2018〕131号）及长沙市卫健委《关于印发〈长沙市食源性疾病报告工作规范（试行）〉的通知》（长卫函〔2018〕132号）文件要求，结合本院实际情况，制定本细则。

（一）工作目的

1.通过对食源性疾病个案信息的收集、汇总和分析，了解重点食源性疾病的发病及流行趋势，及时发现食源性疾病聚集性病例和线索，提高食源性疾病事件和食品安全隐患的早期识别、预警与防控能力。

2.通过对流行病学调查确认的食源性疾病事件信息的收集和归因分析，掌握食源性疾病事件的高危食品和危险因素。

3.通过对暴露食品为乳与乳制品的个案病例进行信息采集、危险因素调查以及暴露食品检测，特别是婴幼儿和孕妇等重点人群，找到可能的危险因子和污染来源，从源头控制和减少食源性疾病的发生。

4.通过对全区毒蕈中毒事件的监测和调查，掌握本地区毒蕈中毒的时间、地域和人群分布，以及毒蕈的主要种类及中毒毒素，为防范毒蕈中毒提供依据。

（二）工作内容

1.食源性疾病病例监测。对由食品或怀疑由食品引起的生物性、化学性、有毒动植物性的感染性或中毒性病例以及异常病例进行监测。监测内容包括：症状与体征记录、饮食暴露史、临床检验结果、临床诊断等个案信息（详见附录一）。

2.食源性疾病事件监测。对市、区两级疾病预防控制中心参与流行病学调查的食源性疾病事件信息进行监测和报告（详见附录二）。

附录一

食源性疾病病例监测

1.食源性疾病病例

（1）严格按照食源性疾病病例定义（由食品或怀疑由食品引起的生物性、化学性、有毒动植物性的感染性或中毒性病例）监测，重点关注婴幼儿、中小学生、孕产妇等病例，由定型包装食品引起的病例以及发生在餐饮服务单位的病例，一旦发现即刻上报。

①感染性病例：出现腹泻，可伴有腹痛、恶心、呕吐等胃肠道症状的病例，也包括怀疑由食品引起的神经系统、呼吸系统等症状的病例。

②中毒性病例：生物性、化学性或有毒动植物性等因素引起的相关中毒症状病例，如水产品相关横纹肌溶解综合征、农药中毒、亚硝酸盐中毒、毒蕈中毒、菜豆中毒、肉毒毒素中毒、米酵菌酸中毒、河豚毒素中毒、镉中毒等。

（2）食源性疾病监测上报实行首诊医师负责制

首诊医师在诊疗活动中，发现其接诊患者属于监测对象时，应询问其饮食暴露史，包括可疑食品名称、进食场所、购买地点等，填写"食源性疾病病例监测信息表"，并上报传染病管理科。

（3）病例信息网上报送

医院专管人员应当负责汇总病例信息，并在完成诊断后2个工作日内通过"食源性疾病监测报告系统"填报病例信息。

（4）报告时限

从完成诊断到信息填报不得超过2个工作日。

（5）报告要求

严格执行《中华人民共和国食品卫生法》，临床医生应当尊重科学，规范操作，严格按照本院食源性疾病监测方案实施细则要求如实填写上报，确保数据的真实性、有效性、准确性和及时性，不得瞒报、迟报、谎报数据。

2.食源性异常病例

（1）发现病例

接诊医师发现符合定义的疑似食源性异常病例（由食品或怀疑由食品引起，

根据临床表现、实验室和辅助检查等无法作出明确诊断的就诊病例）时，应及时上报医院传染病管理科。由传染病管理科组织专家会诊，确认后将食源性异常病例报告卡报送至雨花区疾病预防控制中心，并且附上该病例全部病历的复印件。

由雨花区疾病预防控制中心通过"食源性疾病监测报告系统"填报病例信息，同时将信息反馈至报告医院。

（2）监测对象

疑似食源性异常病例／异常健康事件监测对象为医疗机构所接诊的全部就诊患者，重点监测对象为年龄≤14周岁的婴幼儿和儿童、年龄≥65周岁的老年人以及妊娠和哺乳期妇女，应特别关注内科和儿科的就诊者。

附录二

食源性疾病事件监测

1. 监测内容

所有发病人数在2人及2人以上或死亡1人及以上的食源性疾病事件。

2. 信息报送

（1）在日常诊疗过程中，接诊医师一旦发现疑似食源性疾病事件，应迅速报告医院传染病管理科，由医院向上级主管部门报告。

（2）一般情况下，在2个工作日以内报告。属于下列情形之一的，应在2小时内按工作要求上报。

①发病就诊人数10人及以上。

②死亡1人及以上。

③学校、幼儿园、建筑工地等集体单位5人及以上就诊病例。

④地区性或者全国性重要活动期间5人及以上就诊病例。

⑤高度怀疑致病因子为辖区内新发、致死致残率高、涉及预包装食品等情形时。

（3）报告原则与要求

食源性疾病事件报告是《食品安全法》法定报告职责，任何科室和个人不得以可能影响创建食品安全示范城市、卫生计生行政部门绩效考核等原因干扰或影响依法报告。所有参与食源性疾病监测的工作人员，应当尊重科学，规范操作，严格按照本院食源性疾病监测方案实施细则要求如实填写上报，确保数据的真实性、有效性、准确性和及时性，不得瞒报、迟报、谎报数据。

（三）组织机构与职责

1.食源性疾病监测工作领导小组

组　长：院长

副组长：业务副院长、后勤副院长

组　员：医务部主任、副主任，护理部主任，传染病管理科科长，医院感染管理科主任

职　责：协调监测工作、负责院内会诊、组织医生培训、全面落实方案、后勤安全保障。

办公室设在传染病管理科。

2.食源性疾病监测工作专家小组

组　长：业务副院长

组　员：医务部主任、副主任，护理部主任，传染病管理科科长，医院感染管理科主任、脾胃病科主任、妇产科主任、儿科主任、急诊科主任

信息网报员：传染病专干、食源性疾病专干

职　责：负责领导本院食源性疾病（包括食物中毒）的监测工作，统一指挥和协调现场工作，组织对实施过程进行检查、督导。信息网报员负责搜集和汇总报告卡及日常工作。

业务副院长负责食源性疾病监测工作的领导。传染病管理科、首诊医师具体负责监测工作。传染病管理科负责全院临床医师的全员培训工作，每年至少培训 1 次。

（四）监测工作管理

1.为保证监测数据的真实、可靠、完整，建立监测数据多级审核制度，各临床科室和传染病管理科要对填报数据进行自查和核实。

2.医院每年进行至少 1 次食源性疾病培训。

群体性食物中毒救治应急预案

（一）医院应急领导小组职责

1.负责组织、协调和指导医院内食物中毒事故的处理工作。

2.调动本院医疗力量参与食物中毒处理和病人救治。

3.做好患者呕吐物、排泄物、血样等标本的留样和检验工作。

4.及时向食物中毒事件应急处置工作领导小组及卫生监督所报告。

5.协助卫生监督所对食物中毒事故的情况记录、核实。

6.协助疾病预防控制中心开展调查，协助填报有关的食物中毒登记报告表。

7.组织对食物中毒事故病人的救治及联系会诊、转送工作。

（二）预案启动条件

凡发生群体性食物中毒事故有以下几种情形之一的，即启动本预案：中毒人数超过10人；中毒事故中死亡1人以上；中毒事故发生在重要活动或者节假日期间；其他需要启动本预案的情形。

（三）应急处置流程

1.接收3人以上食物中毒患者或病情严重有生命危险食物中毒患者时，即刻通知医务部（工作日）或总值班（夜间、节假日）。

2.医务部或总值班接到通知后立刻向群体性食物中毒救治应急工作组汇报，群体性食物中毒救治应急工作组根据中毒患者人数、病情等情况判断是否启动应急预案，如无须启动，由科室组织力量抢救，必要时由医务部或总值班调动备班医疗急救分队参与救治。如需启动应急预案，即刻组织院内力量参与救治，必要时外请专家来院协助救治或转院治疗。

3.当符合以下情形时，及时向上级部门报告相关情况。

（1）中毒人数超过30人的。

（2）出现危重或死亡病例的。

（3）新闻媒体关注、相关部门通报以及其他需要实施紧急报告制度的食物中毒事故。

4.在做好救治工作的同时协助疾病预防控制中心对食物中毒事件进行调查、现场采样及实验室检测工作。

5.救治工作结束后总结相关情况并报上级部门。

医院院内紧急意外事件应急预案

1.住院患者住院期间突然出现心脏骤停、猝死、意外伤害，由患者所在科室立即组织医务人员进行积极救治，同时将情况向医务科报告，以便协助科室做好进一步救治工作。

2.若突发心脏骤停、猝死、意外伤害的为探视患者人员，依照就近原则在离事发现场最近的科室组织抢救，同时上报医务科，医务科根据情况及时联系患者（死者）亲属或单位，做好解释工作。

3.若发生患者或家属在住院期间因打架斗殴致伤的，所在科室立即向总值班报告，同时做好伤者的医疗救治工作，总值班组织人员保护现场进行初步调查，必要时向公安机关报案，以便妥善处理。

4.如患者或家属在住院期间发生自杀伤害事件，所在科室在积极抢救患者的同时，保护现场，同时上报医务科、办公室并做好与家属的沟通，必要时上报公安机关。

急诊科工作制度

1. 建立健全并严格遵守执行各项规章制度、岗位职责和相关诊疗技术规范、操作规程，保证医疗服务质量及医疗安全。

2. 根据急诊医疗工作制度与诊疗规范的要求，在规定时间内完成急救诊疗工作。急诊实行首诊负责制，不得以任何理由拒绝或推诿急诊患者，对危重急诊患者按照"先及时救治，后补交费用"的原则救治，确保急诊救治及时有效。

3. 严格执行分级分区管理，按患者的疾病危险程度进行分诊，对可能危及生命安全的患者应当立即实施抢救。

4. 科内常备的抢救药品应当定期检查和更换，保证药品在使用有效期内。麻醉药品和精神药品等特殊药品，应按照国家有关规定管理。

5. 对抢救设备进行定期检查和维护，保证设备完好率达到100％，并定位摆放，有序管理。

6. 医护人员应当按病历书写有关规定书写医疗文书，确保每一位急诊患者都有急诊病历，要记录诊疗的全过程和患者去向。

7. 遵循《医院感染管理办法》及相关法律法规的要求，加强医院感染管理，严格执行标准预防及手卫生规范，并对特殊感染患者进行隔离。

8. 在实施重大抢救时，特别是在应对突发公共卫生事件或群体灾害事件时，应当按规定及时报告医院应急救援办公室，医院根据情况启动相应的处置程序。

9. 为加强急诊科的质量控制和管理，医务部指定专（兼）职人员负责急诊科管理，帮助协调紧急情况下各科室、部门的协作，指挥与协调重大抢救和急诊患者分流问题；急诊科指定专（兼）职人员负责本科医疗质量和安全管理。

10. 制定主要常见急危重症的抢救流程和处置预案，做到急诊科抢救关键措施及相关医技等科室支持配合有章可循。各类辅助检查部门应当按规定时间出具急诊检查报告，药学等部门应当按有关规定优先向急诊患者提供服务。

11. 建立急诊抢救和会诊的相关制度，其他科室接到急诊科会诊申请后，应当在规定时间内进行急诊会诊。

12. 建立急诊患者优先住院的制度与机制，保证急诊处置后需住院治疗的患者能够及时收入相应的病房。

13. 高度重视急诊科的安全保卫工作，加强安全巡视，保证急诊科正常工作秩序。

急诊观察室工作制度

1. 病情危重不宜搬动的病人；符合住院条件、一时不能住院而又需及时治疗抢救的急症病人；一时难以确诊的急症病人；暂不符合住院条件但根据病情尚需观察的病人，应由值班医生留住观察室。

2. 急诊值班医师和护士，对留观病人要密切观察，及时治疗或抢救，随时记录病情变化和处理经过。

3. 急诊各班值班医师，每班至少查房1次，重危病人更应随时查房，每次查房均应写出病程记录。科主任对各医疗组留观之危重疑难病人，应做到心中有数，及时查看，指导诊治与抢救工作。

4. 急诊值班护士要随时主动巡视病人，按各个病种护理常规及不同护理级别密切观察病情变化，检查各种治疗措施情况（如各种管道是否通畅等），及时记录"四测"（体温、呼吸、脉搏、血压）及特殊观察项目结果，并及时向医生反映情况。

5. 急诊值班医护人员，都要及时、认真地进行交接班工作，重点病人应做到床头交班。

6. 留观病人须留陪人，以照顾病人及办理各种手续。

7. 留观病人离室，需及时更换被服，对疑似或最后诊断为传染病者医师应登陆医院传染病报告系统填写信息进行报送，离室应进行终末消毒。

急诊抢救室工作制度

1. 急诊抢救室各类仪器应保证性能良好，随时备用。抢救室内用品一律不准外借，做到品种数量明确，摆放位置确定，专人管理，定期检查、消毒和维修，每班交接并有记录。

2. 有规范的抢救程序，抢救时医护人员在各自的岗位上做到及时、准时、有效。抢救过程中的指挥者应为在场工作人员中职务最高者，各级人员必须听从指挥。

3. 口头医嘱要求准确、清楚，尤其是药物的使用，如药名、剂量、给药途径与时间等。口头医嘱执行程序：听清—记录—复述—医生确认，无误后方能执行。

4. 各种急救药物的安瓿、输液空瓶、输血空袋等应集中在一起，以便统计和查对，避免医疗差错。

5. 详细、准确、及时记录抢救时间、患者病情变化、抢救经过及患者转归。

6. 抢救时谢绝非工作人员及家属入内。

7. 抢救时指派专人向患者、家属交代病情及预后，并由患者或家属签名。

8. 抢救完毕，用物归还原处，抢救药品及物品按定量检查补充，始终保持备用状态。做好消毒及终末处理和抢救登记工作。

急诊绿色通道制度

1. 凡急危重病人到急诊，急诊科值班护士首先做好接诊和初步分诊。急诊科值班医生应随时作出处理。属于专科情况作初步处理后，立即通知专科医生到场。值班护士负责登记病人到诊时间、通知专科时间、专科接电话人员姓名、专科医生到诊时间。遇到诊断或处理有困难时，必须立即请示上级医生。

2. 凡确定为必须快速进行抢救的急诊危重病人，立即开通绿色通道。主诊医生负责开列有关检验申请单或处方，由急诊科值班护士盖上"绿色通道抢救"印章，即可先处理后交费。已处理未交款者，当班护士做好各项登记（姓名、住址、联系人电话等）。

3. 紧急输血时，主诊医生根据病人实际情况决定用血量，不得造成浪费，并按"输血指引"告知病人或家属知情同意及相关费用并签名。

4. 凡急危重病人到辅助科室检查、送急诊手术或转送病房，必须有医护人员护送。

5. 紧急手术无家人或亲人签名，正常上班时间应报告医务部，下班时报告医院总值班处理。一般急诊手术病人须做好术前准备方可送进手术室。属致残手术（截肢、趾、指等）须经主治医生以上人员同意，并报告医务部或总值班。

6. 对重大的抢救必须报告科主任，白天同时报告医务部，夜间报告总值班，必要时由医务部组织医院专家进行抢救会诊，也可以由急诊科主任直接请相关专家会诊抢救。急诊科主任和护士长应到场组织协调抢救工作。

7. 遇到 3 人以上中毒、车祸、工伤等突发事件，按《突发事件处理指引》在紧急抢救的同时，立即报告相关部门和领导。

8. 现已开通内科急性冠脉综合征、急性卒中的绿色通道，外科急腹症、妇科宫外孕破裂大出血、急性多发伤、急性颅脑外伤的绿色通道，发现需要进入通道的病人，第一时间请专科医生到位参加抢救，并应记录电话通知会诊时间、会诊医生到达时间、病人诊断和最终去向。

9. 对绿色通道抢救的病人，值班医师必须尊重家属的知情权，随时告知病情变化及可能的后果，根据病情发给病重或病危通知，并请其书面签字。

10. 抢救的各项病情和医嘱记录应由首诊医护人员根据实际情况补记完整并妥善保管。

附录　急诊检查发出报告时间规定

放射科:急诊 X 光片报告不超过 30 分钟，急诊 CT 口头报告不超过 30 分钟。

心电图室:床边检查当即出口头报告，15 分钟内发出书面报告。

检验科:30 分钟内报告项目:血常规、尿常规、大便常规;60 分钟内报告项目:血钾、钠、氯、CO_2CP、血糖、酮体、血尿素氮、血和尿淀粉酶发现特殊检查结果可先口头电话通知，以便及时处理或复查。

重点病种紧急会诊和优先入院急诊抢救的相关规定

为了确保急诊重点病种危重病人得到及时、有效的医疗救治，最大限度争取抢救的时间，进一步提高重点病种高危患者的抢救成功率，特制定重点病种患者紧急会诊和优先入院抢救的相关规定，进一步规范重点病种患者的急诊服务流程。

1. 结合本院急诊患者病种结构及本院专科优势特点，以下为重点病种：急性心肌梗死、急性心力衰竭、急性主动脉夹层、恶性心律失常、急性肺栓塞、卒中、急性创伤、急性颅脑损伤、急性呼吸衰竭等。

2. 以抢救生命为原则，一律实行优先抢救、优先检查和优先住院，与医疗相关的手续后补办的原则，先救治，后交费。

3. 实行首诊负责制，实施抢救科室及检验、输血、放射、药剂、手术等相关辅助科室的医护人员必须全力抢救，无条件为患者提供方便，不得以任何理由推诿患者，延误患者的最佳诊疗时机。

4. 在抢救过程中，如需相关科室会诊，抢救科室呼叫院内抢救会诊原则上相关科室医生须在 10 分钟内（紧急情况 5 分钟内）到达。

5. 实行上报制度，在进行危重病人和急诊抢救的同时，必须向科主任、医务科报告患者病情及抢救及情况，正常工作日报告所在医务科，夜间或休息日报告院总值班，由医务科或院总值班协调相关科室协助抢救，并在必要时组织抢救会诊。

6. 急诊科、ICU、药房、血库、检验科和功能影像检查等科室必须对重点病种患者提供快速、有序、安全、有效的诊疗服务。

7. 各辅助检查科室须及时接受标本和患者。检验常规项目自检查开始到出具结果须 ≤ 30 分钟。心电图、影像常规检查开始到出具结果须 ≤ 30 分钟。超声检查开始到出具结果须 ≤ 30 分钟。有关科室在完成上述检查结果之后，须及时电话告知患者所在的科室。

8. 相关科室医务人员必须熟悉本科室重点病种急诊抢救流程和职责。凡需多个科室协同抢救的患者，原则上由对患者生命威胁最大的疾病的专科科室收治。如有争议，急诊科医师有权裁决，或由医务科（或总值班）决定。急诊科医师收住病人，科室不得以任何借口推诿拒收。

9. 对突发公共事件（如交通事故），有 3 名以上伤病员的重大抢救时，应在紧急救治的同时，立即报告医务科或总值班，启动相关的应急预案。

10. 对重点病种要及时登记，定期总结、分析、质量评价、反馈，并提出持续改进措施，上报医务部。

急诊科转科交接登记制度、交接程序和身份识别措施

为确保患者医疗安全，完善关键流程（门急诊、临床科室、手术室等）的患者识别措施，健全转科交接登记制度。特制定患者身份识别、转接与登记的相关制度。

1. 医护人员在各类诊疗活动中，必须严格执行查对制度，应至少同时使用姓名、年龄 2 种方法确认患者身份。

2. 病情危重、意识障碍、新生儿、围手术期、输血、不同语种或语言交流障碍等患者必须按规定使用腕带标识。

3. 护士在为患者使用腕带标识时，实行双核对。腕带记载信息包括：患者姓名、性别、年龄、床号、科别、诊断、过敏史等。由责任护士负责填写。

4. 护士在给患者使用腕带作为识别标示时，必须双人核对后方可使用，患者若损坏需更新时同样需要经两人核对。佩戴腕带标识应准确无误，注意观察佩戴部位皮肤无擦伤、血运良好。

5. 介入治疗或有创治疗活动、标本采集、给药、输血或血制品、发放特殊饮食前，医护人员应让患者或家属陈述患者姓名，并至少同时使用两种患者身份识别方法，核对床头卡和腕带，确认患者身份。

6. 在诊疗活动前，实施者必须亲自与患者或其家属进行沟通，严格执行查对制度，保证对患者实施正确的操作。

7.转科相关制度

（1）凡住院病人因病情需要转科者，须经转入科会诊同意，并在会诊申请单上签署意见，转出科持会诊单联系好床位，方可转科。

（2）转入科对需转入病人应优先安排，及时转科。如急危重病人，转入科应尽快解决床位；如转科过程中有导致生命危险的可能，则应待病情稳定后，由转出科医师陪送至转入科。

（3）转科前由经治医师开出转科医嘱，并写好转科记录，通知住院处，按联系的时间派人陪送到转入科，向值班人员交代有关情况。

（4）转入科应及时诊治或抢救转科病人，写好接收等记录，并通知住院处。

（5）危重病人转科时，转出科医师应向转入科医师当面交代病情。

8.急诊与临床科室、手术室之间患者识别，必须有患者身份识别的如下具体措施：

（1）急诊科危重患者转科：由医务人员护送，确保搬运安全；出示患者急诊的病历；认真与科室护士交接，内容包括患者一般资料、病情、置管情况、特殊情况等，并填写急诊科危重患者转接记录单，无误后方可离开。

（2）急诊患者与手术室、病房转接患者：由医务人员护送，确保搬运安全；出示患者在急诊科就诊病历；认真与科室护士交接，内容包括患者自然情况、生命体征、意识状况、皮肤完整情况、出血情况、引流情况等，填写急诊患者与手术室、病房对接记录单，无误后方可离开。

120急救中心交接班制度

1.值班人员应提前15分钟到站到岗参加交接班工作。

2.分站值班实行到岗接班报告制，值班人员到岗接班后应及时向指挥调度中心报告。

3.交班清点设备器材是否齐全完备、车辆状况及卫生是否正常、良好，指挥系统是否通畅，并给下一班做好必需用品的准备，与接班者履行交接手续后再离岗。

4. 接班者认真听取上一班的交班报告，不清楚的地方提出疑问直至清楚。

5. 遇有下一班未按时接班时，应严守岗位直至有人接班方可下班离岗。

6. 不认真交接，发现丢失、损坏物品或出现其他问题，由接班人承担主要责任。

7. 不认真填写医师交班本，未造成急救仪器、药品遗失和医疗纠纷、事故的，分站应给予适当处罚。

8. 不认真履行交接班手续，以致仪器、设备（包括附件等）损坏、遗失而责任不清时，交班者与接班者分别承担40％、60％的赔偿责任。

9. 急救仪器、药品、车载设备遗失无法明确遗失责任人时由最先未填写交班本的医生承担赔偿责任。

10. 当班者发现急救仪器、药品遗失或损坏应及时报告分站负责人，由分站负责人负责及时补充。

11. 在急救过程中由于急救仪器、药品遗失而导致的医疗纠纷或事故，参照急救仪器、药品遗失处罚制度划分责任。

院前急救首诊负责制度

1. 院前急救出诊医师为急救伤病员的首诊医师，应对急救伤病员的救治及转送工作全面负责，要热忱服务、细致检查、精心诊断、及时救治、合理转送、认真交接。

2. 抢救特别或特殊危重伤病员需要增援时，首诊医师应及时向指挥调度中心汇报，被派增援当班医、驾、护人员不得以任何借口推诿。增援医师到达现场后，要立即配合抢救，首诊医师仍应对伤病员的后续救治及转送负责，直至现场医疗救援指挥到达现场。

3. 重特大灾难和灾害事故医疗救援时，最先到达现场的急救医师为首诊医师，应迅速对现场环境、伤亡人数作出初步评估，及时向指挥调度中心汇报，请求增援，同时应立即按突发公共事件现场医疗救援原则搜救伤员、检伤分类、合理校治。如有生命危险的危重伤病员经现场抢救、处理后，须尽快转送医院时，应向其他伤员解释并向指挥调度中心汇报。送达医院交接后，首诊医师要向指挥中心汇报，如有必要须重返现场，切不可遗漏伤病员。

4. 接诊"三无"伤病员，首诊医师要对其一视同仁、及时予以合理救治送往定点医院，并履行"三无"病人交接登记手续。

5. 救治院外无陪人的伤病员，就近送达有救治能力的医院如遭拒诊时，首诊医师要及时向指挥调度中心汇报以请求有关部门协调处理，不可将病人遗弃于诊室门外而返回。

6. 对院外因一过性伤病而神志清楚、坚决拒上医院进一步治疗者，首诊医师要尽可能与其家属联系并要求其在出诊单上签字。

7. 院外接诊急性酒精中毒患者，如其兴奋、狂躁、不合作、拒上医院时，首诊医师应向指挥中心汇报，请求"110"协助将其送往医院。如其有暴力倾向，应将其移交"110"处理，不可将其独自置于院外而返回。

8. 执行重大事件现场医疗救援或重大活动医疗保障任务时，首诊医师须征得现场负责人或指挥人员的同意，同时向120指挥中心请示报告后方可撤回。

病人转送制度

1. 院前急救人员出诊应按照"尊重患者意愿，就近、救急，满足专业需要"的原则转送病人。

2. 病情允许，患者或家属在病历上签字后，可就患者或家属意愿送往指定医院。

3. 病情较重，已向家属交代，但家属仍要求送到其指定的医院时，病人或家属须在病历上签字，并注明"后果自负"。

4. 特殊病种，如烧伤、煤气中毒需要特殊治疗时，要根据病人病情，本着"就近、救急、专科"的原则，将病人送到有相应救治能力的医院。

5. 转送病人时，医护人员必须陪在病人身边，随时观察病情变化，及时给予相应处理。

急救医生与医院急诊科病人交接制度

1. 救护车到达医院后，医务人员将病人转移到医院急诊科抢救室。

2. 转送过程中须密切观察患者病情变化，如为危重患者须携带急救装备随行。

3. 医务人员向医院急诊科接诊医生或护士口头或书面交接患者病情和现场救治情况，包括患者的基本病情和已进行的检查、治疗、处理等。

4. 危重伤病员，未与医院急诊科医生交接前，不可中断救治。

胸痛中心流程管理制度

为实现急性胸痛患者规范化救治，确保急性胸痛患者救治质量和安全，特制定如下胸痛中心救治流程管理制度。

1. 按照急性胸痛患者救治流程设置的时间节点，每一环节的医务人员均需要在规定时间节点内完成流程设置的任务。对于在规定的时间节点内完成本职工作者，按照胸痛中心奖惩条例予以奖励；对不能在规定时间节点完成本职工作者，按照胸痛中心奖惩条例予以处罚。

2. 要求急诊科、心内科、导管室、心胸外科、CT 室及彩超室等核心科室按照值班表实行 24 小时轮流值班制，确保通信通畅，及时到位，确保可 24 小时内随时施行急诊心脏内外科手术、静脉溶栓治疗、急诊 CTA 检查及急诊心脏彩超检查。

3. 实行联合例会制度，每半年 1 次，与 120 急救系统、网络医疗系统及本院各个相关科室共同探讨区域协同救治体系构建的相关问题。

4. 实行急性胸痛流程管理工作质量分析例会制度和典型病例讨论会制度。每季度至少举行 1 次质量分析例会和典型病例讨论会，分析讨论急诊 PCI 及静脉溶栓流程执行过程中存在的问题，提出改进措施，实现持续改进。

5. 实行急性胸痛患者分诊登记制度。急诊科护士站对接诊的所有急性胸痛患者进行登记，并认真完成绿色通道就诊卡填写。全路径认真填写急性胸痛时间节点记录表，交由胸痛中心办公室保管。

卒中中心流程管理制度

为实现卒中急性期规范化救治，确保卒中救治质量和安全，特制定本制度。

1. 按照卒中患者救治流程设置的时间节点，每一环节的医务人员需要在规定时间节点内完成流程设置的任务。对不能在规定时间节点完成本职工作者，将按卒中中心奖惩方案严格处罚。

2. 成立缺血性卒中静脉溶栓小组、介入取栓小组、外科手术组，静脉溶栓小组按照值班表实行 24 小时轮流值班，确保通讯通畅，及时到位。

3. 实行沟通成功率考核制度，对长期沟通率低者予以通告批评。

4. 实行卒中流程管理工作质量分析例会制度。每季度至少举行 1 次质量分析例会，分析讨论静脉溶栓、出血性卒中流程执行过程中存在的问题，提出改进措施，实现持续改进。

5. 实行卒中患者救治登记制度。急诊抢救室对接诊的所有卒中患者进行登记，并认真完成绿色通道就诊卡填写。全路径认真填写急性缺血性卒中时间节点记录表。如患者住院，时间节点记录表和留观病历由卒中中心办公室保存；如患者不住院，时间节点记录表和留观病历由急诊科保存，以备考核。

6. 急诊科指定专人对住院卒中患者进行登记管理。

传染病防治管理制度

传染病疫情报告工作制度

传染病疫情报告工作是国家及时有效预防与控制疾病流行与传播，采取积极防范与消除传染病危害，保障公众身体健康的极其重要的防疫工作内容之一，必须按《中华人民共和国传染病防治法》和相关法规扎实工作。根据《突发公共卫生与传染病疫情监测信息报告管理办法》，结合医院实际，制定此制度。

1. 根据国家规定的法定传染病疫情报告按属地管理、逐级上报的原则，医院主报雨花区疾控中心，有重要疫情须向省、市、区疾控中心汇报，并向上级主管部门报告。

2. 疫情报告人员均应按规定填写疫情报告卡，做到准确及时，不错报、不漏报、不虚报、不瞒报、不缓报。填写卡片不留空白。

3. 时限要求：甲类传染病和纳入甲类传染病管理的乙类传染病在 2 小时内报出（网络直报），同时电话报告雨花区疾控中心。乙类、丙类及其他法定管理传染病在 24 小时内报告。

4. 报告程序：一旦确诊或高度怀疑为甲类传染病和乙类传染病中的传染性非典型肺炎、肺炭疽、人感染高致病性禽流感、人感染 H7N9 禽流感、新型冠状病毒肺炎，首诊医生应立即电话报告传染病管理科科长、业务院长，同时填写疫情报告卡，由疫情专干网络直报，再由传染病管理科与雨花区疾控中心汇报，请求专家支援；同时启动紧急预案。上班时间直接与主管领导联系，下班时间与总值班联系。

5. 传染病报告卡及死亡医学证明（推断）书及时上报医院数据管理系统。

6. 疫情报告要做到"三统一"，即疫情报告卡、报告卡存根联、网络报告病例相一致。

7. 防疫专干要认真做好疫情信息管理工作，及时对疫情报告进行核实，按规定上报，严格管理好资料，做好登记归档工作，未经许可，严禁随意发布疫情信息。

8. 根据《中华人民共和国传染病防治法》相关条款，传染病报告违法人员与直接责任人须依法承担法律责任。

传染病疫情信息网络直报制度

为进一步加强传染病疫情信息报告管理，确保报告系统有效运行，充分发挥网络直报优势，规范传染病疫情报告管理工作，提高报告效率与质量，为疾病预防控制提供及时、准确的监测信息，依据《中华人民共和国传染病防治法》《突发公共卫生事件与传染病疫情监测信息报告管理办法》《传染病信息报告管理规范》等相关法律法规，结合医院实际，制定此工作制度。

1. 医院为法定传染病疫情责任报告单位，执行职务的医务人员为责任报告人。

2. 传染病报告实行谁接诊，谁报告，首诊医生负责制。

3. 责任报告人在发现法定传染病病例后，根据诊断结果，按照规定时限及时填写传染病报告卡进行报告。发现漏报的应及时补报。

4. 疫情管理人员应及时审核传染病报告卡，进行错项、漏项、逻辑错误等检查，如发现上述问题，立即向报告人进行核实、补充或订正，将审核后的传染病报告卡及时录入网络直报系统。

5. 网络直报人员收集到传染病报告卡片后，应按照规定的时限和程序通过网络直报系统进行实时报告，以便上级疾病预防控制部门对信息进行审核、监测、统计分析和预测、预警。

6.已报告病例如果诊断发生变更、死亡时，责任报告人应及时订正报告，并重新填写传染病报告卡，卡片类别选择订正项，并注明原报告病名。

7.疫情管理人员应每月对上月报告的传染病疫情进行监测、分析，并上报传染病管理科科长和主管院长。

8.责任报告人和疫情管理人员应严格保护涉及传染病病人、病原携带者、疑似病人、密切接触者个人隐私的有关信息、资料。

9.传染病报告卡应按编号排序收集，传染病报告卡及传染病报告记录应按有关规定保存，保存期限三年。

10.传染病责任报告人、疫情管理员、网络直报员瞒报、缓报、谎报传染病疫情的，给予直接责任人及其主管领导行政处分，并给予相应的经济处罚。

11.网络直报人员应保障网络直报系统有关设备和运行环境的安全，保障计算机功能正常发挥，经常检查直报系统安全状况，发现问题及时处理。

12.网络直报人员应对网络直报系统的账户、密码等资料妥善保管，密码每月至少更改一次，一般应在8个字符以上，应为数字与英文字母组合，并严格保密。

传染病漏报检查制度

为了加强传染病疫情管理，杜绝漏报、迟报现象发生，制定本制度。

1.门诊医生要认真填写门诊日志，住院部各科室要认真填写病人出入院登记。

2.各科室必须查出入院传染病诊断，根据疫情报告时限及时填卡上报，各科室主任负责本科室的自查管理工作。

3.医务部、传染病管理科负责传染病疫情报告的督导检查工作。

4.传染病管理科必须根据规范要求每日2次及时收集传染病报告卡，及时进行网络直报，并负责检查传染病报告，落实情况，对发现的问题要及时反馈、责令改正。

5. 传染病管理科必须对检查情况进行每周 1 次小结，每月 1 次总结，每季度汇总 1 次，年终进行全面检查。凡漏报、迟报、瞒报、报卡不规范者，将根据规定给予处罚。

6. 医务部负责检查各临床科室、传染病管理科的传染病疫情报告情况，传染病管理科要深入各科室开展督导工作，要求检查和督导有记录、有结果、有汇报。检查和督导每月 1 次。

违反传染病防治法责任追究制度

为了进一步贯彻执行《中华人民共和国传染病防治法》，使本院的传染病疫情报告工作真正科学化、制度化、规范化，提高医院传染病报告质量，制定本制度。

1. 本院传染病防治管理实施医院、科室、责任人三级管理制度，医院有一名主管院长负责传染病疫情管理工作。

2. 根据传染病报告程序落实疫情报告责任，各科室必须明确职责，落实责任。根据规定认真做好传染病疫情报告工作，不得漏报、迟报、谎报、瞒报。

3. 医务部、感染性疾病科负责监督检查传染病疫情上报工作，实施每周小结，每月总结。

4. 对检查中发现的问题必须责令及时更正并根据情况实施处罚。

5. 凡漏报、迟报，未造成传染病疫情播散、暴发、流行者给予 50 元罚款；情节严重者，根据传染病防治法有关规定处理，科室主任负连带责任。

6. 对工作督导不力，检查不及时造成漏报不能及时发现者，对责任科室（医务部、感染性疾病科）及责任人给予 100 元罚款处理。

7. 对累计漏报、迟报超过 3 例者，扣除责任人当月工资、奖金，并通报全员，科室主任负连带责任。

8.全年发现传染病漏报超过 5 例者，扣除主管院长及医务科责任人年终奖金，并给予警告处分。

9.责任报告人、疫情管理人员、网络直报人员由于工作不负责任，出现重大传染病误报事故，扣除 3 个月工资、全年奖金，全院通报批评，给予记过处分；情节严重，造成严重后果者，按下岗处理，违反法规者依法处理。

艾滋病疫情监测管理制度

根据《中华人民共和国传染病防治法》、卫健委和湖南省有关艾滋病防治法规文件，切实加强本院艾滋病疫情管理工作，决定建立长效监测管理机制，以保证准确、及时、系统、全面地了解和掌握艾滋病的诊治数据及疫情上报管理，特制定本制度。

1.全院职工要提高建立艾滋病长效监测管理机制的认识，各科室要加强对监测工作的领导，建立高效的疫情监测系统，及时准确收集和报告疫情数据。

2.艾滋病疫情报告实行首诊负责制，门诊患者和转入住院患者，各科室要详细登记。凡手术病人术前或者需要进行侵入性检查的病人检查前必须开展 HIV 初筛检测，经实验室 HIV 初筛试验阳性者，实验室和首诊医生要登记患者姓名、性别、年龄、详细住址、联系电话并且留存足量血清后立即上报传染病管理科，传染病管理科及时上报区疾病预防控制中心，经流行病学调查和实验室复筛后，阴性者及时向医院反馈结果，接到疾控中心阳性确证结果后由传染病管理科按照有关规定上报。

3.各有关部门必须将 HIV 感染者、艾滋病病人及艾滋病病人死亡者的详细资料报送传染病管理科，传染病管理科及时准确向市防疫站上报。

4.门诊和住院病人的管理按照"HIV 病人管理规定"执行。

5.疑似 AIDS 住院患者必须做 HIV 初筛试验，初筛试验阳性者由检验科专人登记，然后送市疾病预防控制机构进行确证。采送标本要严格按照要求做好防护，避免污染环境及交叉感染。HIV 抗体检测确认报告须复印附病历后，同时在病程记录中单独记录 1 次 HIV 抗体检测确认报告。

6. 医院接触 HIV 感染者、AIDS 患者、死亡者的各个环节均应按要求防护、消毒，避免交叉感染。

7. 医院接触 HIV 感染者、AIDS 患者、死亡者资料的各个环节均应做好保密工作。

8. 在 AIDS 诊疗、管理工作中，因玩忽职守、不作为等情况，造成医疗纠纷的按相关规定给予处罚；造成疫情扩散的做下岗处理，同时按有关法律法规追究责任。

门（急）诊住院医生传染病疫情报告制度

1. 门诊医生发现传染病疑似和确诊病例时，要在门诊日志上认真登记，填写内容必须真实、准确、详细（包括姓名、性别、年龄、职业、详细地址、发病日期、诊断日期、14 岁以下儿童家长姓名等）。同时填写传染病报告卡并上报传染病管理科。

2. 科室负责人每周核查本科室门诊日志，对漏报和误报的传染病要及时补报和订正传染病报告卡。传染病管理科疫情管理人员每月检查一次门诊日志，避免漏报和错报现象的发生。

3. 对传染病疑似或确诊病人，门诊医生要询问病人流行病学史，疑似病人确诊后，要及时填写传染病报告订正卡上报传染病管理科。

4. 要做好门诊日志的收集和保管工作，以备后查。

5. 严格执行传染病报告制度，造成重大影响的按有关法规依法处理。

传染病病例登记和转诊制度

1. 首诊医生对接诊的传染病病例要详细、规范记录就诊病人的基本情况，14 岁以下儿童必须注明家长姓名。初诊病人注明"传染病卡已报"，复诊病人注明"复诊"字样，首诊发现传染病病人立即转至传染科门诊或当地传染病医院。

2. 临床科室、检验科、放射科等必须建立传染病登记本，记录项目和内容与门诊日志及出入院登记本一致。

3. 传染病管理科应建立全院传染病登记本，对各科室报告的传染病病例信息，详细登记，并定期进行汇总分析。

4. 不具备传染病诊疗条件的科室，在发现传染病病人或疑似病例时，要认真、详细地做好登记，及时填写传染病报告卡并转到本院的传染科或当地传染病专科医院。

突发公共卫生事件管理制度

为加强突发公共卫生事件管理工作，提供及时、科学的防治决策信息，有效预防、及时控制和消除突发公共卫生事件的危害，保障公众身体健康与生命安全，现根据《突发公共卫生事件应急条例》等法律法规的规定，制定本制度。

1. 突发事件应急处理各部门要遵循预防为主、常备不懈的方针。贯彻分级负责、反应及时、措施果断的应急工作原则，建立应急管理网络，并行使相应的权力和职责，各级有关科室和相关人员应通力合作，保证各项应急工作的顺利执行。加强法制观念，依法应对突发事件。一旦突发事件发生，立即启动应急系统。

2. 各有关部门应首先保证突发事件应急处理所需的、合格的通信设备及医疗救护设备、救治药品、医疗器械、防护物品等物资的配制和储备，做好后勤保障工作，服从卫生主管部门突发事件应急处理指挥部的统一指挥。

3. 医务部在院长的领导下要组织相关科室，建立流行病学调查队伍，负责开展现场流行病学调查与处理，搜索密切接触者、追踪传染源，必要时进行隔离观察、进行疫点消毒及其技术指导。

4. 按照法律要求实行首诊医生负责制，发现疑似的突发公共卫生事件疫情时，应立即用电话通知疫情管理人员，疫情管理人员要立即报告院长，同时向辖区疾病预防控制机构进行报告。任何单位和个人不得隐瞒、缓报、谎报或授意他人隐瞒、缓报、谎报。

5. 医院对因突发事件致病的人员提供医疗救护和现场救援，对就诊病人进行接诊治疗，并书写详细、完整的病历记录；对需要转送的病人，应当按照规定将病人及其病历记录的复印件转送至接诊的或者指定的医疗机构。医院有权要求在突发事件中需要接受隔离治疗、医学观察的病人、疑似病人和传染病病人密切接触者在采取医学措施时予以配合。拒绝配合的，报公安机关依法协助强制执行，并配合卫生行政主管部门进入突发事件现场进行调查、采样、技术分析和检验，不得以任何理由予以拒绝。

6. 对传染病要按《中华人民共和国传染病防治法》等相关的法律法规要求，做到早发现、早报告、早隔离、早治疗，切断传播途径，防止扩散。严格执行各项消毒隔离、医院感染控制等各项制度和措施，做好人员防护，防止交叉感染和院内感染的发生，做好污物、污水的无害化处理。

7. 医院承担责任范围内突发公共卫生事件和传染病疫情监测信息报告任务，建立突发公共卫生事件疫情信息监测报告制度并定期对医生和实习生进行有关突发公共卫生事件和传染病疫情监测信息报告工作的培训。

8. 发现人畜共患传染病时，疾病预防控制机构和农、林部门应当互相通报疫情。

9. 发现瞒报、缓报、谎报或授意他人不报告突发性公共卫生事件或传染病疫情的，拒绝接诊病人的，拒不服从突发事件应急处理指挥部调度的对其主要领导、主管人员和直接责任人给予行政处分；造成疫情播散或事态恶化等严重后果的，由司法机关追究其刑事责任。

门（急）诊传染病预检、分诊制度

为了防止医院内交叉感染、保障人民群众身体健康和生命安全,根据《医疗机构传染病预检分诊管理办法》制定门（急）诊传染病预检、分诊制度。

1. 严格执行《医疗机构传染病预检分诊管理办法》各项规定和感染性疾病病人、呼吸道感染性疾病病人就诊流程。

2. 门诊传染病预检、分诊工作在医务部和医院感染管理科指导下,由门诊办公室进行组织管理,设立分诊点,树立明显标志。

3. 预检、分诊工作人员每天上班前,要求着装整齐,穿好隔离衣、裤,戴好帽子、口罩,检查和补充必要的防护用品。

4. 预检、分诊工作人员在接诊过程中,对发热超过 38 ℃以上伴流感样症状患者给予测体温、戴口罩,应注意询问相关的病人病学史、职业史,结合病人的主诉、症状和体征等对来诊的病人进行传染病的预检。

5. 传染病预检、分诊的人员要严格遵守卫生管理法律、法规和有关规定,认真执行临床技术操作流程,以及有关制度,做好个人防护。

6. 传染病预检、分诊的人员要加强工作责任心,如发现突然发生造成或可能造成社会公众健康严重损害的重大传染病疫情、群体性不明原因疾病、重大食物中毒、职业中毒以及其他严重影响公众健康的事件时,按《突发公众卫生事件监测与报告管理工作制度》进行处理。

7. 按规定使用专用车辆。

8. 分诊处应采取标准防护措施,按规范严格消毒,并按照《医疗废物管理条例》的规定处理废物。

9. 定期对分诊人员进行传染病防治知识培训。学习相关法律、法规、传染病动态、业务知识和医院相关规定。

10. 积极配合传染病管理科、感染管理科工作,共同做好预检、分诊工作。

肠道门诊工作制度

1. 每年5月至10月开设腹泻病门诊，门诊应做到专人、专室、专设备、专册登记，24小时值班。

2. 严格执行各项诊疗技术操作规范和消毒隔离制度。

3. 腹泻病门诊只准接诊腹泻病人，不得接诊其他病人，以防交叉感染。

4. 做好腹泻病人的就诊专册登记，需抢救治疗及留床观察病人应做详细病历记录。

5. 做好腹泻病人监测与统计工作，做到"逢泻必检、逢疫必报"。

6. 对中、重型腹泻病人应在门诊积极抢救治疗或留床观察。

7. 按规定及时上报疫情，对漏报、瞒报、缓报疫情的，依法追究个人责任。

8. 设立卫生宣教栏，定期更换内容，进行经常性的卫生宣教。

发热门诊工作制度

1. 设有挂号、收费、取药处（可以指定专人代为挂号、收费、取药）、候诊室、诊室、治疗室、独立卫生间、隔离留观室、化验及X线拍片室（可以指定临近的，能严格防止人流、物流交叉的，且有消毒及防护措施的专门检验室和X线拍片室）。

2. 严格做好医护人员的个人防护，在发热门诊工作的医务人员应按要求穿戴隔离服、工作帽、医用外科口罩、防护镜、鞋套。离开发热门诊时应按相关隔离要求办理，避免感染。

3. 认真接待每一位发热患者，实行首诊负责制，决不允许推诿、搪塞病人。

4. 临床医生应对每一位就诊的发热病人进行初步的SARS、人禽流感等相关的流行病学调查，详细询问和记录流行病史调查表上所要求的内容，仔细填写最近两周的详细情况，全面系统的检查病人的体温、脉搏、呼吸、血压，查血象、做胸透认真排查。

5. 发现 SARS 或人感染高致病禽流感及新型冠状病毒肺炎可疑病人，应立即进行隔离观察，并由院内专家组进行院内会诊。经院内会诊后仍认定为 SARS 预警病例、医学观察病例或人禽流感及新型冠状病毒肺炎可疑病例，应立即按传染病防治法的要求，逐级向当地卫生行政部门和疾病预防控制中心报告。

6. 严格执行消毒隔离措施，包括病人排泄物、接触物的消毒及门诊内器械、地面、空气等各类物表的消毒。

7. 医院的发热门诊按有关要求做好数据的统计报告。

检验科、放射科疫情报告管理制度

1. 检验科、放射科所有工作人员均为法定传染病责任报告人，发现甲、乙、丙类传染病病例，都有责任和义务进行报告。

2. 发现传染病病例要填写传染病报告卡。

3. 检验、放射的检测结果为阳性或超过国家标准或超过正常值范围等，能够确定为传染病者，检测结果必须有专人保管。检验科、放射科指派专人每日分两次将检测结果分送开具化验单的医生，或者由检验科、放射科指定专人填写传染病报告卡。

4. 对传染病阳性检测结果要用传染病登记本专门登记。

5. 传染病报告卡须按要求逐项填写，不得有漏项、缺项和逻辑错误。卡片填好后报送传染病管理科或由疫情管理人员收取。

6. 责任报告人发现甲类传染病和乙类传染病中的肺炭疽、传染性非典型肺炎、高致病性禽流感的病原携带者时，应立即电话通知开具化验单的医生和传染病管理科。

7. 任何个人对传染病病例阳性检验结果及其病人相关资料都有保密的义务。

8. 检查发现漏报按有关规定进行处理。

传染病疫情报告制度

为了进一步加强本院的传染病疫情报告管理，提高报告的效率和质量，为疾病预防控制提供及时、准确的监测信息，依据《中华人民共和国传染病防治法》等相关法律法规和规章，根据本院实际情况制定本制度。

1. 本院为法定传染病责任报告单位，本院执行职务的医务人员均为责任报告人。

2. 在诊疗过程中发现法定传染病，由首诊医生或其他执行职务的人员，按要求规范填写传染病报告卡，并及时通知疫情报告人员。

3. 传染病报告卡填写：填卡医生要按照传染病报告卡所附"填卡说明"，对卡中的内容逐项认真仔细填写，项目填写要齐全、准确及规范。

4. 报告病种

（1）甲类（2种）：鼠疫、霍乱。

（2）乙类（27种）：传染性非典型肺炎、艾滋病、病毒性肝炎、脊髓灰质炎、人感染高致病性禽流感、新型冠状病毒肺炎、人感染H7N9禽流感、麻疹、流行性出血热、狂犬病、流行性乙型脑炎、登革热、炭疽、细菌性和阿米巴性痢疾、肺结核、伤寒和副伤寒、流行性脑脊髓膜炎、百日咳、白喉、新生儿破伤风、猩红热、布鲁氏菌病、淋病、梅毒、钩端螺旋体病、血吸虫病、疟疾。

（3）丙类（11种）：流行性感冒、流行性腮腺炎、风疹、急性出血性结膜炎、麻风病、流行性和地方性斑疹伤寒、黑热病、棘球蚴病、丝虫病，除霍乱、细菌性和阿米巴性痢疾、伤寒和副伤寒以外的感染性腹泻病、手足口病。

（4）卫健委决定列入乙类、丙类传染病管理的其他传染病。

5. 由传染病管理科负责全院传染病的收集、审核、上报、订正和查重工作，并定期进行疫情资料分析。

6. 责任报告人发现甲类传染病和乙类传染病中的肺炭疽、传染性非典型肺炎、脊髓灰质炎的病人、疑似病人或病原携带者时，应于2小时内以最快的方式向当地县级疾病预防控制机构报告。发现其他传染病和不明原因疾病暴发时，也应及时报告。对其他乙、丙类传染病病人、疑似病人和病原携带者在诊断后，应于24小时内进行网络报告。其他符合突发公共卫生事件报告标准的传染病暴发疫情，按规定要求报告。

7. 医院各门诊分别建立传染病疫情登记本，肠道门诊设立肠道门诊日志，对各类传染病予以详细登记，并填报传染病报告卡。

（1）住院部临床各科室要建立传染病疫情登记本，对本科所有传染病病人进行详细登记，按照规定及时上报。

（2）实验室应根据化验结果，对所有传染病或疑似传染病的患者进行疫情报告。

8. 对报告病人诊断变更、死亡或填卡错误时，应及时进行订正报告，卡片类别选择订正项，并注明原报告病名。发现漏报的传染病，应及时补报。

9. 本院任何人员不得瞒报、漏报、谎报或授意他人隐瞒、谎报疫情。

不明原因肺炎会诊、报告、管理制度

1. 不明原因肺炎病例定义：

同时具备以下4条，不能明确诊断为其他疾病的肺炎病例：

（1）发热（腋下体温≥38℃）。

（2）具有肺炎的影像学特征。

（3）发病早期白细胞总数降低或正常，或淋巴细胞分类计数减少。

（4）不能从临床或实验室角度诊断为常见病原所致肺炎。

聚集性不明原因肺炎病例：两周内发生的有流行病学相关性的2例或2例以上的不明原因肺炎病例。

有流行病学相关性是指病例发病前曾经共同居住、生活、工作、暴露于同一环境，或有过密切接触，或疾病控制专业人员认为有流行病学相关性的其他情况，具体判断需由临床医务人员在接诊过程中详细询问病例的流行病学史，或由疾病控制专业人员经详细的流行病学调查后予以判断。

2. 负责不明原因肺炎病例的诊治、排查工作的医务人员，在采集不明原因肺炎病例病史时，应注意询问病人的流行病学史及其周围是否有聚集性发病现象。

3. 医务人员在作出不明原因肺炎病例诊断后，应立即向本院相关部门报告；本院要在12小时内组织专家组进行会诊和排查。

4. 医务人员在发现聚集性不明原因肺炎病例后，医院应立即组织本院专家进行会诊，同时向区疾控中心报告，同时对聚集性病例所在医院内的密切接触者进行登记、医学观察及资料上报。

5. 对不明原因肺炎患者应采取呼吸道传染病隔离措施和相应的院内感染控制措施。

6. 为流行病学调查及各级专家组会诊提供相关临床资料。

7. 医疗机构预防保健或院内感染控制部门按相关规定对不明原因肺炎病例进行网络直报及后续的订正报告。

8. 协助疾控机构对不明原因肺炎病例进行流行病学调查。

9. 负责采集不明原因肺炎病例的临床标本，并妥善保存，以备送检。

10. 按照卫生行政部门的相关规定，与疾控机构配合进行标本转运。

重大传染病误报责任追究制度

1. 重大传染病包括鼠疫、霍乱、脊灰、非典、人禽流感、炭疽、登革热、白喉、布病、黑热病、棘球蚴病、丝虫病、人感染猪链球菌、不明原因肺炎、恙虫病、不明原因传染病、森林脑炎。

2. 责任报告人接诊重大传染病疑似病人后，要立即电话报告疫情管理人员，疫情管理人员接到报告后，要问明情况，然后立即报告医院领导，医院领导立即组织全院专家进行会诊，会诊后如仍不能排除疫情，疫情管理人员立即电话报告区疾控中心；待上级组织专家核实后，责任报告人方可填写传染病报告卡，然后由网络直报员在疾控部门指导下在规定时限内进行网络直报。

3. 责任报告人未按规定程序直接填写重大传染病病例报告卡者，扣除当月工资和奖金，在全院进行通报批评。

4. 疫情管理人员没有按照程序接收重大传染病病例报告卡，又没有按照程序向本院领导及疾控中心报告者，扣除3个月工资和奖金，在全院进行通报批评。

5. 网络直报人员没有按照程序直接在网络直报系统报告重大传染病病例者，扣除3个月工资，全年奖金，全院通报批评，给予记过处分；情节严重，造成严重后果，按下岗处理，违反法规者依法处理。

6. 网络直报人员由于电脑操作失误，或者业务不熟悉，误将一般传染病报成重大传染者，扣除3个月工资、全年奖金，全院通报批评，给予记过处分；情节严重，造成严重后果者，按下岗处理，违反法规者依法处理。

传染病上报周末及节假日加班管理制度

1. 双休日、节假日实行传染病疫情和死亡病例报告值班制度，由科室轮流值班。

2. 值班工作内容与平时疫情管理和死亡病例管理工作内容一致。

3. 值班人员应确保值班电话的畅通。

4. 值班人员应在办公室值班，及时对当日的传染病报告卡和死亡医学证明书进行网报直报，并做好自查。

5. 值班时发现的异常情况应及时向本院相关部门及区疾控中心汇报。

6. 值班人员应及时做好各项值班记录。

7. 值班应按相关规定给予加班补助。

死亡医学证明书填写报告制度

为进一步加强疫情监测，提高疾病监测系统的预警能力，及时发现诊断不明、可能死于传染病的病例，主动采取措施控制疫情。同时了解医疗机构死亡病例的死因构成，分析其动态变化趋势，加强对可能发生的传染性非典型肺炎疫情等新发传染病和不明原因疾病的防范工作，特制定本制度。

1. 在医疗过程中患者死亡后，须填报《死亡医学证明（推断）书》，对死亡案例进行死因医学诊断并由诊治医生填报《死亡医学证明（推断）书》。

2. 医务部组织有关专家对死亡病例进行实地调查核实，采集病史，并在死亡证明书上加盖公章。

3. 诊治医生在数据管理系统开死亡遗嘱时，系统会自动弹出《死亡医学证明（推断）书》填写窗口，必须填好并保存第一联，才能填写二、三、四联，《死亡医学证明（推断）书》二、三、四联由科室打印，医生覆盖签名、盖本科室公章后交给家属。在进行填报时要认真填写基本信息：姓名、性别、年龄、身份证号码、职业、报告日期、报告单位、死亡信息（死亡日期、死亡原因，其中死亡原因包括直接死因、根本死因、与传染病相关的死因及不明死因）。对于不明原因死亡病例，要在《死亡医学证明（推断）书》下面"调查记录"一栏填写病人症状、体征。

4. 网络直报人员在医生开具死亡医学证明书后，7天内须完成网络直报工作。在医疗机构外死亡的病例，由乡、镇、社区卫生院开具《死亡医学证明（推断）书》，并在患者死亡30天内进行网络直报。

5. 填写死亡医学证明书时，一定要仔细填写；在进行直报时，要认真填写基本信息：死者姓名、性别、年龄、职业、现住详细地址、死亡地点、死亡日期、根本死因、直接死因、医疗单位。对于不明原因死亡病例，要在《死亡医学证明（推断）书》下面"调查记录"一栏填写病人症状、体征。

6. 对于不明原因死亡病例，要在《死亡医学证明（推断）书》下面"调查记录"一栏填写病人症状、体征；如果是呼吸系统不明原因死亡病例，须填写体温是否超过38℃，是否有咳嗽、呼吸困难，抗生素治疗效果或影像学特征及白细胞是否正常。

7.医务部要定期检查各科室死亡报告情况，并对死亡病例的网络直报工作进行定期督导，发现问题及时解决。

8.《死亡医学证明（推断）书》四联的处理：第一联用于网络报告，由出证单位长期保存，如出证单位无网络报告条件，则将第一联传真或寄送至属地的社区卫生服务中心进行网络代报。第二联由死者家属交公安部门保存，用来注销户籍。第三联在公安机关盖章后由死者家属保存。第四联用来办理尸体火化，由殡葬管理部门保存。病历室做好原始死亡医学证明书的保存与管理，协助县级疾病预防控制机构开展相关调查工作。

医疗纠纷处理的规定

为了进一步加强医疗安全防范工作，增强医务人员医疗安全意识，全面落实医疗核心制度，妥善处理医疗纠纷，根据《侵权责任法》《医疗事故处理条例》等法律法规，经院办公会研究决定，特作如下规定：

（一）医疗纠纷的处理程序

1.医务人员在临床活动中发生医疗纠纷或发现有可能引起医疗纠纷的事件时应立即报告科主任或护士长，科室先行调处，尽可能将纠纷消灭在萌芽状态。

2.经科室积极处理后仍不能解决或可能产生明显医疗损害后果的纠纷，则立即向医务部医疗安全办报告，并通知保卫科。安保人员须及时到位，保障医务人员人身安全及正常医疗秩序。当事科室须实事求是的写出情况汇报，汇报内容：纠纷发生的时间、地点、经过、后果（死亡、残疾、器官损伤、其他人身损害），医患双方当事人情况及科室初步意见。

3.医疗安全办接到报告后，及时调查、核实医疗纠纷的详细情况，并组织召开医疗安全专家委员会讨论分析，及时将相关情况向分管院长汇报。

4.医务部组织法律顾问及相关人员负责医疗纠纷的沟通协调、医学鉴定、法律诉讼等处理程序。临床科室需全程参与，并负责专业技术方面的解释工作。相关科室应全力配合、协助医疗纠纷的处理工作。

（二）医疗纠纷的认定及处罚

由医院医疗安全专家委员会确定医疗纠纷的性质（责任性或技术性）及相关责任人，再根据《医疗事故处理条例》及《伤残等级评定标准》确定医疗损害后果（经权威部门认定的除外），并给予责任人相应的经济处罚及行政处分。

1.责任性纠纷根据责任的程度分为轻微责任、次要责任、主要责任及完全责任四个等级：

（1）轻微责任包括：不遵循病历书写制度、告知制度等违反医疗原则及规范的医疗行为。

（2）次要责任包括：不遵循首诊负责制度、值班交接班制度、会诊制度、危急值报告制度、病例讨论制度等较严重违反医疗原则及规范的医疗行为。

（3）主要责任包括：不遵循查房制度、三级医师负责制度、危重患者抢救制度、查对制度、手术分级管理制度等严重违反医疗原则及规范的医疗行为。

（4）完全责任包括：性质特别严重的失职、渎职的医疗行为。

2.经医院医疗安全专家委员会认定为责任性医疗纠纷，承担轻微责任：

（1）属于三级丙等、三级丁等、三级戊等及四级医疗事故（八级、九级、十级伤残）的，给予责任人相应处罚。

（2）属于二级丁等、三级甲等及三级乙等医疗事故（五级、六级、七级伤残）的，给予责任人相应处罚。

（3）属于二级甲等、二级乙等及二级丙等医疗事故（二级、三级、四级伤残）的，给予责任人相应处罚。

（4）属于一级甲等及一级乙等医疗事故（死亡、一级伤残）的，给予责任人相应处罚。

3.经医院医疗安全专家委员会认定为责任性医疗纠纷，承担次要责任：

（1）属于三级丙等、三级丁等、三级戊等及四级医疗事故（八级、九级、十级伤残）的，给予责任人相应处罚。

（2）属于二级丁等、三级甲等及三级乙等医疗事故（五级、六级、七级伤残）的，给予责任人相应处罚。

（3）属于二级甲等、二级乙等及二级丙等医疗事故（二级、三级、四伤残）的，给予责任人相应处罚。

（4）属于一级甲等及一级乙等医疗事故（死亡、一级伤残）的，给予责任人相应处罚。

4.经医院医疗安全专家委员会认定为责任性医疗纠纷，承担主要责任：

（1）属于三级丙等、三级丁等、三级戊等及四级医疗事故（八级、九级、十级伤残）的，给予责任人相应处罚。

（2）属于二级丁等、三级甲等及三级乙等医疗事故（五级、六级、七级伤残）的，给予责任人相应处罚。

（3）属于二级甲等、二级乙等及二级丙等医疗事故（二级、三级、四级伤残）的，给予责任人相应处罚。

（4）属于一级甲等及一级乙等医疗事故（死亡、一级伤残）的，给予责任人相应处罚。

5.经医院医疗安全专家委员会认定为责任性医疗纠纷，承担完全责任：

（1）属于三级丙等、三级丁等、三级戊等及四级医疗事故（八级、九级、十级伤残）的，给予责任人相应处罚。

（2）属于二级丁等、三级甲等及三级乙等医疗事故（五级、六级、七级伤残）的，给予责任人相应处罚。

（3）属于二级甲等、二级乙等及二级丙等医疗事故（二级、三级、四级伤残）的，给予责任人相应处罚。

（4）属于一级甲等及一级乙等医疗事故（死亡、一级伤残）的，给予责任人相应处罚。

6.经本院备案批准且具有国内领先水平的医疗新技术、新业务（手术为三类及以上的项目），在开展一年内所发生的医疗纠纷免于处罚。

7.涉及进修及规培人员的医疗纠纷原则上按照以上条例及相关管理规定进行处理。

此规定由医疗安全专家委员会负责解释，以往同类规定与本规定相抵触的，以本规定为准。

医疗纠纷调解管理办法

医疗纠纷发生后,根据国家相关法律法规及医院相关制度进行院内调解、人民调解或司法调解。

(一)院内调解

本院医疗安全委员会专家对纠纷进行分析讨论,组织相关人员与患方进行沟通,对责任清晰、数额不大、分歧较小的医疗纠纷,在自愿平等的前提下进行调解。

(二)人民调解

若院内调解无法达成和解,则医患双方共同委托长沙市医疗纠纷调解委员会进行人民调解,医院积极配合。

(三)司法调解

患方也可通过人民法院提起诉讼,由法院组织医患双方当事人自愿调解,医方积极配合。

(四)其他调解

若调解未达成一致意见,则通过医学鉴定及司法鉴定或其他合法途径解决争议。

第二章　医院感染管理制度

一、医院感染管理委员会工作制度 ······· 116

二、医院感染管理委员会会议制度 ······· 117

三、医院感染管理科工作制度 ······· 118

四、医院感染控制制度 ······· 120

五、消毒隔离制度 ······· 122

六、医院感染监测制度 ······· 126

医院消毒灭菌效果监测制度 /126
医院感染病例监测、上报制度 /130

医院感染暴发事件的控制预案 /130
医院感染不良事件报告与处理制度 /133

七、重点部门医院感染预防与控制制度 ······· 135

重症医学科医院感染预防与控制
制度 /135

消毒供应中心医院感染预防与控制
制度 /136

介入导管室医院感染预防与控制
制度 /137

口腔科医院感染预防与控制制度 /138

血液净化中心医院感染预防与控制
制度 /139

麻醉手术科医院感染预防与控制
制度 /141

产房、母婴室医院感染预防与控制
制度 /143

新生儿科医院感染预防与控制制度 /144

内镜中心医院感染预防与控制制度 /146

感染性疾病科医院感染预防与控制
制度 /149

门、急诊医院感染预防与控制制度 /151

普通病区医院感染预防与控制制度 /153

治疗室、换药室、注射室医院感染预
防与控制制度 /154

中医综合治疗室医院感染预防与控制
制度 /155

医学检验和病理中心医院感染预防与
控制制度 /156

输血科医院感染预防与控制制度 /156

八、重点部位医院感染预防与控制制度 ---------- 158

血管导管相关血流感染预防与控制
制度 /158

导尿管相关泌尿系感染预防与控制
制度 /160

气管切开相关感染预防与控制制度 /161

呼吸机相关感染预防与控制制度 /162

下呼吸道感染预防与控制制度 /163

手术相关感染预防与控制制度 /164

皮肤软组织感染预防与控制制度 /166

九、多重耐药菌医院感染预防与控制制度 ---------- 168

十、中医医疗技术相关性感染预防与控制制度 ---------- 170

十一、一次性使用无菌医疗用品管理制度 ---------- 172

十二、消毒药械管理制度 ---------- 174

十三、外来器械（包含植入物）管理制度 ---------- 175

十四、医疗废物管理制度 ---------- 177

医疗废物分类收集、运送与暂时贮存
制度 /177

医疗废物暂时贮存场所管理制度 /179

医疗废物流失、泄露、扩散和意外事
故应急处理预案及报告制度 /180

十五、手卫生管理制度 ---------- 182

十六、医务人员职业安全防护制度 ---------- 185

十七、医院感染培训制度 ---------- 191

十八、医院感染质量控制与考评制度 ---------- 193

1. 医院感染管理委员会应对全院感染管理工作进行监督、检查、指导和管理。

2. 依据国家的法律、法规，应制定预防和控制医院感染的规划、标准、制度、监控措施及具体实施办法。

3. 定期听取医院感染管理科汇报，掌握医院感染的发展趋势、发生规律，及时制定并采取控制措施。

4. 原则上每半年召开 1 次医院感染管理委员会全体会议，总结工作、分析问题、部署任务，使医院感染预防与控制措施得到有效的落实。

5. 负责协调全院各科室的医院感染监测工作，提供业务技术指导。

医院感染管理委员会会议制度

（一）会议形式

1. 全体会议：主任委员和至少 2/3 的委员应参会。

2. 扩大会议：可邀请相关人员参加。

3. 专题会议：相关人员。

（二）会议时间

1. 全体会议每年至少应召开两次，一般安排在一月和七月召开。

2. 遇重大医院感染管理问题随时召开会议。

（三）会议主题

1. 医院感染管理科拟定会议大纲，医院感染管理委员会主任委员审定会议的主要内容。

2. 总结上一阶段工作情况，研究部署下一阶段的工作。

3. 医院感染管理专题工作。

（四）会议记录

包括参加人员、时间、地点、主题、会议内容及形成的决议。

医院感染管理科工作制度

1. 根据有关医院感染管理的法规、标准，指导各科室制定医院感染管理规章制度，并定期检查具体落实情况。

2. 定期组织医务人员学习《医院感染诊断标准》，全面掌握医院感染的诊断，严格按照各项操作规程进行医疗活动，并做好自身防护。

3. 督促各科室加强环境卫生的自检工作，定期做好灭菌物品、消毒物品、使用中的消毒液、物体表面、工作人员手、空气、紫外线灯管等项目的微生物学监测，重点科室加强监测。

4. 分析评价监测资料，并及时向有关科室和人员反馈信息，采取有效措施，减少各种医院感染的危险因素，降低感染率。

5. 定期对本院住院病人的医院感染发病情况和流行病学进行调查，计算罹患率，查找感染源、感染因素，组织制定、落实控制措施及分析调查资料，写出调查报告。

6. 了解微生物学的检验结果、医院感染病原体分布及抗生素耐药性等情况，为控制医院感染制定措施提供科学依据。

7. 定期深入临床，检查医院感染相关制度执行情况，督促临床医务人员及时处理医院感染预警信息。

8. 完善合理使用抗菌药物制度，协助药学部有计划地对临床抗菌药物使用情况进行调查、分析，提出建议。

9. 在采购消毒药械、一次性医疗用品时，对其相关证明进行查验，并对其储存、发放、使用等环节实施监督管理。

10.负责医疗废物处理的监督检查，对医疗废物管理工作不合格的部门提出整改意见。

11.一旦出现医院感染流行趋势时，应于24小时内报告医院感染管理委员会，并向相关部门通报，积极协助临床科室进行处理。经调查证实出现医院感染暴发时，应立即按规定程序向上级有关部门汇报。

12.定期组织全院人员进行医院感染知识的培训和继续教育，组织医务人员和后勤有关人员进行考核和评价，提高医院感染控制水平。

13.协调全院各科室的医院感染防控工作，提供业务技术指导和咨询。

14.及时完成全院医院感染管理资料的收集、整理、统计、归档、上报工作。

15.对医院感染管理监测情况进行专题研究。

医院感染控制制度

1. 依据《医院感染管理规范》《消毒管理办法》《医疗废物管理办法》《传染病防治法》等法规的要求建立相应的工作制度并组织实施。

2. 根据《医院感染管理规范》的标准制定医院感染监测制度，有计划地对医院的空气、物体表面、无菌物品等进行监测。

3. 每年组织医护人员进行 1～2 次医院感染管理、消毒隔离、传染病防治及合理使用抗菌药物等有关知识的讲座和技能培训，并组织考核。

4. 严格执行《消毒管理办法》规定，购入的一次性医疗用品、消毒产品，必须索取有效证件，保证产品质量。

5. 一次性医疗产品不得重复使用，使用后应按照《医疗废物管理办法》要求进行处理。

6. 根据物品污染后的危害程度选择消毒灭菌方法，以确保消毒和灭菌效果。

7. 各科室必须配合医院感染管理相关部门对医院感染、消毒隔离等工作的督查，共同控制医院感染的发生。

8. 重点科室：手术室、消毒供应中心、血液净化中心、新生儿科、产房、介入导管室、内镜中心、重症医学科、口腔科、感染性疾病科应根据《医疗机构消毒技术规范》中的具体要求，严格执行有关细则。

9. 根据国家制定的《三级综合医院医疗服务能力指南（2016 年版）》的标准，年医院感染率应 ≤ 10%。出现病人耐药细菌生长数量增多，术后感染病例增多时，应对可能引起医院感染的环节加强防控并及时上报。

10. 医护人员应严格执行《医务人员手卫生规范》。

11. 各科室护士长要监督保洁人员做好科室环境卫生清洁工作。

12. 相关部门认真做好杀虫、灭鼠和防蚊、防蝇工作，防止传染病传播。

消毒隔离制度

1.医院各级人员应接受消毒技术培训，掌握消毒知识，并按规定严格执行《医疗机构消毒技术规范》。

2.医院建筑布局、功能流程须达到既防止医院感染，又防止污染环境的要求，建筑设施要利于清洁、消毒处理。医院必须建立污水、污物处理设施，其排放须符合国家卫生标准。

3.各科室内环境布局应符合人、物流向的卫生学要求；感染性疾病科应独处一区，设单独入、出口，远离儿科病房、重症医学科和生活区。

4.室内保持良好的通风，每日定时以湿式打扫清洁环境平面及地面，当受到病人血液、体液等污染时，先去除污染物，再清洁与消毒。所有清洁工具均要严格分区使用，用后分别清洗并悬挂晾干备用。

5.麻醉手术科、分娩室、新生儿科、重症医学科、感染性疾病科、烧伤科、消毒供应中心、治疗室、注射室、抢救室、换药室及其他高危区要有严格的清洁消毒措施，每日定时进行空气消毒。各种检测结果须符合环境卫生学监测标准。

6.严格遵守无菌技术操作原则（见附录）和隔离原则。凡侵入性诊疗用物，均做到一人一用一灭菌；与病人皮肤黏膜直接接触物品应一人一用一消毒，干燥保存；注射时做到一人一针一管，静脉注射还要求一人一压脉带一手垫。灭菌物品必须达到无菌要求才能使用。

7.护理时做到一床一巾湿式刷床，病人被服保持清洁，每周更换不少于1次，污染后及时更换，禁止在病房、走廊清点污染被服。对传染病病人污染的衣物要有明显标记，洗衣房清洗时应先消毒后清洗。床单位以一床一抹布进行清洁，抹布用后均需浸泡消毒。病人生活用物固定使用，定时消毒，病人离院，所有用物及床单位做好终末料理及消毒处理。

8. 各科室须配置有效、便捷的手卫生设备和设施，符合手卫生规范的要求。

9. 凡实施有可能直接接触血液和其他感染性体液的操作，均要戴手套，必要时戴上防护眼镜等防护用品。

10. 加强对工作服、帽子及口罩的管理，保持清洁，工作服与私人物品分开挂放。

11. 工作人员应讲究个人卫生，勤沐浴、理发、修剪指甲，进入工作区要穿戴好工作衣帽及工作鞋，衣着整齐规范，不得将工作服穿至餐厅、会场等公共场所。

12. 可重复使用的诊疗器械、器具和物品，使用后应先清洁，再进行消毒或灭菌。

13. 配制各种消毒液均要用量器，保证有效浓度，并注意其影响因素。建立消毒液配制登记本，记录消毒液的配制日期、时间、浓度、配制者及监测者。

14. 接触病人的物品应根据物品污染后导致感染的风险高低选择相应的消毒或灭菌的方法。

15. 一次性医疗用品使用后，严格按照医疗废物管理要求进行处理，禁止重复使用和回流市场。

16. 保证病人饮食卫生，食物、餐具不共用，配膳员分发与配备饮食前必须穿清洁的开餐服、戴帽子和口罩、洗手，手不可直接接触食品，餐具及时清洗消毒。

17. 严格执行探视陪伴制度，控制探陪人数，做好病人及探陪人员的卫生宣传与健康教育工作。

附录 无菌技术要求

1. 无菌技术操作原则

（1）操作区域环境清洁、宽敞、明亮，进行无菌操作前半小时，须停止清扫地面等工作；避免不必要的人群流动，防止尘埃飞扬。

（2）无菌操作前，操作者衣帽穿戴整洁，修剪指甲、洗手或卫生手消毒，戴口罩（须遮住口鼻），必要时穿无菌衣、戴无菌手套。

（3）操作时，操作人员应面向无菌区域，手臂应保持在腰部水平以上，不可跨越无菌区域；操作中，不可面对无菌区讲话、咳嗽、打喷嚏。

（4）无菌物品与非无菌物品应分开放置。无菌物品不可暴露在空气中，必须放于无菌包或无菌容器内。无菌物品一经使用，必须经灭菌处理后方可再用。从无菌容器中取出的无菌物品，虽未使用，也不可放回无菌容器内。

（5）无菌包应注明物品名称、打包者姓名、灭菌器编号、批次、灭菌日期、失效日期，按灭菌日期先后顺序置于无菌区域的柜内或货架上。无菌包破损、潮湿、可疑污染时均视为有菌，不得使用；无菌包过期须重新清洗、包装、灭菌。

（6）取用非独立包装的无菌物品时，必须用无菌持物钳（镊）夹取。未经消毒的用物不可触及无菌物品或跨越无菌区。

（7）进行无菌操作时，如器械、用物疑有污染或已被污染，即不可使用，应更换或重新灭菌。

（8）一份无菌物品，只能供一个病人使用。

2. 无菌物品管理

灭菌物品的储存与使用原则：

（1）灭菌后物品应存放在无菌物品存放区，分类、定位放置，不能与未灭菌物品混放。灭菌物品存放前应仔细检查，符合要求才能置于无菌物品存放区。一次性使用无菌医疗用品须去除外包装后，方可进入无菌物品存放区。

（2）灭菌物品存放区及运送无菌物品的器具应清洁、干燥。灭菌物品存放架或柜应距地面 ≥20 cm，离墙 ≥5 cm，距天花板 ≥50 cm。应保证柜内洁净，物品摆放整齐有序，标识清楚，严禁出现过期物品。

（3）严格执行手卫生规范，接触无菌物品前应洗手或卫生手消毒。

（4）灭菌物品发放前应确认无菌物品的有效性，植入物应在生物监测合格后发放。消毒供应中心无菌物品一经发放，不可返回无菌物品存放区；发放记录应具有可追溯性。一次性使用无菌物品应记录物品出库日期、名称、规格、数量、生产厂家、生产批号、灭菌日期、失效日期等。

（5）无菌物品使用遵循先进先出的原则。

（6）无菌物品储存有效期：在环境温度、湿度达到原卫生部行业标准《医院消毒供应中心第一部分：管理规范》（WS 310.1-2016）的要求时（温度＜24℃，相对湿度应＜70%），使用普通棉布材料包装的无菌物品有效期为14天，否则其有效期为7天；医用一次性纸袋包装的无菌物品有效期宜为30天；使用一次性医用皱纹纸、医用无纺布、一次性纸塑袋、设置安全锁装置的硬质容器等包装的无菌物品有效期为180天。

（7）无菌物品的启用期限：开启的无菌包有效期为24小时；铺好的无菌盘、未盛消毒剂的干持物筒有效期为4小时；抽出的药液和配制好的静脉输注用无菌液体，放置时间不应超过2小时；启封抽吸的各种溶媒有效期为24小时；无菌棉签开启后使用时间不得超过24小时。

（8）碘伏、复合碘消毒剂、季铵盐类、氯己定类、碘酊、醇类皮肤消毒剂应注明开瓶日期或失效日期，开瓶后的有效期应遵循厂家的使用说明，无明确规定使用期限的应根据使用频次、环境温湿度等因素确定使用期限，确保微生物污染指标符合规范要求。连续使用最长时间不应超过7天；对于性能不稳定的消毒剂如含氯消毒剂，配制后使用时间不应超过24小时。

（9）凡使用各种医疗用具，应遵循一人一用一消毒或灭菌。

医院感染监测制度

医院消毒灭菌效果监测制度

1.医院感染管理科工作人员须定期监测消毒灭菌效果，灭菌合格率必须达到100％，不合格物品不得流入临床使用。

2.新装空气消毒机，必须进行3次空气采样，监测合格后才能使用。

3.各科室应设兼职监测员，定期进行自查，监测结果未达标应及时分析原因，提出整改措施同时进行复查，并留有记录。

4.各科室根据本科特点，制定隔离消毒措施，并负责实施与落实。

5.监测内容如下：

（1）压力蒸汽灭菌器：必须进行工艺监测、化学监测和生物监测。工艺监测应每锅进行，并详细记录锅号、压力、温度、时间、灭菌物品、操作者。化学监测应每包进行，包括包表面及包的中心部位，对预真空压力蒸汽灭菌器应在每天灭菌前进行1次B-D试验。生物监测应至少每周1次，新灭菌器、修理后的灭菌器及新包装容器在使用前必须进行生物监测，合格后方能使用。

（2）环氧乙烷气体灭菌、过氧化氢低温等离子灭菌和低温甲醛蒸汽灭菌的效果监测应遵循WS 310.3的要求。

（3）紫外线强度照射指示卡监测法：开启紫外线灯5分钟后，将指示卡置于紫外灯下垂直距离1m处，有图案一面朝上，照射1分钟。紫外线照射后，观察指示卡色块的颜色，将其与标准色块比较，读出照射强度。

（4）内镜：①使用中的消毒剂或灭菌剂：应遵循产品使用说明书进行浓

度监测；产品说明书未写明浓度监测频率的、一次性使用的消毒剂或灭菌剂应每批次进行浓度监测；重复使用的消毒剂或灭菌剂配制后应测定 1 次浓度，每次使用前进行监测；消毒内镜数量达到规定数量的一半后，应在每条内镜消毒前进行测定。②内镜染菌量监测：灭菌内镜 1 次 / 月，消毒内镜 1 次 / 季度，监测方法应遵循 WS/T 367 的规定。③内镜消毒质量监测：消毒内镜应每季度进行生物学监测。监测采用轮换抽检的方式，每次按 25% 的比例抽检。内镜数量 ≤ 5 条的，应每次全部监测；多于 5 条的，每次监测数量应不低于 5 条,监测方法应遵循规定和消毒合格标准（菌落总数 ≤ 20 CFU/ 件）。④内镜清洗消毒机的监测：内镜清洗消毒机新安装或维修后，应对清洗消毒后的内镜进行生物学监测，监测合格后方可使用。

（5）血液净化系统：必须每月监测透析用水、透析液。当疑有透析液污染或有严重感染病例时，应增加采样点，如原水口、软化水出口、反渗水出口、透析液配液口等，并及时进行监测。当检查结果超过规定标准值时，须复查。

（6）环境卫生学：包括对空气、物体表面、医护人员手、使用中的消毒剂等。

6. 采用合适的方法及频率监测消毒灭菌效果（见附录一）。

7. 各类医院感染监测必须达到相应卫生标准。

（1）医疗器材细菌培养正常指标：①无菌物品、高度危险性医疗器械应无菌；②中度危险性医疗器械的菌落总数应 ≤ 20 CFU/ 件（CFU/g 或 CFU/100 cm^2），不得检出致病性微生物；③低度危险性医疗器械的菌落总数应 ≤ 200 CFU/ 件（CFU/g 或 CFU/100 cm^2），不得检出致病性微生物。

（2）紫外线照射强度合格标准：新灯管 ≥ 100 μW/cm^2；中灯管 ≥ 70 μW/cm^2。

（3）内镜微生物监测结果判断：①消毒后的内镜合格标准为：细菌菌落总数 ≤ 20CFU/ 件，不得检出致病微生物；②灭菌后内镜合格标准为：无菌。

（4）透析液微生物监测结果判断：①透析用水每月进行 1 次细菌培养，采样部位为反渗水输水管路的末端，细菌数不能超过 100 CFU/mL，干预值为 50 CFU/mL；②透析液每季度进行 1 次细菌培养，采样部位为透析液进入透析器的位置，细菌数不能超过 100 CFU/mL；③每季度进行 1 次透析用水内毒素检测，采样部位同上，透析用水内毒素 ≤ 0.25 EU/mL，透析液内毒素 ≤ 0.5 EU/mL，若透析用水内毒素 ≥ 0.125 EU/mL，透析液内毒素 ≥ 0.25 EU/mL 时必须进行干预；④定期进行透析液电解质的检测，留取标本方法同细菌培养，结果应符合规定；⑤透析用水的化学污染物情况至少每年测定一次，软水硬度及总氯每日监测 1 次，透析用水必须符合中华人民共和国医药业标准《血液透析和相关治疗用水》（YY0572-2015）的要求。

各类环境空气、物体表面、医护人员手及使用中消毒剂的细菌菌落总数应符合卫生标准（见附录二）；物体表面、医务人员手及使用中的消毒剂均不得检出致病性微生物。

附录一　监测消毒灭菌效果的方法及频率

项目方法	频率					
	每包	每日	每周	每月	每季	每灭菌批次
压力蒸汽灭菌	化学法（包内、包外）	B-D 试验（预真空）	生物法（嗜热脂肪杆菌芽孢）			
干热灭菌	同上		生物法（枯草杆菌黑色变种芽孢）			
环氧乙烷灭菌	同上					生物法（枯草杆菌黑色变种芽孢）
过氧化氢等离子体灭菌	同上	生物法（嗜热脂肪杆菌芽孢）				
低温甲醛蒸汽灭菌	同上	生物法（枯草杆菌黑色变种芽孢）				
紫外线灯		照射累计时间		强度照射指示卡监测每2月1次		
内镜		化学法（戊二醛、邻苯二甲醛）		细菌含量监测（灭菌内镜，如腹腔镜、关节镜、胆道镜、膀胱镜、胸腔镜）	细菌含量监测（消毒内镜，如胃镜、肠镜、喉镜、气管镜等）	

项目方法	频率					
	每包	每日	每周	每月	每季	每灭菌批次
血液透析液及透析用水				细菌含量监测	内毒素监测	
空气、物表、医务人员手				重点部门；灭菌物品	其他科室的治疗室及换药室等	
消毒剂		化学法（含氯消毒剂、过氧乙酸等）	化学法（戊二醛、邻苯二甲醛，用于内镜及口腔器械时则要求每日1次）	细菌含量监测（灭菌剂）	细菌含量监测（消毒剂）	

备注：①当怀疑医院感染暴发与相关因素有关时，应及时进行采样监测，并进行相应致病性微生物的检测；②重点部门：麻醉手术科、产房、介入导管室、层流洁净病房、血液病病房、重症医学科、新生儿室、母婴室、血液净化中心、消毒供应中心、烧伤病房、感染性疾病科、口腔科等。

附录二　细菌培养卫生标准

环境类别	范围项目	空气		物体表面（CFU/ m²）	医务人员手（CFU/ m²）	使用中的消毒剂（CFU/ mL）
		CFU/（暴露时间·平皿）	CFU/m³			
Ⅰ类	洁净手术室	遵循 GB 50333 要求	≤ 150	≤ 5		
	其他洁净场所	≤ 4 CFU/（30 min·直径 9 cm 平皿）				
Ⅱ类	非洁净手术部（室）、非洁净骨髓移植病房、产房、介入导管室、新生儿、器官移植病房烧伤病房、重症监护科、血液病病房	≤ 4 CFU/（15 min·直径 9 cm 平皿）		≤ 5	①卫生手≤ 10　②外科手≤ 5	①灭菌消毒液：无菌生长　②皮肤黏膜消毒液：≤ 10　③其他消毒液：≤ 100
Ⅲ类 Ⅳ类	儿科病房、母婴同室、妇产科检查室、人流室、治疗室、注射室、换药室、输血科、消毒供应中心、血液净化中心（室）、各类普通病房、急诊室、化验室、感染疾病科门诊及其病房	≤ 4 CFU/（5 min·直径 9 cm 平皿）		≤ 10		

备注：①CFU/（暴露时间·平皿）是平板暴露法；②CFU/m³ 为空气采样器法。

医院感染病例监测、上报制度

1. 认真贯彻执行国家卫健委医院感染控制标准及有关规定，进行全院医院感染综合性和目标性监测，以掌握本院医院感染发病率、多发部位、科室、高危因素、病原体特点及耐药性等，为医院感染控制提供科学依据。

2. 采取前瞻性和回顾性监测方法进行全面综合监测，全院医院感染发病率应≤10%。

3. 根据本院的医院感染特点、重点和难点，在全面综合性监测的基础上开展目标性监测，每项目标性监测开展的期限不少于1年。每年开展一次医院感染现患率调查。

4. 医院感染病例由临床主管医师按照《医院感染分类诊断标准》进行初步诊断，并及时送病原微生物做培养。临床医师必须及时处理感染预警信息，做到感染病例不漏报、不错报、不迟报。

5. 临床医师发现医院感染病例或有暴发流行趋势时，应立即按规定程序报告，并及时采取相应的防控措施。

6. 医院感染管理科每天对全院住院病人进行医院感染病例监测，每季度对全院医院感染病例监测资料进行统计、分析，对存在的问题提出改进措施，并将结果反馈到各临床科室。医院感染相关数据按月上报上级卫生监督部门。

医院感染暴发事件的控制预案

医院感染暴发是指短时间内在病区或病人群体中发生3例以上的同源感染病例的现象。为预防、控制医院感染暴发事件，指导和规范医院感染暴发事件的卫生应急处置工作，保障患者和医务人员的安全，特制订本预案。

（一）成立医院感染暴发事件控制领导小组

组长：主管业务副院长

组员：医务部、护理部、医院感染管理科、传染病管理科、感染性疾病科、药学部、医学检验和病理中心、资产装备部、后勤保障部、动力中心等相关负责人及各临床科室主任、护士长。

（二）医院感染暴发事件的报告

1. 出现医院感染暴发流行趋势时，临床科室医师应立即报告科主任，同时上报医院感染管理科。

2. 医院感染管理科接到报告后，应及时到达现场进行调查处理，采取有效措施，并将调查证实发生的医院感染暴发事件报告院领导。

3. 经调查证实发生以下情形之一时，应于 12 小时内上报省中医药管理局：

（1）5 例以上医院感染暴发。

（2）由于医院感染暴发直接导致病人死亡。

（3）由于医院感染暴发导致 3 人以上人身损害。

4. 医院发生以下情形之一时，应当按照《国家突发公共卫生事件相关信息报告管理工作规范（试行）》的要求进行报告：

（1）10 例以上的医院感染暴发。

（2）发生特殊病原体或者新发病原体的医院感染。

（3）可能造成重大公共影响或者严重后果的医院感染。

5. 发生的医院感染确诊为法定传染病时，按《中华人民共和国传染病防治法》和《国家突发公共卫生事件应急预案》的有关规定进行报告和处理。

6. 对瞒报、缓报和谎报或者授意他人瞒报、缓报和谎报或者未积极配合调查、未采取措施等情形的，视情节根据院感委员会决定，对相关责任人进行记过、警告或者降级、降职等处理。

（三）发生医院感染暴发事件时的控制措施

1. 出现医院感染流行或暴发趋势时，临床科室必须及时查找原因，协助调查，并执行控制措施。

2. 主管院长接到报告后，组织召开医院感染管理委员会议，启动医院院感暴发事件应急处置预案，迅速组织相关部门协助医院感染管理科开展调查与控制工作，并从人力、财力、物力等方面予以保证，使感染控制有序、高效展开，将受到感染的人群缩小到最小范围。

3. 医院感染管理科、医学检验科和病理中心人员及时进行流行病学调查，实施有效控制措施：

（1）证实医院感染暴发事件，对怀疑患有同类感染的病例进行确诊。

（2）查找感染源：对感染病人、接触者、可疑传染源、环境、物品、医务人员及陪护人员等进行病原学检查。

（3）查找引起感染的因素：对感染病人及周围人群进行详细的流行病学调查。

（4）制定和组织落实有效的控制措施：包括对病人做适当的治疗，进行正确的消毒隔离处理，必要时隔离病人甚至暂停接收新病人。

（5）分析调查资料，对感染病例在医院科室的分布、人群分布和时间分布进行描述；分析原因，推测可能的感染源、感染途径和感染因素，结合实验室检查结果和采取控制措施的效果综合作出判断。

（6）出具调查报告，总结经验，制定防范措施。

4. 医务部负责组织专家进行会诊，协助临床科室查找感染源及传播途径，隔离相关病人，防止感染源的传播及感染范围的扩大。

5. 护理部负责协调护理人员，协助做好各项消毒、隔离及病人安置工作。

6. 药学部、资产装备部、后勤保障部、动力中心负责应急药品、物资的准备和发放，环境清洁消毒水、电、医疗仪器正常运行等工作。

（四）医院感染暴发的预防措施

1. 开展医院感染的监测：及早发现医院感染流行暴发的趋势，及时采取有效的控制措施。

2. 加强临床抗菌药物应用的管理，尤其是某些特殊抗菌药物的应用。

3. 加强医院消毒灭菌效果的监督监测。

4. 督促医务人员严格执行手卫生规范。

5.加强医源性传播因素的监测和管理，如消毒隔离技术及无菌操作、消毒产品的管理等。

6.加强重点部门、重点环节、高危人群与主要感染部位的医院感染管理。

7.及时汇总和反馈临床上分离的病原体及其对抗菌药物的敏感性。

8.做好卫生应急物资储备，包括医疗救护的药品及器械、消毒药械、个人防护用品等，以保障卫生应急工作进行。

医院感染不良事件报告与处理制度

为加强医院感染管理，有效降低医院感染发生率，保障患者医疗质量和医疗安全，特制定本制度。

（一）医院感染不良事件报告范围

医院感染相关不良事件主要指特殊医院感染事件、职业暴露、医院感染防控隐患及其他与患者安全相关的、非正常的医院感染意外事件。

（二）医院感染不良事件报告程序

1.报告方式：一般采用书面报告方式，紧急情况下可先电话报告。

2.报告时限与对象：当事人要立即报告科主任或护士长或临时负责人，重大事项 2 小时内、一般事项 24 小时内上报至医院感染管理科。

（三）医院感染不良事件报告制度

1.各临床科室应积极做好本科室医院感染相关不良事件的收集、报告工作，及时据实上报。

2.应及时评估不良事件发生后的影响，如实上报，并积极采取挽救和抢救措施，尽量减少或消除不良后果。

3.发生不良事件后，有关的记录、标本、化验结果及相关药品、器械均应妥善保管，不得擅自涂改、销毁。

4.当事科室负责组织对缺陷、事件发生的过程及时调查研究，组织科内讨论，分析整个管理制度、工作流程及层级管理方面存在的问题，及时制定改进措施，并且跟踪改进落实情况。科室定期对病区的院感安全情况进行讨论，对工作中的薄弱环节制定相关的防范措施并提出改进意见及方案。

5.医院感染管理科对发生的不良事件，报告分管院长及医院感染管理委员会，并分析不良事件发生的原因，提出处理意见。造成不良影响的，应做好有关善后工作，且组织相关质控组成员及时跟踪调查到位、制定防范措施，减少或杜绝类似不良事件的发生。

6.对不按规定报告，有意隐瞒、迟报的科室（个人），将参照医院《全程医疗服务质量考核方案》进行处理。

重点部门医院感染预防与控制制度

重症医学科医院感染预防与控制制度

1. 严格执行《重症监护病房医院感染预防与控制规范》。

2. 进入工作区应着清洁的工作服、鞋、帽子、口罩等，严格执行手卫生规范，疑有呼吸道感染综合征、腹泻等感染性疾病时，应避免接触病人。

3. 严格执行无菌技术操作规程。进入人体组织或无菌器官的医疗用品必须灭菌；接触完整皮肤黏膜的器具和用品必须消毒。

4. 抢救车内应用物齐全，按规定顺序放置，无菌物品灭菌日期须在有效期限内。急救器械用完后应及时清洁消毒处理，随时保持备用状态。

5. 病人的安置应将感染病人与非感染病人分开，特殊感染病人单独安置。诊疗护理活动应采取相应的隔离措施，控制交叉感染。

6. 每个床单位所用的诊疗物品应专用，各种诊疗器械、器具和物品使用后应终末清洁消毒，使用中应定期清洁消毒，污染时随时清洁消毒。

（1）用过的医疗器材和物品，应先去除污物，彻底清洗干净后再消毒或灭菌。所有医疗器械在检修前应先经消毒处理。

（2）呼吸机操作面板、监护仪面板、微量注射泵、输液泵等手频繁接触的各种仪器表面应每天清洁消毒 $1 \sim 2$ 次；有多重耐药菌等医院感染暴发或流行时，每班不少于 1 次。呼吸机外壳、监护仪外壳等非手频繁接触的各种仪器表面应使用消毒剂擦拭，每日不少于 $1 \sim 2$ 次。

（3）呼吸机螺纹管、雾化器、湿化罐、湿化瓶等诊疗器械、器具和物品使用后应直接置于封闭的容器中，由消毒供应中心（CSSD）集中回收处理。若被朊毒体、气性坏疽及突发原因不明的传染病病原体污染，则应使用双层封闭包装并标明感染性疾病名称，由 CSSD 单独回收处理。

（4）听诊器、血压计、叩诊锤、电筒、血管钳、剪刀等诊疗器械、器具和物品，应一床一套，应使用消毒剂擦拭，每日至少 1 次。

（5）经接触传播、空气传播和飞沫传播的感染性疾病病人使用的诊疗器械、器具和物品应专人专用，条件受限时应一人一用一消毒。

（6）床栏杆、床旁桌、门把手等病人周围物品表面应使用消毒剂擦拭，每日至少 2 次；有多重耐药菌等医院感染暴发或流行时，每班至少 1 次。护理站台面、病历夹、电话按键、电脑键盘、鼠标等应每日擦拭清洁消毒至少 1 次。

7. 加强细菌耐药性监测，合理使用抗菌药物。

8. 对特殊感染或多重耐药菌感染的病人，严格执行相关消毒隔离措施。

9. 严格执行探视制度，限制探视人数；探视者应更衣、换鞋、戴帽子、口罩，与病人接触前要洗手。

10. 每月对空气、无菌物品、使用中的消毒剂、工作人员手、物体表面等进行监测，结果记录保存。

消毒供应中心医院感染预防与控制制度

1. 消毒供应中心应严格执行国家消毒供应中心管理规范 WS 310.1-2016、WS 310.2-2016 和 WS 310.3-2016 的规定。

2. 周围环境应清洁、无污染源，区域相对独立，分别设置污染、清洁、无菌物品发放窗口，物品由污到洁，不得交叉；内部须保持通风、采光良好。

3. 工作人员必须着装整齐、换鞋入室，必要时戴手套和口罩，严格遵守各区域操作规程。

4. 严格执行手卫生规范。

5.严格划分去污区、检查包装及灭菌区、无菌物品存放区，三区标志应醒目，灭菌后物品应分类、分架存放在无菌物品存放区。一次性使用无菌物品应去除外包装后，放入无菌物品存放区。

6.物品存放架或柜应距地面高度 ≥ 20 cm，距离墙 ≥ 5 cm，距天花板 ≥ 50 cm。

7.物品放置位置应固定，并设置标识。接触无菌物品前应洗手或手消毒。

8.消毒后直接使用的物品应干燥、包装后专架存放。

9.无菌物品有效期的界定

（1）无菌物品存放区达到相应环境标准时（相对湿度 < 70%，温度 < 24℃），使用普通棉布材料包装的无菌物品有效期宜为 14 天；未达到环境标准时，有效期宜为 7 天。

（2）医用一次性纸袋包装的无菌物品，有效期宜为 30 天；使用一次性医用皱纹纸、医用无纺布、纸塑袋及硬质容器包装的无菌物品，有效期宜为 180 天。

介入导管室医院感染预防与控制制度

1.应设置在相对独立、安静与清洁的区域，合理布局、分区明确、标识清楚、分医疗区和辅助区。医疗区包括手术间，辅助区包括洗手间、办公室、候诊区、污物间。

2.患有皮肤化脓性感染及其他传染病的工作人员，应暂停手术。

3.手术前应按照手术人员要求进行外科手消毒、戴口罩和帽子、穿无菌手术衣、戴无菌手套。

4.手术过程中应严格遵守无菌技术操作原则。手术部位消毒时应以同心圆的方式涂擦至少 2 遍，待其自然干燥以后，再铺设无菌大单。

5.进入人体无菌组织、无菌器官的器械，凡耐热耐湿的物品，首选压力蒸汽灭菌；不耐热耐湿的物品灭菌，首选环氧乙烷等低温灭菌技术。

6. 一次性使用医疗用品不得重复使用。非一次性使用医疗用品，如手术器械应由 CSSD 集中回收、清洗、消毒或灭菌。

7. 医务人员应遵守标准预防原则，正确使用各种防护用品，减少职业暴露的发生。

8. 手术床上用品一人一用一更换。

9. 窗台、墙面保持清洁干燥，定期湿式擦拭，有明显污染时使用清洁剂或消毒剂擦拭。

10. 手频繁接触的物体表面，如各种仪器表面、手术床、门把手、洗手池、平车等每日湿擦拭，有明显污染时使用清洁剂或消毒剂擦拭。连台手术之间、当天手术全部完毕后，应及时进行清洁消毒。

11. 清洁用具专室专用，标识清楚，使用后分开清洗消毒，晾干备用。

12. 医疗废物应当按照《医疗废物管理条例》及有关规定进行分类、无害化处理。

口腔科医院感染预防与控制制度

1. 严格执行《口腔器械消毒灭菌技术操作规程》。

2. 设器械清洗室和消毒室，保持室内清洁，每天操作结束后应进行终末消毒处理。

3. 严格执行标准预防及手卫生规范；操作时必须戴口罩、帽子，必要时佩戴护目镜或防护面罩。

4. 器械消毒灭菌应按照"去污染—清洗—消毒灭菌"的程序进行。

5. 凡接触病人伤口和血液的器械（如手机、车针、扩大针、拔牙钳、榫子、凿子、手术刀、牙周刮治器、洁牙器、敷料等）一用一灭菌；常用口腔科检查器、充填器、托盘等一用一消毒。

6. 器械首选预真空压力蒸汽灭菌器进行灭菌，必要时可配备快速压力蒸汽灭菌器；如使用化学灭菌剂，必须进行有效浓度的测定，并保存记录。

7. 修复技工室印模、蜡块、石膏模型及各种修复体应使用中效以上消毒方法进行消毒。

8. X 线摄片室应严格遵守操作规程防止发生交叉感染。

9. 综合治疗椅的表面应一人一用一消毒，遇血液污染时，应立即消毒。

10. 每日诊疗结束后应清洗吸唾过滤和沉渣过滤装置。

血液净化中心医院感染预防与控制制度

确保布局合理、分区明确、标识清楚，符合功能流程合理和洁污区域分开的基本要求。设普通病人血液净化区、隔离病人血液净化区。治疗室、水处理室、储存室、办公室、更衣室、待诊室等分开设置。

1. 环境管理要求

（1）治疗室、透析治疗区每日上、下午开窗通风 1 ～ 2 次，每次不少于 30 分钟，或用空气消毒机消毒，每日 2 次。

（2）每日透析结束后，应用清水湿式擦拭地面，有血液、体液等污染时应用吸湿材料去污，再用有效氯 2000 mg/L 的消毒液消毒，作用 30 分钟。

（3）不同区域使用的清洁工具，应分开放置，用后分开清洗、消毒，悬挂晾干。

2. 人员管理要求

（1）应遵循标准预防原则，加强个人防护，进入血液净化中心应更衣、换鞋、戴帽子和口罩，严格遵守医务人员手卫生规范。预计有血液、体液暴露时，应穿戴个人防护装备，如手套、防护面罩或护目镜等。

（2）严格遵守无菌技术操作原则。

（3）有血源性传播疾病的医务人员，在进行所有侵入性操作、接触病人黏膜组织和破损皮肤、接触病人有戴手套指征时，均应戴双层手套。

（4）工作人员每年至少接受 1 次健康体检，包括 HBV（乙肝病毒）、HCV（丙肝病毒）、HIV（人免疫缺陷病毒）等血源性传播疾病病原体相关标志物的检查。

（5）首次血液透析的患者、由其他血液净化中心转入或者近期接受血液制品治疗的患者必须在血液透析治疗前进行输血前四项检查；维持性血液透析患者至少每半年进行 1 次输血前四项检查。

（6）传染病病人血液透析须在隔离透析间进行，并固定床位，专机透析。HBsAg（＋）和抗 –HCV（＋）病人应分区分机隔离透析，抗 –HIV（＋）病人宜到指定的医院透析或转腹膜透析。急诊病人应专机透析。

（7）对透析中出现发热反应的病人，及时进行血培养，查找感染源，采取控制措施。

（8）出现乙型肝炎病毒标志物（HBsAg 或 HBV–DNA）或丙型肝炎病毒标志物（HCV 抗体或 HCV–RNA）阳转的患者，应立即对密切接触者（使用同一台血液透析机或相邻透析单元的患者）进行乙型肝炎病毒或丙型肝炎病毒标志物（抗原和 / 或抗体）检测，包括 HBV–DNA 和 HCV–RNA 检测；检测结果为阴性的患者应 1～6 个月后重复检测。

3. 物品和设施管理要求

（1）切实做好透析用物的清洁和消毒工作。透析用物专人专用，严禁交叉使用。所有透析器、血路管应一次性使用。透析管路预充后必须在 4 小时内使用，超过时间必须重新预充。

（2）加强透析液制备输入过程的质量监测，必须每月监测透析用水、透析液。疑有污染时随时监测。

（3）每月对设备消毒剂进行检测，包括消毒剂的浓度和设备消毒剂的参与浓度等。

（4）每次透析治疗结束后应消毒机器内部管路（水路）。透析过程中发生血液、体液污染时，应立即采取清洁、消毒处理。

（5）每次透析治疗结束后应拆除所有的管路系统，仔细检查每个压力传感器是否干净，确认无任何异物或血渍等污物黏附。

（6）每班清洁擦拭透析机机箱的外部表面和带有底轮的机座。

（7）每周彻底清洁擦拭透析机的所有物体表面，清洗空气过滤网。

（8）每一位病人透析结束都应更换床单、被套及枕套，对其物品表面进行擦洗，有明显污染时应消毒。

（9）隔离透析病人使用的物品，如透析机、治疗车、病历、血压计、听诊器、血糖仪、小桌板等应标识明确、单独使用。每次透析结束后，应使用消毒剂擦拭，再用清水擦拭。

（10）护士站桌面、电话按键、电脑键盘、鼠标等应保持清洁，必要时使用消毒剂擦拭消毒。

麻醉手术科医院感染预防与控制制度

1. 确保布局合理，符合功能流程合理和洁污分开的原则，分区清楚（非限制区、半限制区、限制区），区域间标志明确。

2. 确保天花板、墙壁、地面无裂隙，表面光滑；有良好的排水系统，便于清洗和消毒；有定期清洁卫生制度。

3. 手术室内应设无菌手术间、一般手术间、隔离手术间；隔离手术间应靠近手术室人口处。每一间手术间限置一张手术台，根据手术病人和手术部位的情况合理安排手术间。

4. 手术器具及物品的清洁和消毒灭菌须符合国家相关规范要求，必须一用一灭菌，首选高压蒸汽灭菌，严格执行消毒灭菌效果监测，确保有记录可查。

5. 麻醉用器具应定期清洁、消毒，接触病人的用品应一用一消毒，严格遵守一次性医疗用品的管理规定。

6. 医务人员必须严格遵守消毒灭菌制度和无菌技术操作规程。

7. 严格限制手术间内人员数量。

8. 感染性手术的消毒隔离制度

（1）已知具有感染或传染性的手术病人，手术医师应在手术通知单上注明感染性疾病名称。

（2）医务人员应在遵循标准预防的基础上，根据病原菌的传播途径遵循相应隔离技术标准操作规程。

（3）病人转运床上粘贴隔离标识，手术间门口根据病原菌的传播途径悬挂相应的隔离牌，如接触隔离、空气隔离、飞沫隔离。

（4）若为传染性病人手术，术者应按相关要求进行分级防护。

（5）手术中未使用的物品使用清洁包布集中打包，由手术间外护士使用清洁污衣袋收纳，注明感染性标识后，由相关部门按照相应标准操作规程处理。

（6）可重复使用的诊疗器械、器具和物品的处理操作流程应遵循国家卫生健康委员会 CSSD 相关规范要求。

（7）穿脱防护用品时应严格遵循《个人防护装备（PPE）穿脱次序标准操作规程》。

（8）空气净化消毒：普通手术间动态空气净化器应持续开启至少 30 分钟；负压手术间负压循环应持续开启至少 30 分钟，并使用相应有效浓度的消毒剂喷洒消毒回风口过滤网，消毒时间达到 30 分钟以后再拆卸清洗。

（9）物体表面消毒：清洁消毒人员应按照相应隔离标准操作规程的相关要求做好个人防护。先使用清水擦抹各种物体表面，注意擦拭顺序应从污染较轻的表面到污染较重的表面；再使用相应浓度的消毒剂擦拭消毒，保留 30 分钟以后再使用清洁抹布清除残留消毒剂。

（10）地面消毒：地面有明显污染时，应先用吸湿材料去污，再用含有效氯 2000 mg/L 的消毒液消毒，作用 30 分钟，然后按照常规清洁消毒程序处理。

9. 接台手术的消毒隔离制度

（1）医疗器械：重复使用的医疗器械应立即置于整理箱内，通过污染走廊和通道或采取"隔离转移"措施运送至 CSSD 进行集中处理。

（2）手术床单位：手术结束后，立即拆除床单、被套等织物，置于抗湿污物袋内，通过污染走廊或采取"隔离转移"措施，运出手术间。手术床、床栏等没有明确污染时，清水擦拭即可；被血液、体液污染时，应先用吸湿材料去污，再用含有效氯 2000 mg/L 的消毒液消毒，作用 30 分钟。

（3）仪器表面：如呼吸机、监护仪、输液泵、微量注射泵等，尤其是频繁接触的仪器表面（如按钮、操作面板等），应用75%乙醇擦拭或按照仪器使用说明要求进行保洁、消毒处理。

（4）常用诊疗用品：如听诊器、血压计等，没有明确污染时，清水擦拭即可；被血液、体液污染时，应先用吸湿材料去污，再用含有效氯2000 mg/L的消毒液消毒，作用30分钟。

（5）地面无明显污染时，清水擦拭即可；被血液、体液污染时，应先用吸湿材料去污，再用含有效氯2000 mg/L的消毒液消毒，作用30分钟，然后按照常规清洁消毒程序处理。

（6）清洁用具应使用不易掉纤维的织物材料制作。不同区域的清洁用具应专区专用，用后专池或专室清洗、消毒、晾干。

（7）抹布应做到每清洁一个单位物品（物品表面）一清洗，不得一块抹布连续擦抹两个不同医疗物品表面。

（8）每个拖布清洁面积不宜超过20 m²，清洁过程中应随时清洗拖布或更换清洁的拖布，不得一把拖布连续擦拭两个不同的手术间。

（9）清洁与感染手术室用洁具应分室（卫生处置室）分池（抹布与拖布分高低水池）清洗。

10. 接送病人的平车应定期消毒，车轮应每次清洁，定期维护。接送隔离病人的平车应专车专用，用后严格消毒。

11. 手术废弃物：将分类收集的固体废弃物，通过污染走廊或采取"隔离转移"措施，封闭运送，无害化处理；将液体废弃物进行消毒后倒入下水道。

产房、母婴室医院感染预防与控制制度

（一）基本要求

产房周围环境必须清洁、无污染源，应与母婴室和新生儿科相邻近，相对独立，便于管理。

1. 合理布局，严格划分无菌区、清洁区、污染区，确保区域之间标志明

确，无菌区内设置正常分娩室、隔离分娩室、无菌物品存放间；清洁区内设置刷手间、待产室、隔离待产室、器械室、办公室。

2. 确保墙壁、天花板、地面无裂隙，表面光滑；有良好的排水系统，便于清洗消毒。

3. 应根据标准预防的原则实施消毒隔离。对患有或疑似传染病的产妇，应隔离待产、分娩，按隔离技术要求护理和助产，所有物品严格按照消毒灭菌要求单独处理；用后的一次性用品及胎盘必须放入双层黄色塑料袋内，密闭运送，按感染性医疗废物处理；房间应严格进行终末消毒处理。

4. 母婴室内每组母婴床净使用面积应≥7 m²，母婴床头平行放置配有扶手的靠背椅和踏脚凳，便于产妇喂哺婴儿。

（二）隔离措施

1. 母婴一方有感染性疾病时，患病母婴均应及时与其他正常母婴隔离。产妇在传染病急性期，应暂停哺乳。

2. 产妇哺乳前应执行手卫生、清洁乳头。哺乳用具一婴一用一消毒，隔离婴儿用具单独使用及消毒。

3. 婴儿用眼药水、扑粉、油膏、沐浴液、浴巾、治疗用品等，应一婴一用，避免交叉使用。遇有医院感染流行时，应严格执行分组护理的隔离技术。

4. 患有皮肤化脓及其他传染性疾病的工作人员，应暂时停止与婴儿接触。

5. 严格执行探视制度，探视者应着清洁服装，手卫生后方可接触婴儿。在感染性疾病流行期间，禁止探视。

6. 母婴出院后，其床单元、保温箱等，应彻底清洁、消毒。

新生儿科医院感染预防与控制制度

（一）基本要求

1. 新生儿科应设置在相对独立的区域，并确保周围环境安静、清洁。应当做到洁污区域分开，各功能、流程、布局合理。分设医疗区和辅助区，医疗区包括普通病室、隔离病室、重症监护室和治疗室等；有条件时可设置早产儿病室。辅助区包括接待室、清洗消毒间、配奶间、新生儿沐浴间（区）等。

2. 保持室内空气清新，每日通风不少于 2 次，每次不少于 30 分钟，每日定时开启空气净化消毒机。

3. 地面每日湿式清扫不少于 2 次，有明显污染时先去除污染物，再清洁与消毒。

4. 窗台、墙面定期湿式擦拭，有明显污染时先去除污染物，再清洁与消毒。

5. 手频繁接触的物体表面，如各种仪器表面、门把手、洗手池、床头桌等，每日湿式擦拭不少于 2 次，有明显污染时先去除污染物，再清洁与消毒。

6. 清洁用具应专室专用，标识清楚，使用后分开清洗、消毒、晾干备用。

（二）物品管理

1. 使用中的婴儿保温箱应注明开启日期，婴儿保温箱使用后应进行终末清洁消毒，使用中应每日更换湿化液，湿式清洁恒温罩内外表面，特殊感染患儿（包括多重耐药菌）还应消毒。每周或遇污染时应进行彻底清洁消毒。

2. 婴儿保温箱的空气过滤材料至少应 1 个月更换 1 次，破损或积尘较多时随时更换，并做好记录。

3. 清洁消毒后备用的婴儿保温箱应注明清洁消毒日期、失效日期、清洁消毒人员姓名及检查人员姓名。推荐有效期为 2 周，2 周之内使用，可仅擦拭恒温罩内外表面。

4. 雾化器、防护面罩、体温表、浴巾等，应当一人一用一消毒。

5. 湿化瓶、吸痰瓶应当每日更换清洗消毒，呼吸机管路由 CSSD 集中回收处理。

6. 患儿使用后的奶嘴、奶瓶统一回收清洗、消毒。特殊或不明原因感染患儿所用奶具优先选择一次性物品，非一次性物品必须专人专用专消毒，不得交叉使用。清洗干净后，送 CSSD 压力蒸汽灭菌。

7. 盛放奶瓶的容器每日必须清洁消毒；保存奶制品的冰箱应定期清洁与消毒。消毒后奶具及配奶容器的保存时间不应超过 24 小时，未使用的剩余奶具应重新清洗消毒。

8. 每日沐浴结束后应清洗消毒沐浴用品,如沐浴池、沐浴喷头、沐浴垫、防水罩袍等;更换拆褓台与打褓台上的各种物品,并清洁擦拭台面、体重秤等。

9. 新生儿衣被按照《医院医用织物洗涤消毒技术规范》处理。新生儿沐浴使用后的毛巾应清洗消毒,首选热力消毒,必要时选择压力蒸汽灭菌;新生儿被服、衣物等应保持清洁,每日至少更换 1 次,污染后及时更换。患儿出院后床单位应进行终末消毒。

10. 工作人员的工作服、鞋、隔离衣应每周清洗消毒 1～2 次,遇污染时及时更换。

(三)隔离措施

1. 在诊疗过程中应当遵循标准预防的原则,并严格执行《医务人员手卫生规范》《医疗机构消毒技术规范》《医院隔离技术规范》以及《无菌操作技术规范》。

2. 诊疗和护理操作时,应当以先早产儿后足月儿、先非感染性患儿后感染性患儿的原则进行。

3. 对患具有传播可能的感染性疾病、有多重耐药菌感染的新生儿应采取相应隔离措施并作标识。

4. 发现特殊或不明原因感染患儿,应单间隔离、专人护理,并采取相应消毒隔离措施。所用物品优先选择一次性物品,非一次性物品必须专人专用专消毒,不得交叉使用。

5. 医务人员患有皮疹、腹泻、呼吸道传染病等感染性疾病时应离岗或调岗。

内镜中心医院感染预防与控制制度

(一)基本要求

1. 从事内镜诊疗和内镜清洗消毒工作的医务人员,应当具备内镜清洗消毒方面的知识,接受相关的医院感染管理知识培训,严格遵守《内镜清洗消毒技术操作规范》及《软式内镜清洗消毒技术规范》等国家相关标准规范。

2. 内镜中心应设单独的清洗消毒室和内镜诊疗室，清洗消毒室应当保证通风良好。

3. 不同系统内镜的诊疗工作应当分室进行；不同部位内镜的清洗消毒设备应当分开。

4. 灭菌内镜的诊疗环境至少应达到非洁净手术室的要求。

5. 工作人员清洗消毒内镜时，应当穿戴必要的防护用品，包括工作服、防渗透围裙、口罩、帽子、手套等。

6. 根据工作需要，按照以下要求配备相应内镜及清洗消毒设备：

（1）内镜及附件：其数量应当与医院规模和接诊病人数相适应，以保证所用器械在使用前能达到相应的消毒、灭菌合格的要求，保障病人安全。

（2）基本清洗消毒设备：包括专用流动水清洗消毒槽（四槽或五槽）、负压吸引器、超声清洗器、高压水枪、干燥设备、计时器、通风设施，与所采用的消毒、灭菌方法相适应的必备的消毒、灭菌器械，注射器、各种刷子、纱布、棉棒等消耗品。

（3）清洗消毒剂：多酶洗液、适用于内镜的消毒剂、75% 乙醇。

（二）内镜及附件的清洗消毒或灭菌原则

1. 凡进入人体无菌组织、器官或者经外科切口进入人体无菌腔室的内镜及附件，如腹腔镜、关节镜、脑室镜、膀胱镜等，必须灭菌。

2. 凡穿破黏膜的内镜附件，如活检钳、高频电刀等，必须灭菌。

3. 凡进入人体消化道、呼吸道等与黏膜接触的内镜，如喉镜、气管镜、支气管镜、胃镜、肠镜、乙状结肠镜、直肠镜等，应当按照《医疗机构消毒技术规范》的要求进行高水平消毒。

4. 内镜及附件用后应当立即清洗、消毒或者灭菌。

5. 使用的消毒剂、消毒器械等，应适用于内镜且符合国家相关规定。

6. 内镜及附件的清洗、消毒或者灭菌时间应当使用计时器控制。

7. 禁止使用非流动水对内镜进行清洗，内镜室应当做好内镜清洗消毒的登记工作，登记内容应当包括就诊病人姓名、使用内镜的编号、清洗时间、消毒时间以及操作人员姓名等事项。

（三）内镜的清洗与消毒要求

1. 操作步骤

（1）软式内镜：

酶洗（第一槽）→清洗（第二槽）→消毒或灭菌（第三槽）→冲洗（第四槽）与干燥→备用

（2）硬式内镜：

水洗（第一槽）→酶洗（第二槽）→清洗（第三槽）

  消毒或灭菌（浸泡法　第四槽）→冲洗（第五槽）与干燥→备用

  消毒或灭菌（非浸泡法）→保存备用

2. 清洗方法

按照《内镜清洗消毒技术操作规范》及《软式内镜清洗消毒技术规范》的规定对内镜进行清洗。

3. 消毒与灭菌

（1）软式内镜采用消毒剂浸泡消毒或者灭菌时，应当将清洗擦干后的内镜置于消毒槽并全部浸没于消毒液中，各孔道用注射器灌满消毒液。

（2）非全浸式内镜的操作部，必须用清水擦拭后再用75％乙醇擦拭消毒。

（3）需要消毒的内镜采用邻苯二甲醛消毒时，浸泡时间≥5分钟；使用过氧乙酸消毒时，浸泡时间≥5分钟。

（4）需要灭菌的内镜采用2％碱性戊二醛灭菌时，浸泡时间≥10小时；使用0.2％过氧乙酸灭菌时，浸泡时间按产品说明书，或者采用其他符合要求的灭菌方法。

（四）保存方法

1. 灭菌后的内镜及附件应当按无菌物品储存要求进行储存。

2. 消毒后的软式内镜悬挂于镜柜或镜房内，弯角固定钮应置于自由位。

3. 裸露灭菌的硬式内镜及附件应储存于密闭无菌容器中，有效期不超过4小时。

4. 裸露消毒的硬式内镜应储存于密闭消毒容器中,有效期不超过 1 周。

5. 储柜内表面或者镜房墙壁内表面应光滑、无缝隙、便于清洁,每周清洁消毒 1 次。

(五)终末处理

每日诊疗工作结束后,必须对吸引瓶、吸引管、清洗槽、酶洗槽、冲洗槽进行清洗消毒,具体方法及要点包括:

1. 吸引瓶、吸引管经清洗后,用有效氯含量为 500 mg/L 的含氯消毒剂浸泡消毒 30 分钟,刷洗干净,干燥备用。

2. 清洗槽、酶洗槽、冲洗槽经充分刷洗后,用有效氯含量为 500 mg/L 的含氯消毒剂擦拭。

3. 消毒槽在更换消毒剂时必须彻底刷洗。

感染性疾病科医院感染预防与控制制度

(一)建筑布局

1. 感染性疾病科和传染病分诊点应当标识明确、相对独立、通风良好、流程合理、具有消毒隔离条件和必要的防护用品。

2. 病人通道应与医务人员通道分开;发热门诊病人通道应与其他门诊病人通道分开,发热门诊内成人病人与儿童病人应分诊疗室就诊。

3. 明确三区分布与功能。清洁区包括医务人员专用通道、值班室、更衣间、休息室与库房等;半污染区为治疗室、药房(或药柜)、医务人员穿脱个人防护装备区等;污染区为挂号收费室、候诊区、诊室、隔离观察室、检验室、放射检查室、病人专用卫生间等。

4. 各门诊的部分功能可以合理合并,如挂号收费、配药、化验等,医务人员可以共用,但病人不能交叉,必须有不同的窗口为病人提供服务;公用区域内的医务人员应做好个人防护与手卫生。

5. 发热门诊、肠道门诊均应设立临床疑似病例的专用单人隔离观察室。

发热病人隔离观察室外应设立缓冲间，为进出人员提供穿脱个人防护装备的场地与手卫生设施，同时阻隔与其他区域的空气直接对流。肠道门诊必须设立专用厕所。

6.各门诊应独立设立病人专用卫生间，污水处理应符合国家相关要求。

（二）消毒隔离制度

1.严格执行《医院隔离技术规范》及《经空气传播疾病医院感染预防与控制规范》等国家规范，不同病种分室收治。疑似病人具有高度传染性或毒力强的菌株所致的感染病人应单独安置。病人应在指定区域内活动，不得互串病房或随意外出。

2.病房外应设有隔离标志（粉红色为飞沫隔离，蓝色为接触隔离，黄色为空气隔离）。病室内应有流动水洗手设施，设独立卫生间。并根据病原体传播途径不同，采取相应的隔离措施。

3.工作人员应严格按防护规定着装。工作人员从清洁区进入潜在污染区：应洗手→戴帽子→戴口罩（不同区域不同类别）→穿工作衣裤→换工作鞋→进入潜在污染区。从潜在污染区进入污染区：穿隔离衣或防护服→（必要时）戴护目镜/防护面罩→戴手套→穿鞋套→进入污染区。工作人员离开污染区进入潜在污染区前：去手套→消毒双手→摘掉护目镜/防护面罩→脱隔离衣或防护服→脱鞋套→洗手和（或）手消毒→进入潜在污染区，洗手或手消毒，用后物品分别放于专用容器内。从潜在污染区进入清洁区前：洗手和（或）手消毒→脱工作服→去口罩→去帽子→洗手和（或）手消毒后，进入清洁区。（离开清洁区沐浴、更衣下班。）

4.非传染病区工作人员因工作需要进入传染病区时，应经传染病区医务人员许可，并接受消毒隔离要求的指导。进入传染病区的化验人员、会诊医师应严格遵守各项消毒隔离制度。

5.不宜以消毒为目的在门诊出入口放置踏脚垫以及在门把手上缠绕织物。避免增加微生物污染的潜在危险。

6.隔离衣应专室专用，体温计、血压计、听诊器用后应用含有效氯

500 mg/L 的消毒液浸泡和擦拭消毒，患者出院、转院、死亡后应进行终末消毒。

7. 病室内要保持空气新鲜、定时开窗通风，地面和物表（如凳、柜、门把手等）要保持清洁、干燥，地面每天湿试拖地，抹布、拖把等清洁用具要专区专室专用、标记醒目，用后分别洗净、消毒（抹布用 250 mg/L 有效氯消毒液、拖布用 500 mg/L 有效氯消毒液浸泡 30 分钟以上）、冲净晾干备用。地面有明显污染时，用吸湿材料随时去污、再用 2000 mg/L 有效氯消毒液清洁消毒，对经血传播病原体、分枝杆菌、细菌芽孢污染的物品用含有效氯 2000 mg/L ～ 5000 mg/L 的消毒液浸泡 30 分钟以上。

8. 病人使用的一次性盆、便器等保持清洁，专人专用。

9. 严格执行陪护、探视管理制度，一般不设陪护、探视。病情需要时，应由床位医师签"同意"意见。对陪护、探视者先做好卫生宣教，同时发放最基本的防护用品等（如鞋套、口罩等）。

10. 病区产生的生活垃圾均视为感染性医疗垃圾，置双层专用黄色塑料袋中，进行有效封口后专人密闭运送。病人的排泄物、分泌物应进行消毒处理后方可排放。严格做好医疗废物交接、登记等。

门、急诊医院感染预防与控制制度

（一）建筑布局

1. 急诊科应与普通门诊分开，自成体系，设置单独出入口、医疗区和辅助区。医疗区应包括预检分诊、就诊室、隔离就诊室、治疗室、处置室、抢救室和观察室。

2. 门诊大厅应设置预检分诊处，预检分诊人员按规定进行分诊。

3. 环境应当光线充足、通风良好，候诊区宽敞，就诊流程便捷。

4. 各诊疗区域应配置有效、便捷的手卫生设施：洗手池、流动水洗手设施、清洁剂、速干手消毒剂、干手用品。

(二）消毒隔离要求

1. 严格执行《医疗机构门急诊医院感染管理规范》（WS/T 591–2018）。

2. 严格遵守标准预防，有职业暴露可能时应穿戴个人防护装备。

3. 患有感染性疾病（如皮肤感染、呼吸道感染和腹泻等）者应停止工作。

4. 急诊挂号、候诊、取药、采血、化验及注射等与普通门诊分开。

5. 建立预检分诊制度，发热病人、传染病病人或疑似传染病病人，到指定隔离诊室诊治，并及时消毒。

6. 对明确或疑似传染病病人（如出现发热、咳嗽、咳痰等症状结合流行病学、职业史），根据传播途径采取相应的隔离措施（空气隔离、飞沫隔离、接触隔离）。

7. 急诊就诊室、留观室、抢救室及平车、轮椅、诊察床等清洁消毒应严格执行《医疗机构环境表面清洁与消毒管理规范》相关要求。

8. 急诊抢救器材应在消毒灭菌的有效期内使用，一用一消毒或灭菌。

9. 各科门诊医师、护士上岗时应衣帽整洁，严格执行日常清洁、消毒、隔离制度。

10. 每个诊桌应配备合格的速干手消毒剂，医务人员诊疗时，每接触一个病人前后均应使用速干手消毒剂消毒双手，当手部有明显血渍、污渍污染时，应严格按要求洗手。

11. 体温计用 75% 酒精或 500 mg/L 含氯消毒剂浸泡 30 分钟，浸泡消毒后，清水冲净，擦干，清洁干燥保存备用。血压计袖带应保持清洁，每周清洁消毒 1 次，有污染时用 500 mg/L ～ 2000 mg/L 含氯消毒剂浸泡 30 分钟后再清洗干净，晾干备用。血压计外壳、听诊器在清洁的基础上须用 75% 酒精擦拭消毒。

12. 消毒液均应注明开启日期，并在有效期内使用。

13. 诊室、走廊、卫生间的拖把要分开使用，有专用标记。地面要湿式清扫，被血液、体液、呕吐物、排泄物、分泌物污染的地面要用 2000 mg/L 含氯消毒剂作用 30 分钟后再擦拭。

14. 诊室桌子、椅子、凳子、门把手、水龙头、门窗要用清洁的湿抹布每天擦拭,当表面受到病原菌污染时要用500 mg/L～2000 mg/L含氯消毒液擦拭。

15.医疗废物应当按照《医疗废物管理条例》及有关规定进行分类,医疗废物与生活垃圾要分别放置在不同颜色的袋内,医疗废物袋外须贴标签,并填写好科室、名称,由专人收集、运送,进行无害化处理。

普通病区医院感染预防与控制制度

1.严格执行《病区医院感染管理规范》。

2.在医院感染管理科的指导下开展预防医院感染的各项监测,按要求报告医院感染发病情况,对监测中发现的各种感染因素及时采取有效控制措施。

3.病人的安置原则应为：感染病人与非感染病人分开,同类感染病人相对集中,特殊感染病人单独安置。

4.病室内应定时通风换气,必要时进行空气消毒；地面应湿式清扫,遇污染时即刻消毒。

5.病人衣服、床单、被套、枕套应一人一更换,住院时间长时,应每周更换,遇污染应及时更换。枕芯、棉褥、床垫应定期消毒,被血液、体液污染时,及时更换；禁止在病房、走廊清点更换下来的被服衣物。

6.病床应湿式清扫,一床一套（巾）,床头柜应一桌一抹布,用后均须消毒。病人出院、转科或死亡后,床单位必须进行终末消毒处理。

7.弯盘、治疗碗、药杯、体温计等用后应进行清洁消毒处理。

8.加强各类监护仪器设备、卫生材料等的清洁与消毒管理。

9.餐具、便器应固定使用,保持清洁,定期进行消毒和终末消毒。

10.治疗室、配餐室、病室、厕所等应分别设置专用拖布,并标记明确,分开清洗,悬挂晾干,定期消毒。

11.感染性引流液、体液等标本须消毒后排入下水道。

12.对传染病病人及其用物按传染病管理的有关规定,采取相应的消毒隔离和处理措施。

13. 传染病病人应在指定的范围内活动，不准乱串病室及外出。不同传染病病人应分开安置，每间病房不超过 4 人，床间距应 ≥ 1.1m；特殊隔离病室入口应设缓冲间，室内设卫生间（含盥洗、浴、厕设施），卫生间应有单独的出入口。

14. 严格执行各项消毒隔离制度。医务人员严格执行手卫生；病人用过的医疗器械、用品等均应先清洁，再进行消毒或灭菌。病人出院、死亡后严格进行终末消毒。

15. 严格执行医院陪护探视制度。

治疗室、换药室、注射室医院感染预防与控制制度

1. 确保室内布局合理，清洁区、污染区分区明确，标识清楚。无菌物品应按灭菌日期依次放入专柜，过期物品须重新灭菌；应设有流动水洗手设施。

2. 医护人员进入室内，应衣帽整洁，严格执行无菌技术操作规程。

3. 无菌物品必须一人一用一灭菌。

4. 抽出的药液和配制好的静脉输注用无菌液体，放置时间不应超过 2 小时；启封抽吸的各种溶媒超过 24 小时不得使用，最好采用小包装。

5. 碘伏、复合碘消毒剂、季铵盐类、氯己定类、碘酊、醇类皮肤消毒剂应注明开瓶日期或失效日期，开瓶后的有效期应遵循厂家的使用说明，没有明确规定使用期限的应根据使用频次、环境温湿度等因素确定使用期限，确保微生物污染指标符合规范要求。连续使用最长时间不应超过 7 天；对于性能不稳定的消毒剂如含氯消毒剂，配制后使用时间不应超过 24 小时。干式无菌持物钳使用时间不得超过 4 小时。

6. 治疗车上物品应排放有序，上层为清洁区，下层为污染区；进入病室的治疗车、换药车应配有快速手消毒剂。

7. 各种治疗、护理及换药操作应按清洁伤口、感染伤口依次进行，特殊感染伤口如：炭疽、气性坏疽、破伤风等应就地（诊室或病室）严格隔离，

处置后严格进行终末消毒，不得进入换药室；隔离的传染病病人或者疑似传染病病人产生的医疗废物应当使用双层包装物，并及时密封。

8. 坚持每日室内清洁消毒，地面湿式清扫。

中医综合治疗室医院感染预防与控制制度

1. 中医综合治疗室须设有专人负责管理。

2. 严格执行《中医医疗技术相关性感染预防与控制指南（试行）》及《病区医院感染管理规范》的相关操作规范。

3. 治疗室应分区清楚，设备、器械、物品定位分类放置，标识清楚，保持整洁有序，用后放回原处。

4. 工作人员进入中医综合治疗室应衣帽整洁、仪表端庄，做好标准预防，严格执行无菌操作规程。

5. 严格执行手卫生规范。

6. 各种无菌物品、消毒液每日检查有效期，按规定时间及时更换，保证治疗工作的顺利进行。

7. 严格执行清洁、消毒制度

（1）治疗室应每日通风换气，用空气消毒机消毒。

（2）物体表面、地面等无明显污染时采用清水湿式清洁方法，每日2次，清洁工具使用后应及时清洁消毒，干燥保存。发生血液、体液、排泄物、分泌物等污染时及时用吸湿材料去污，再用含有效氯2000 mg/L的消毒液消毒，作用30分钟。

（3）床单等直接接触病人的用品应每人次更换，或用一次性床单；间接接触病人的床上用品，定期清洗与消毒；污染时立即更换。

8. 医疗废物应遵循《医疗废物管理条例》及医院管理制度的要求，标识清楚，正确分类暂存。

9. 一次性无菌医疗用品严格按相关规定储存、使用、处理，禁止重复使用。

医学检验和病理中心医院感染预防与控制制度

1. 严格遵守《病原微生物实验室生物安全管理条例》等有关规定。

2. 加强职业安全防护，工作人员须穿工作服，必要时穿隔离衣、胶鞋、戴口罩和手套。

3. 严格执行无菌技术操作规程，微量采血一人一针一管一片。

4. 严格执行手卫生规范。

5. 报告单先消毒后发放。

6. 空气消毒、各种物体表面消毒须符合《医疗机构消毒技术规范》及《医疗机构环境表面清洁与消毒管理规范》等国家相关规范要求。

7. 消毒剂须注明浓度，按要求使用。每日监测使用中的消毒液的有效浓度，并记录保存。

8. 严格按照《医疗废物管理条例》正确、安全处置病原体的培养基、标本和菌种保存液等医疗废物。

输血科医院感染预防与控制制度

1. 合理布局，设清洁区（血液储存、发放处）、半清洁区（办公区）和污染区（血液检验和处置室）。

2. 临床用血管理应严格执行卫健委制定的《医疗机构临床用血管理办法（试行）》和《临床输血技术规范》。

3. 工作人员接触血液必须戴手套，脱手套后必须洗手。一旦发生体表污染或刺伤，应立即处理，并及时报告医院感染管理科。

4. 工作人员必须作好自我防护，上岗前应检查身体并注射乙肝疫苗，建立定期体检制度。

5. 采用的血液（包括成分血）和试剂必须有国家卫生行政部门和国家药品监督管理部门颁发的许可证。

6.储血冰箱每周须清洁消毒1次，每月必须对输血科工作人员的手、室内空气以及对储血冰箱的内壁进行微生物学检测，不得检出致病性微生物和霉菌，并保存监测报告。

7.保持室内环境清洁，每天操作前后应用消毒液及时对工作台面、桌面进行擦拭消毒，有污染时随时消毒。室内地面应每天湿式拖地2次，有污染时立即实施污点清洁消毒。

8.玻片、滴管、试管等用后应立即放入消毒液中浸泡，再清洗晾干备用。

血管导管相关血流感染预防与控制制度

目前临床静脉输液治疗有一般静脉输液（头皮针），静脉留置套管针，经外周静脉插管的中心静脉导管（PICC）和经股静脉、锁骨下静脉等置入的中心静脉导管（CVC）等方法，感染控制措施的目的在于预防微生物进入导管刺入部位、血管内导管或血流。

1. 一般静脉输液

（1）遵照护理规范要求，严格执行无菌技术操作规程。

（2）操作前严格按国家颁布的《医务人员手卫生规范》要求洗手。

（3）消毒皮肤后，待消毒剂自然晾干、充分发挥作用后再进行穿刺。

（4）一次性静脉输液器连续输液时，应 24 小时更换 1 次，输注血液制品及脂肪乳剂的器具每次用完后更换。

（5）使用无菌贴膜覆盖穿刺点，应保持局部干燥、无菌，贴膜固定牢固。当贴膜潮湿、松脱或污染时应立即更换。

2. 外周静脉留置导管

（1）～（5）条同"一般静脉输液"。

（6）严格掌握留置导管的适应证，并尽早拔除导管。

（7）对穿刺、使用及维护导管的护士进行相关知识的培训和考核。

（8）穿刺前或更换敷料时，采用 2% 碘酊和 75% 乙醇或 0.5% 氯己定醇类等消毒皮肤（消毒范围必须大于敷料的范围）。

（9）留置导管后用无菌、透明、透气性能好的贴膜覆盖穿刺点，在贴膜上注明穿刺日期。

（10）外周静脉留置导管堵塞、部分脱出或穿刺部位发生渗出、静脉炎或局部感染（红、肿、热、痛）等现象，应立即拔除静脉留置导管。

（11）根据留置导管产品使用说明书正确使用导管。成人外周短导管（静脉留置针）留置时间一般以 72 ～ 96 小时为宜，使用过程中必须密切观察病人全身情况和穿刺点情况。

3. 经外周静脉穿刺置入的中心静脉导管（PICC）

（1）～（8）条同"外周静脉留置导管"。

（9）由具备 PICC 置管资质的护士穿刺，由受过专门培训的护士进行日常维护，同时做好病人及家属的健康指导。

（10）严格执行无菌技术操作规程。置管时应当遵守最大限度的无菌屏障要求。置管部位应铺大无菌单（巾）;置管人员应戴帽子、口罩、无菌手套，穿无菌手术衣及手消毒。

（11）妥善固定导管。胶带不能直接粘贴在导管上，脱出的导管不能再重新送入血管。

（12）按要求更换肝素帽（7 天更换 1 次），每次输液前用 75% 乙醇棉签擦拭消毒肝素帽。

（13）尽量使用无菌透明、透气性能好的敷料覆盖穿刺点，对高热、出汗、穿刺点出血及渗出的病人应及时使用无菌纱布覆盖。

（14）PICC 置管后 24 ～ 48 小时须更换敷料，之后定期更换。无菌纱布为 1 次 / 2 天，无菌透明敷料为 1 ～ 2 次 / 周，如敷料出现潮湿、松动、可见污染时应立即更换；在治疗间歇期间至少每 7 天维护 1 次，包括更换接头、冲洗导管、更换敷料等；操作中应严格遵守无菌技术。

（15）怀疑病人发生导管相关血流感染时，若拔除导管，应进行导管尖端 5cm 半定量细菌培养，外周静脉采集 1 ～ 2 套血培养；若保留导管，应至少采集 2 套血培养，其中至少有一套来自外周静脉血，另一套来自导管。

（16）记录置管的日期、时间及执行者，按要求填写 PICC 维护手册；PICC 导管留置时间根据供应商提供的产品使用说明书来确定，一般尽量缩短导管留置时间。

（17）观察置管部位相关情况，同时向病人及家属宣教维护 PICC 的方法，发现肿胀等情况，立即报告。

4. 经锁骨下静脉、颈静脉、股静脉等置入的中心静脉导管（CVC）

（1）～（17）条参见"经外周静脉穿刺置入的中心静脉导管（PICC）"。

（18）CVC 发生感染的概率较外周静脉导管更高，尤其是股静脉置管，应严格进行无菌操作，密切观察有无感染。建议首选锁骨下静脉置管。

（19）根据产品使用说明书决定 CVC 留置时间，尽量缩短导管留置时间。

导尿管相关泌尿系感染预防与控制制度

1. 严格掌握导尿及留置导尿的指征，尽量缩短留置尿管的时间。

2. 插管前必须洗手或卫生手消毒，并戴无菌手套；插管过程严格执行无菌操作。

3. 集尿袋放尿等操作前必须洗手或卫生手消毒。

4. 维持持续的密闭无菌引流系统，不轻易分离导尿管和引流管；如出现接口分离、渗漏、污染，应重新消毒后连接导尿管和引流管或进行更换处理。

5. 采集尿液化验标本时按无菌操作进行，留取少量尿标本进行微生物病原学检测时，应当消毒导尿管后，使用无菌注射器抽取标本送检。留取大量尿标本时（此法不能用于普通细菌和真菌学检查），可以从集尿袋中采集，避免打开导尿管和集尿袋的接口。

6. 妥善固定尿管及引流管，避免打折、弯曲、阻塞，保证导尿管及集尿袋高度低于膀胱水平，避免接触地面，防止逆行感染。及时清空集尿袋中尿液，活动或搬运时夹闭引流管或使用抗返流集尿袋，避免尿液返流。普通集尿袋每 2 ～ 3 天更换 1 次，抗返流集尿袋每周更换 1 次或按产品使用说明书进行更换，尽量减少反复开启接口频次。

7. 保持病人会阴部清洁干燥，用温开水抹洗会阴部，若会阴部有伤口、分泌物多或有污染时，用 0.5 ％的聚维酮碘棉球消毒尿道口，每日 2 次。

8. 长期留置导尿管的病人不主张采用膀胱冲洗预防感染，也不宜频繁更换导尿管，有感染者，建议每周更换 1 次。若导尿管阻塞或不慎脱出时，以及留置导尿管装置的无菌性和密闭性被破坏时，应立即更换导尿管。

9. 病情允许时鼓励病人多饮水以增加尿量，达到自然冲洗的目的。

气管切开相关感染预防与控制制度

1. 保持室内清洁，空气清新，定时通风，确保温度和湿度适宜，减少探视。

2. 复用气管内套管每班消毒 1 次，常用煮沸消毒或浸泡消毒。

3. 严格执行无菌技术操作。吸痰时，戴无菌手套，吸痰管一用一丢弃，建议使用高分子硅胶吸痰管。当需在口腔和呼吸道同时吸痰时，应遵循先气管后口腔的原则。吸痰动作应轻柔，防止损伤呼吸道黏膜。

4. 保持气管切开部位局部敷料清洁、干燥，若渗出多或被分泌物污染时应及时更换敷料。

5. 气管套管口上应覆盖两层用生理盐水浸湿的纱布，以保证吸入的空气有一定的湿度，并防止灰尘或异物进入气管内。纱布每班更换，若有分泌物污染时应及时更换。

6. 呼吸道湿化：可采用呼吸道内滴药、雾化吸入等方法湿化呼吸道，注意无菌技术操作及雾化器的消毒处理。

7. 加强病人口腔护理，保持口腔清洁，配合胸部物理治疗。

8. 气管切开置管留置时间越长，发生感染的概率就越大，因此应根据病情及早拔除气管导管。

呼吸机相关感染预防与控制制度

呼吸机相关感染主要是指呼吸机相关性肺炎（VAP），VAP是机械通气过程中最严重的医院感染。预防呼吸机相关感染，护理人员应严格遵循下列预防措施。

1. 严格掌握人工机械通气的适应证，只有在必须时才能使用，早用早脱机，尽量采用无创通气措施。

2. 对相关人员进行培训与授权，使其能够熟练掌握和严格遵循人工机械通气操作指南、护理规范及相关感染控制方法。

3. 保证呼吸机及配件的数量适宜，使用过程中更换、消毒、灭菌及备用。

4. 呼吸机外置管路及附件应做到一人一用一消毒或灭菌；消毒方法首选高压灭菌，其次是化学浸泡消毒。

5. 特殊感染病人（包括结核分枝杆菌、毛霉菌、HIV、HBV、MRSA、MRSE等病原微生物感染等）应使用专用呼吸机管路或一次性呼吸机管路，必要时使用专用过滤器。建议使用一次性温湿交换器（人工鼻）替代加温湿化器。复用的呼吸机管道等应单独进行清洗、消毒。

6. 如临床怀疑使用呼吸机病人的感染与呼吸机管路相关时，应及时更换清洗、消毒处置管路及附件。

7. 呼吸机外置回路消毒完成后，晾干或烘干装入消毒清洁袋或带盖容器内，干燥保存备用。

8. 消毒后物品应避免再次污染，用化学消毒剂消毒后的呼吸机管路应用无菌蒸馏水彻底清洗后备用。

9. 呼吸机主机或空气压缩机的空气过滤网须定期清洗，一般每周1～2次（将过滤网从机器中取出，用清水清洗表面），以防灰尘堆积造成细菌繁殖。呼吸机内部可拆卸的呼气管路应根据各厂商提供的方法进行清洗消毒。

10. 各种呼吸机的流量传感器应根据产品说明书的要求进行更换、清洗消毒；呼吸机呼入端或呼出端的细菌过滤器、供气模块滤网、冷却风扇过滤器、防尘网等部件可根据产品说明书要求或按需进行清洗更换。

11. 长期使用呼吸机的病人，无明显禁忌证可将床头抬高 30°～45°，以减少 VAP 的发生；呼吸机管道应每周更换 1 次，如有明显痰液或分泌物污染则随时更换。

12. 呼吸机湿化罐内的湿化液应为无菌蒸馏水，使用过程中应适时添加保持一定水位。

13. 呼吸机使用过程中，集水杯中的冷凝水应及时清除，防止冷凝水过满影响气体回流及返流入呼吸道导致肺部感染。

14. 加强气道加温湿化、配合胸部物理治疗与体位引流，确保呼吸道通畅。

15. 坚持按需吸痰，可使用密闭式吸痰装置，保证供氧吸痰两不误，减少外源性感染概率。

16. 建立呼吸机消毒制度并登记。对呼吸机管路的消毒效果定期进行细菌学监测。

17. 加强呼吸机的保养及维护。由于呼吸机种类繁多，结构复杂，性能及保养要求不同，且高档呼吸机的价格昂贵，故应该由接受过专门训练的人员负责进行管理。呼吸机应处于完好备用状态，放置在清洁、通风、安全的房间内备用。

下呼吸道感染预防与控制制度

1. 建立预防和控制下呼吸道感染的规章制度和技术操作规程并落实。

2. 感染病人与非感染病人应分开安置，同类感染病人相对集中，特殊感染病人单独安置，并根据病原体、疾病的传播途径采取相应的消毒隔离措施。

3. 保持病室环境清洁，定时开窗通风，定期对空调通风系统进行清洗并达到相应的卫生学要求，房屋改造时要预防军团菌和曲霉菌污染。

4. 积极治疗基础疾病（如糖尿病、COPD、血液病等），严格掌握机械通气指征，尽量采用无创通气，限制插管的留置时间。对建立人工气道的病人，应严格执行无菌技术操作规程。

5. 重复使用的呼吸机外置管路、雾化器等附件应达到灭菌水平或高水平消毒；并做到一人一用一消毒或灭菌；呼吸机管路应避免频繁更换（一般情况下每周更换 1～2 次，如有明显分泌物污染则应及时更换）；集水器应处于管路最低处，冷凝水要及时倾倒，避免倒流。

6. 吸氧病人应加强呼吸道湿化，湿化瓶内应为无菌蒸馏水，应每 24 小时更换 1 次。

7. 注意病人口腔卫生，防止口咽部分泌物吸入。病情许可时采取半卧位。控制病人进食速度和量，尽量避免使用 H_2 受体阻滞剂和制酸剂，及时清除其声门下分泌物。

8. 保持病人呼吸道通畅，及时清除气道分泌物。定时为病人翻身拍背，以促进排痰。手术病人术前应戒烟，术后应鼓励病人有效咳嗽排痰，尽早起床活动，避免使用镇静剂。

9. 医务人员接触病人和操作前后应洗手或进行卫生手消毒。诊疗护理操作时应戴口罩、帽子。接触病人血液、体液、分泌物时应戴手套。进行可能发生血液、体液飞溅的操作时应戴防护面罩，必要时穿戴具有防渗透性能的隔离衣或围裙。

10. 不宜常规使用抗菌药物预防下呼吸道感染。

手术相关感染预防与控制制度

（一）手术前

1. 尽量缩短病人术前住院时间。择期手术病人应当尽可能待手术部位以外感染治愈后再行手术。

2. 有效控制糖尿病病人的血糖水平。

3. 正确准备手术部位皮肤，彻底清除手术切口部位和周围皮肤的污染。

术前备皮应当在手术当日进行，确需去除手术部位毛发时，应当使用不损伤皮肤的方法，避免使用刀片刮除毛发。

4. 消毒前要彻底清除手术切口和周围皮肤的污染，采用卫生行政部门批准的合适的消毒剂以适当的方式给手术部位皮肤消毒，皮肤消毒范围应当符合手术要求，如需延长切口、做新切口或放置引流时，应当扩大消毒范围。

5. 如需预防用抗菌药物时，手术病人皮肤切开前30分钟到1小时内或麻醉诱导期给予合理种类和合理剂量的抗菌药物。需要做肠道准备的病人，还须术前一天分次、足剂量给予非吸收性口服抗菌药物。

6. 有明显皮肤感染或者患感冒、流感等呼吸道疾病，以及携带或感染多重耐药菌的医务人员，在未治愈前不应当参加手术。

7. 手术人员要严格按照《医务人员手卫生规范》进行外科手消毒。

8. 重视术前病人的抵抗力，纠正水电解质的不平衡、贫血、低蛋白血症等。

（二）手术中

1. 保证手术室门关闭，尽量保持手术室正压通气，环境表面清洁，最大限度减少人员数量和流动。

2. 保证使用的手术器械、器具及物品等达到灭菌水平。

3. 手术中医务人员要严格遵循无菌技术操作原则和手卫生规范。

4. 若手术时间超过3小时，或者手术时间长于所用抗菌药物半衰期2倍以上的，或者失血量大于1500 mL的，手术中应当对病人追加合理剂量的抗菌药物。

5. 手术人员尽量轻柔地接触组织，保持有效地止血，最大限度地减少组织损伤，彻底去除手术部位的坏死组织，避免形成无效腔。

6. 术中保持病人体温正常，防止低体温。需要局部降温的特殊手术执行具体专业要求。

7. 冲洗手术部位时，应当采用温度为37℃的无菌生理盐水等液体。

8. 对于需要引流的手术切口，术中应当首选密闭负压引流，并尽量选择远离手术切口、位置合适的部位进行置管引流，确保引流充分。

（三）手术后

1. 医务人员接触病人手术部位或者更换手术切口敷料前后应当进行手卫生。

2. 为病人更换切口敷料时，严格遵守无菌技术操作原则及换药流程。

3. 术后保持引流通畅，根据病情尽早为病人拔除引流管。

4. 外科医师、护士要定时观察病人手术部位切口情况，出现分泌物时应当及时进行微生物培养，结合微生物报告及病人手术情况，对外科手术部位感染及时诊断、治疗和监测。

皮肤软组织感染预防与控制制度

1. 积极防治易引起皮肤改变或损伤的疾病，如糖尿病、肝硬化、肾病、血液系统疾病、皮肤病、蚊虫叮咬等，保持皮肤完整性，防止损伤，预防皮肤软组织感染。

2. 对手术病人备皮应采取不损伤皮肤的方法。术中严格遵守无菌操作原则，术后保持伤口敷料清洁干燥。

3. 指导患者注意个人卫生，保持皮肤清洁干燥，衣服清洁无皱褶，被汗液、尿液等浸湿时及时更换；大小便失禁患者应及时清洁局部皮肤，肛周可涂皮肤保护剂，减少皮肤摩擦和刺激。

4. 积极治疗或纠正可引起皮肤软组织感染的疾病或危险因素。患有皮肤病者应积极治疗，避免抓破损伤；注意皮肤出现的浅表伤口，及时处理体表软组织的损伤，防止继发感染；有效控制糖尿病患者的血糖水平，提高机体抵抗力。

5. 指导患者合理膳食，增加营养，增强皮肤抵抗力，提高自身免疫力；根据天气变化及时增减衣物，天气寒冷时注意保暖，防止冻伤，使用热水袋等要防止烫伤。

6. 对昏迷、瘫痪、长期卧床、老年等患者定期检查受压部位皮肤，避免局部皮肤长期受压；协助患者定时变换体位，2～3小时一次，必要时缩短变换体位的时间；尽量避免潮湿、摩擦及排泄物刺激；若有局部水肿、皮肤微红或发白等情况应立即采取措施；因治疗需要不允许过多翻身者，应使用特殊床垫、器具防止褥疮发生。

7. 新生儿护理应手法轻柔，更换尿布、内衣时要防止损伤皮肤。尿布应柔软，勤更换。保持婴儿皮肤干燥，经常更换体位，以防局部长期受压。做好产房和婴儿室的消毒隔离工作，控制感染源。

8. 严格执行无菌技术操作规程。腰穿、骨髓穿刺、活检、关节穿刺、静脉输液等必须严格进行皮肤消毒；给患者换药时应戴帽子、口罩及无菌手套。

9. 严格执行手卫生规范，接触患者前后认真洗手或使用速干手消毒剂消毒。接触皮肤感染部位分泌物、脓液、血液及其污染物品时必须戴手套，脱手套后须洗手。

10. 被感染性分泌物、脓液、血液污染的诊疗器械，应彻底清洗干净，再进行消毒或灭菌，无菌物品的使用须一人一用一灭菌。

11. 严格执行环境消毒。被感染性分泌物、脓液、血液污染后的环境，应用含有效氯 400 mg/L ～ 700 mg/L 的消毒液均匀喷洒。

12. 接触皮肤、软组织感染创面的物品，如敷料、棉球等应放入双层黄色感染性医疗废物袋集中处置。

多重耐药菌医院感染预防与控制制度

1. 医院应当高度重视多重耐药菌医院感染的诊断、监测、预防和控制等各个环节，严密监测高危人群，如年老体弱患者、有严重基础疾病的免疫力低下患者、接受侵入性检查治疗患者、住院时间长及近期使用广谱、高档抗菌药物治疗患者等，落实各项防控措施。

2. 各科室应积极参加医院感染预防与控制知识的教育和培训，增加医务人员对多重耐药菌医院感染预防与控制的认识，强化多重耐药菌感染危险因素、流行病学以及预防与控制措施等知识，确保医务人员掌握正确、有效的多重耐药菌感染预防和控制措施。

3. 严格执行《医务人员手卫生规范》（WS/T 313–2019）。手卫生是控制院内感染最直接有效的方法，多重耐药菌感染或定植病人床旁应配备速干手消毒剂，所有接触性操作后应快速进行手消毒。在进入隔离房间或接触房内病人时须戴手套；预计与病人或其环境如床栏杆有明显接触时，需要加穿隔离衣；离开病人床旁或房间时须脱下防护用品；脱手套、隔离衣后，应再次快速进行手消毒或用皂液流水洗手。

4. 严格执行消毒隔离制度

（1）尽可能将病人置于单人间或将带有相同耐药菌菌株的病人安置在一起，不能单间隔离时，应避免将气管插管、深静脉留置导管、有开放伤口或者免疫功能低下病人安置在同一房间。两病人床距间隔应大于 1 米，并拉上病床边的围帘，以降低直接接触的机会。房间或床旁必须粘贴明显的接触隔离标识。

（2）限制病人的活动范围。减少公用物品，医疗用具固定、常规消毒。

（3）保持病室清洁，空气新鲜，定时通风换气，减少人员出入，提醒进入者注意预防隔离。

（4）与病人直接接触的相关医疗器械、器具及物品，如听诊器、血压计、体温表、输液架等要专人专用，并及时用含氯消毒剂（含有效氯 500 mg/L）擦拭。轮椅、担架、床旁心电图机等不能专人专用的医疗器械、器具及物品要在每次使用后擦拭消毒。对医务人员和病人频繁接触的物体表面，如心电监护仪、微量泵、呼吸机等医疗器械的面板或旋钮表面、计算机键盘及鼠标、病人床栏杆和床头桌、门把手等进行擦拭消毒。对隔离病人尽可能使用一次性餐饮具。任何物品从病人房间移出后，在转至医院的另一区域或用于其他病人前，均必须消毒。

（5）如病人转院、转病房或需要治疗、检查、手术而转运，必须先通知相关科室做好相应的消毒隔离措施。

（6）床旁或隔离房间内垃圾桶固定，医疗废物盛放于防渗漏双层黄色垃圾袋内，密闭运送。

（7）如果采取以上控制措施，但传播仍然继续时，该病区应暂停收治病人。

5. 医务人员应当严格遵守无菌技术操作规程，特别是实施中心静脉置管、气管切开、气管插管、留置尿管、放置引流管等操作时，应当避免污染，减少感染的危险因素。

6. 认真落实抗菌药物临床合理使用的有关规定，严格执行抗菌药物临床使用的基本原则，切实落实抗菌药物的分级管理，正确、合理地实施个体化抗菌药物给药方案，根据临床微生物检测结果，合理选择抗菌药物，降低细菌耐药压力，并在治疗过程中密切监测病人对抗菌药物的不良反应。

7. 当病人感染治愈，原则上耐药菌培养连续两次阴性（每次间隔 > 24 小时）方可解除隔离。病人转出或出院、死亡后严格进行床单位终末消毒。

1.严格执行《中医医疗技术相关性感染预防与控制指南》。

2.工作人员须着装整齐，严格执行无菌操作规程。有明显皮肤感染或者患感冒、流感等呼吸道疾病的医务人员，不应参加相关诊疗工作。

3.治疗室应保证自然通风、采光良好，空气流通。每日诊疗活动结束后，或接诊呼吸道传染病病人治疗后用空气消毒机进行空气消毒1小时。

4.每日环境清洁2次。发生血液、体液、排泄物、分泌物等污染应及时用吸湿材料去污，再用含有效氯 2000 mg/L 的消毒液消毒，作用 30 分钟。

5.床单等直接接触病人的用品应每人次更换，或用一次性床单；间接接触病人的床上用品，应定期清洗与消毒；遇污染则及时更换。

6.手卫生设施齐全，治疗车配备快速手消毒剂。严格执行《医务人员手卫生规范》。

7.中医微创诊疗必须设置独立的微创治疗室，准备区和治疗区之间有实际隔断，按门诊手术室管理。

8.使用一次性无菌（微创）针具、羊肠线、生物蛋白线等产品质量须符合国家要求，一人一用一废弃，针具用后放入锐器盒集中处置。可重复使用的针具交消毒供应中心处理，严格执行一人一用一灭菌。

9.重复使用的刮痧器具应一人一用一清洁一消毒，宜专人专用。遇污染及时去污染物再清洗消毒，使用后器具应先用流动水刷洗，必要时使用清洁剂去除油渍等附着物。依据刮痧器具不同的材质，选择适宜的方式进行清洗消毒处理，方法如下：①可采用含有效氯 500 mg/L ～ 1000 mg/L 的溶液浸泡，浸泡 30 分钟以上，清水冲洗，干燥保存；也可用热力消毒，应符合 AO 值 3000（相当于温度 90 ℃ /5 分钟，或 93 ℃ /2.5 分钟）的要求；②砭石等圆钝用于按压操作的器具，可使用氯己定乙醇溶液、碘类消毒剂等擦拭消毒；③如被血液、体液污染时应及时去除污染物，再用含有效氯 2000 mg/L 消毒液浸泡消毒 30 分钟以上，清水冲洗，干燥保存。

10. 罐具清洗应使用专用水池，不得与洗手池共用。罐具应一人一用一清洗一消毒。罐具处理流程：清水冲洗→酶液浸泡→用刷子擦洗罐具内壁→ 500 mg/L（血罐浸泡浓度 2000 mg/L）含氯消毒剂浸泡消毒 30 分钟→清水冲洗→晾干备用，或采用湿热消毒，应符合 AO 值 3000（相当于 90 ℃ /5 分钟，或 93 ℃ /2.5 分钟）的要求，干燥后保存备用，或采用其他符合国家相关要求的消毒方法处理。

11. 病人每次使用过的熏蒸床应用 500 mg/L 含氯消毒剂擦拭。药浴容器内应套一次性清洁塑料袋；药浴液及内置一次性塑料袋应一人一用一更换；药浴容器使用后清水冲刷，用含有效氯 500 mg/L 的消毒剂刷洗消毒，干燥备用。

12. 灌肠机应遵照一人一用一消毒；清洁后用 500 mg/L 含氯消毒剂或酒精擦拭。

13. 采用化脓麦粒灸，应与病人签署知情同意书。颜面、五官和有大血管的部位以及关节活动部位，不宜采用化脓麦粒灸。

14. 医务人员应做好标准预防，正确使用防护用品，如发生职业暴露，按照医务人员职业安全防护措施处理。

1.医院所有一次性使用无菌医疗用品必须由资产装备部及相关部门统一招标，集中采购，使用科室不得自行购入。

2.医院采购的一次性使用无菌医疗用品，必须是符合国家相关要求的合格产品。生产厂家及经销公司相关资质证件须齐全有效。

3.每次购置一次性使用无菌医疗用品时，采购部门必须进行质量验收，订货合同、发货地点及货款汇寄账号应与生产企业/经营企业相一致，并查验每箱（包）产品的检验合格证、生产日期、消毒或灭菌日期、产品标识和失效期等，进口的一次性导管等无菌医疗用品应有灭菌日期和失效期等中文标识。

4.每次购置的一次性使用无菌医疗用品，必须经医院感染管理科审查、监测合格后，方可进入临床科室使用。

5.医院保管部门须安排专人负责建立登记账册，记录每次订货与到货的时间、生产厂家、供货单位、产品名称、数量、规格、单价、产品批号、消毒或灭菌日期、失效期、出厂日期、卫生许可证号、供需双方经办人姓名等。

6.物品应存放于阴凉干燥、通风良好的物架上，距地面 ≥ 20 cm，距墙壁 ≥ 5 cm，距天花板 ≥ 50 cm。不得将包装破损、失效、霉变的产品发放至使用科室。

7.科室要定期清理一次性无菌医疗用品，确保无过期产品。使用前应检查小包装有无破损、失效、产品有无不洁净等。

8.使用时若发生热原反应、感染或其他异常情况时，必须及时留取样本送检，按规定详细记录，并报告医院感染管理科、药学部和资产装备部。

9. 对植入性或介入性无菌医疗器械，必须建立详细的使用记录，记录必要的产品跟踪信息，使产品有可追溯性，器械的条形码应贴于病历中。

10. 医院感染管理科定期对一次性无菌医疗用品的采购、使用、贮存和回收处理进行监督检查，确保产品使用安全。

11. 医院发现不合格产品或质量可疑产品时，应立即停止使用，并及时报告当地药品监督管理部门，不得自行作退、换货处理。

12. 一次性使用无菌医疗用品用后，按照《医疗废物管理办法》进行处理，禁止重复使用和回流市场。

消毒药械管理制度

1. 医院感染管理委员会负责对全院使用的消毒灭菌药械进行监督管理。

2. 医院感染管理科按照国家有关规定，具体负责对全院消毒灭菌药械的采购、储存和使用进行监督、检查，对存在问题及时处理，并汇报医院感染管理委员会。

3. 全院消毒药械由医院指定部门统一进行管理。

4. 资产装备部、药学部应根据临床需要和医院感染管理委员会对消毒灭菌药械选购的审定意见进行采购，按照国家有关规定，查验必要证件，监督进货产品的质量，并按有关要求进行登记。

5. 对供货单位实行年审制度。各供货单位必须每年交具一次卫生许可证、生产许可证、经营许可证的复印件，供采购科室审核。凡不能按时交具三证的，一律停止进货计划。

6. 消毒药品入库时，应严格检查产品的包装是否有注明生产单位的卫生许可证号、产品名称、厂名、厂址、生产日期、批号、有效期、使用方法等。对不合质量要求的产品，严禁入库。

7. 使用部门应准确掌握消毒灭菌药械的使用范围、方法、注意事项；掌握消毒灭菌药剂的使用浓度、配制方法、更换时间、影响消毒灭菌效果的原因等，发现问题，及时报告医院感染管理科予以解决。

8. 资产装备部应对临床使用的大型消毒器械进行定期维护，发现问题及时处理。至少每半年维护 1 次。

外来器械（包含植入物）管理制度

1. 所有植入物和外来器械必须是按医院相关制度经过严格审查后进入医院的合格产品。

2. 建立规范的外来器械操作流程、质量控制和追溯机制。

3. 加强手术科室的管理。定期由专业人员对手术医师、手术护士进行外来手术器械使用的专业培训，使其掌握器械的基本性能和操作方法。

4. 严格执行交接手续。对于生锈或缺损的外来器械不予接受及清洗。外来器械供应商应提前 24～48 小时将器械送达消毒供应中心，并提供器械的书面拆分、清洗、包装、灭菌操作参数等。如无法提供相关书面文件，应经咨询器械商认可的情况下，采取消毒供应中心的操作程序。器械查对无误后双方签字，经清洗、消毒、灭菌后送达手术室。外来器械（包含植入物）必须生物监测合格后才能发放，急需时使用含第 5 类化学指示物的生物 PCD 进行监测，化学指示物显示合格方可提前放行，生物监测结果应及时通知手术室。

5. 手术室在使用外来器械时，应严格检查包装完好性及指示卡灭菌变色情况，合格后才能使用。

6. 外来器械使用后，必须经消毒供应中心清洗消毒、与器械商交接登记后才能带离医院。手术室或消毒供应中心不负责外来器械的保管。灭菌后未使用的器械必须拆除外包装后才能带走，避免器械商再次异地使用产生不安全因素，带来医疗风险。

7. 器械商原则上禁止进入手术室，如技术人员必须现场指导器械使用时，应先经过手术室安排，了解手术环境和无菌要求后方可申请，并征得手术室护士长同意后方可进入，每次限一人。

8.禁止手术人员私自使用未经医院采购、检验的植入物。一经发现，严肃处理；一旦出现问题，后果自负，并追究相关人员的责任。

医疗废物管理制度

医疗废物分类收集、运送与暂时贮存制度

认真贯彻、实施《医院废物管理条例》及《医疗卫生机构医疗废物管理办法》，加强对医疗废物、废水的安全管理。医院污水排放执行国家《污水综合排放标准》，按规定进行检测，确保记录准确、资料完整。

根据医疗废物的类别，做到在医疗废物源头就地分类管理。废物产生者（如医师、护士等）应熟悉《医疗废物分类目录》内容，负责把不同的废物正确地分类到相应的专用容器内。并按照以下要求，及时分类收集医疗废物：

1.根据医疗废物的类别，将医疗废物分置于符合《医疗废物专用包装物、容器的标准和警示标识的规定》的包装物或者容器内。

（1）包装袋：用于盛装除损伤性废物之外医疗废物的初级包装，并符合一定防渗和撕裂强度性能要求的非 PVC 塑料的软质口袋。根据医疗废物的类别分别置于不同颜色包装袋内。①黑色包装袋：收集生活垃圾及未被污染的一次性医疗、卫生用品的外包装（非医疗垃圾）；②黄色包装袋：收集感染性废物（包括高压处理过的病原体的培养基、标本、菌种和毒种保存液等高危险废物）、病理性废物及少量药物性废物和化学性废物；③红色包装袋：收集放射性废物。

（2）利器收集盒：要求硬质、密封、非 PVC 塑料，封口后不能再打开，并有规范标识，用于收集注射器与输液器的针头、刀片、玻璃安瓿、玻片等易损伤包装的利器。

（3）周转箱：盛装经密封包装的医疗废物的专用硬质容器，运送包装好的医疗废物。

2. 在盛装医疗废物前，应当对医疗废物包装物或者容器进行认真检查，确保无破损、渗漏及其他缺陷。

3. 感染性废物、病理性废物、损伤性废物、药物性废物及化学性废物不能混合收集。少量的药物性废物可以混入感染性废物内，但应当在标签上注明。

4. 废弃的麻醉、精神、放射性、毒性等药品及其相关废物的管理，须依照有关法律、行政法规和国家有关规定、标准执行。

5. 化学性废物中批量的废化学试剂、废消毒剂应当交由专门机构处置。

6. 批量的含有汞的体温计、血压计等医疗器具报废时，应当交由专门机构处置。

7. 医疗废物中病原体的培养基、标本、菌种和毒种保存液等高危险废物，应当首先在产生地点进行压力蒸汽灭菌或者化学消毒处理，然后按感染性废物收集处理。

8. 隔离的传染病病人或者疑似传染病病人产生的具有传染性的排泄物，应当按照国家规定严格消毒，达到国家规定的排放标准后方可排入污水处理系统。

9. 隔离的传染病病人或者疑似传染病病人产生的医疗废物应当使用双层包装物，并及时密封。

10. 装入专用容器内的医疗废物不得取出。

11. 医疗废物产生地点应当有医疗废物分类收集方法的示意图或者文字说明。

12. 盛装的医疗废物达到包装物或者容器的 3/4 时，应当使用有效的封口方式，使包装物或者容器的封口紧实、严密。

13. 包装物或者容器的外表面被感染性废物污染时，应当对被污染处进行消毒处理或者增加一层包装。

14. 盛装医疗废物的每个包装物、容器外表面应当有警示标识，在每个包装物、容器上应当系中文标签，中文标签的内容应当包括：医疗废物产生单位、产生日期、类别及需要的特别说明等。

15. 每天由专人到各科室负责医疗垃圾的收集，运送人员从医疗废物产生地点将分类包装的医疗废物按照规定的时间和路线，运送至内部的暂时贮存地点。

16. 运送人员在运送医疗废物前，应当检查包装物或者容器的标识、标签及封口是否符合要求，不得将不符合要求的医疗废物运送至暂时贮存地点。

17. 运送人员在运送医疗废物时，要采取适宜、有效的职业卫生防护措施，应当戴手套、口罩，穿工作服。

18. 运送医疗废物应当使用防渗漏、防遗撒、无锐利边角、易于装卸和清洁的专用运送工具。防止造成包装物或容器破损和医疗废物的流失、泄漏和扩散，并防止医疗废物直接接触身体。

19. 每天运送工作结束后，运送人员应当对运送工具及时进行清洁和消毒。

20. 医疗卫生机构应当建立医疗废物暂时贮存设施、设备，不得露天存放医疗废物；医疗废物暂时贮存的时间不得超过 2 天。

21. 禁止医疗卫生机构及其工作人员转让、买卖医疗废物。禁止在非收集、暂时贮存地点倾倒、堆放医疗废物。禁止将医疗废物混入其他废物和生活垃圾中。

22. 医院感染管理科应对全院医疗废物处置工作实施监督管理。

医疗废物暂时贮存场所管理制度

1. 医疗废物暂时贮存场所应由专人管理，负责暂时贮存场所医疗废物的消毒、处理、保管、登记工作。

2. 应对医疗废物进行登记，登记内容包括医疗废物的来源、种类、重量或者数量、交接时间、最终去向以及经办人签名等项目。登记资料至少保存 3 年。

3. 医疗废物转交出去后，医疗废物暂时贮存场所管理人员应当对暂时贮存地点、设施及时进行清洁和消毒处理。

4. 医疗废物暂时贮存设施要求

（1）远离医疗区、食品加工区、人员活动区和生活垃圾存放场所，方便医疗废物运送人员及运送工具、车辆的出入。

（2）有严密的封闭措施，设专（兼）职人员管理，防止非工作人员接触医疗废物。

（3）有防鼠、防蚊蝇、防蟑螂等安全措施。

（4）防止渗漏和雨水冲刷。

（5）易于清洁和消毒。

（6）避免阳光直射。

（7）设有明显的医疗废物警示标识和"禁止吸烟、饮食"的警示标识。

（8）暂时贮存病理性废物，应当具备低温贮存或者防腐条件。

医疗废物流失、泄露、扩散和意外事故应急处理预案及报告制度

1. 负责医疗废物收集运送的工人应按照医院有关医疗废物管理规定分类收集医疗废物，并使用专用运送车辆密闭运送医疗废物。

2. 如运送过程中发生医疗废物大量溢出、散落（如运送车倾翻、工人受伤）等严重事件时，当事人或事故发生科室应立即报告物业中心和医院感染管理科，同时请医院保卫人员在受污染地区设立隔离区，禁止其他车辆和行人穿过，避免污染物扩散和对行人造成伤害。

3. 物业中心接到报告后，应到现场指挥处理，对溢出、散落的医疗废物迅速进行收集、清理，确定流失、泄漏、扩散的医疗废物的类别、数量，发生时间，影响范围及严重程度，并调查事故原因，形成书面报告，递交给医院负责医疗废物工作的主管领导。

4. 医院感染管理科指导职业防护和消毒处理。

（1）工作人员在进行清理工作时须穿防护服、戴手套和口罩、穿靴子等防护用品，清理工作结束后，用具和防护用品均须进行消毒处理。

（2）对污染的现场地面用 1000 mg/L ～ 2000 mg/L 的含氯消毒剂进行喷洒、擦拭消毒和清洁处理。如有液体溢出物采用木屑等吸附材料吸收处理后再消毒处理。

（3）对感染性废物污染区域进行消毒时，消毒工作从污染最轻区域向污染最严重区域进行，对可能被污染的所有使用过的工具应当进行消毒。

（4）如果在操作中，清理人员的身体（皮肤）不慎受到污染，应就近清洁，用水冲洗受污染部位，如被医疗废物污染或刺伤时，应立即向医院感染管理科报告，并按照职业暴露处理流程进行处理。

5.医疗废物暂存点发生医疗废物丢失时，应逐级向物业中心、医院感染管理科、医院主管领导报告，并尽可能追回丢失的医疗废物；如发生医疗废物流失、泄漏、扩散和意外事故时，按上述（2）（3）（4）做好相应处理，并在 48 小时内向湖南省中医药管理局报告。

6.因医疗废物流失、泄漏、扩散和意外事故导致 1 人以上死亡或者 3 人以上健康损害，需要对致病人员提供医疗救护和现场救援的重大事故时，应当在 12 小时内向湖南省中医药管理局报告，同时采取相应的医疗救助并按上述（2）（3）（4）要求进行现场清理、清洁和消毒等紧急处理措施。

7.因医疗废物流失、泄漏、扩散和意外事故导致传染病传播事故，或者有证据证明传染病传播的事故有可能发生时，应当按照《中华人民共和国传染病防治法》及有关规定报告，采取相应措施。

手卫生管理制度

1. 手卫生为洗手、卫生手消毒和外科手消毒的总称。医院和科室应定期开展手卫生的全员培训，医务人员应掌握手卫生知识和正确的手卫生方法，保证洗手与手消毒效果。

2. 手卫生是预防和控制医院感染、保障患者和医务人员安全最重要、最简单、最有效、最经济的措施。医院感染管理科、医务部、护理部等部门应加强对医务人员手卫生工作的指导与监督。

3. 医院在新建、改扩建设计时，应听取医院感染管理科意见，规范设置洗手设施，相关部门应定期对使用中的洗手设施进行维护和保养，确保洗手设施便捷、有效。

4. 全院必须配备合格的洗手与卫生手消毒设施。

（1）设置流动水洗手。

（2）ICU、麻醉手术科、产房、消毒供应中心、导管介入室、内镜中心、新生儿科、血液净化中心、烧伤疮疡整形科、感染性疾病科、口腔科、医学检验与病理中心等感染高风险部门和治疗室、换药室、注射室应配备非手触式水龙头。

（3）提倡用洗手液洗手，盛放洗手液的容器为一次性使用，重复使用的容器应每周清洁与消毒，禁止将洗手液直接添加到未使用完的出液器中，必须在清洁、消毒取液器后再添加洗手液。

（4）配备干手物品或设施，避免二次污染。

（5）配备合格的速干手消毒剂。

5. 麻醉手术科、导管介入室、产房等必须配备合格的外科手消毒设施。

（1）配置洗手池。洗手池设置在手术间附近，水池大小、高矮适宜，能防止洗手水溅出，池面应光滑、无死角，易于清洁。洗手池水龙头的数量应根据手术台的数量设置，不应少于手术间的数量，间隔适宜，水龙头开关应为非手触式。刷手用具应当一用一灭菌或一次性使用，洗手池应每天清洁与消毒。

（2）配备洗手液，盛放洗手液的容器为一次性使用。

（3）配备清洁指甲用品，用后放在指定容器中，清洁指甲用品应每日清洁与消毒。

（4）手消毒剂采用一次性包装、非手触式出液器，并在有效期内使用。

（5）配备干手物品，医用擦手纸应灭菌后使用，每次更换擦手纸前应对容器进行清洁消毒。

（6）配备计时装置、洗手流程和说明图。

6. 医务人员应遵循洗手与卫生手消毒的原则，严格掌握洗手或使用速干手消毒剂指征及方法。手术人员应遵循外科手消毒原则，严格掌握外科手消毒方法及注意事项。

7. 医院进购手卫生设施及用品，如水龙头、洗手池、洗手液、干手纸巾、速干手消毒剂、手刷等时，应充分听取医务人员的建议，确保医务人员对手卫生设施和用品有良好的接受性。

8. 启用的速干手消毒剂应注明开启时间，使用期限应符合产品说明书要求。

9. 科室每月应对医务人员手卫生及设备进行自查，确保有记录（包括洗手池和水龙头的清洁、洗手和干手设备的完好性、手卫生的正确性、手卫生知识的知晓率、手卫生的依从性、手卫生用品领用量及原始出库单）。每季度总结、分析、对存在问题提出改进措施，提高手卫生依从性。

10. 医院感染管理科每季度对手术室、产房、介入导管室、层流洁净病房、重症监护科、新生儿科、血液净化中心、烧伤病房、感染性疾病科、口腔科等部门工作的医务人员手进行消毒效果的监测。当怀疑医院感染暴发与医务人员手卫生有关时，应及时进行监测，并进行相应致病性微生物的检测。

11. 手消毒效果应达到相应要求：卫生手消毒，监测的细菌菌落数应当 $\leq 10\,CFU/cm^2$；外科手消毒，监测的细菌菌落数应 $\leq 5\,CFU/cm^2$。

12. 医院感染管理科应定期对各科室洗手液、速干手消毒剂、干手纸巾等手卫生用品消耗量及医务人员手卫生依从性进行调查、分析和反馈，对手卫生依从性不佳的科室和医务人员要分析原因，提出整改措施，并督促落实。

医务人员职业安全防护制度

1. 医院为医务人员提供有针对性、必要的防护用品，为发生职业暴露的医务人员提供相关健康检查和预防治疗费用，以保障医务人员职业安全。

2. 医院感染管理科定期进行职业暴露与防护知识培训及相关技术指导。

3. 医务人员从事诊疗、护理工作时应当严格遵守标准预防原则，做好自我防护。医务人员应根据不同操作的需要，选择合适种类和规格的手套。进行可能接触病人血液、体液、排泄物和分泌物的诊疗和护理工作时，应戴手套；若手部皮肤存在破损时，应戴双层手套。当护理同一个病人，接触污染部位后再接触清洁部位，需要更换手套；当诊疗活动结束时，或怀疑手套破损时，以及护理不同的病人时应更换手套并洗手或手消毒。不能用戴手套替代洗手。

4. 医务人员应依据不同的操作要求选用不同种类的口罩，正确佩戴。一般诊疗活动可佩戴一次性医用口罩或外科口罩；手术室工作、护理免疫功能低下病人或进行体腔穿刺等操作时应佩戴外科口罩；接触经空气传播或近距离接触经飞沫传播的呼吸道传染病病人时应戴医用防护口罩。一次性口罩应保持清洁，每班更换，遇污染时及时更换。

5. 在进行有可能发生血液、体液、排泄物和分泌物飞溅的诊疗和护理操作过程中，医务人员除须戴手套和口罩外，还应戴好防护眼镜或防护面罩。

6. 接触经接触传播的感染性疾病、多重耐药菌感染等病人时；为大面积烧伤、骨髓移植等实行保护性隔离的病人诊疗、护理时；可能受到病人血液、体液、分泌物、排泄物大面积飞溅时，还应穿上隔离服或围裙。

7. 接触甲类或按甲类传染病管理的传染病病人时；接触经空气传播或飞

沫传播的传染病病人时；可能受到病人血液、体液、分泌物、排泄物喷溅时，还应穿防护服。

8.在为病人实施心肺复苏时，应先清理病人口腔内的分泌物及血液，应尽量使用人工呼吸器代替口对口的人工呼吸，或用设有过滤器的面罩辅助呼吸。

9.使用后的锐器应直接放入耐穿刺、防渗漏的利器盒内，以防刺伤。

10.严格执行安全注射，抽血时使用真空采血器。禁止对使用后的一次性针头复帽；若必需复帽，采用单手复帽法；禁止徒手分类使用过的针头、刀片等锐器，防止锐器刺伤或划伤。

11.使用过的个人防护用品应放入相应的医疗废物袋中，并根据医院相关制度进行处置。

12.医务人员发生职业暴露后，须立即实施相应处理措施，并报告医院感染管理科。医院感染管理科针对职业暴露情况进行登记、并分析查找原因，组织对暴露级别进行评估，并对暴露人员进行相关治疗和观察。

附录一 经血液/体液传播疾病——职业暴露的防护与处理

医务人员预防职业暴露应当遵照标准预防原则，将所有病人血液、体液、分泌物、排泄物均视为有传染性，实施双向防护，防止疾病双向传播，根据传播途径建立接触、空气、飞沫隔离措施。

（一）锐器伤的防护与处理

1.防护

（1）进行锐器相关操作时，坚持标准预防原则，提高预防锐器伤的自觉性。

（2）实施安全注射，应遵循对接受注射者无危害、对施行注射者无危害、使用过的注射废物的处理对公众和社会无危害的注射原则。

（3）操作者严格执行自我保护措施，纠正不正确的个人操作习惯。注射中避免反复穿刺瓶塞；避免过多回套针帽、取下针头，以及将使用过的锐器进行分离、浸泡和清洗；一定要套回时，运用单手回套针帽法；禁止将污染的头皮针头悬挂于输液管的莫菲式滴管上。

（4）手持无针帽的注射器或锐器时应集中注意力，行动小心，以免刺伤他人或自己。

（5）尽可能减少非必要的注射和锐器的使用与传递，勿将使用过的输液器针头和无针帽的注射器面向他人或自己，或将裸露的针头器具传来递去。

（6）注射后应尽快、准确地将用过的锐器扔进专用锐器盒中。实施换药、手术等操作后，最好由操作者本人及时清理废弃的注射器针头、刀片等锐器，以免后期处理时增加刺伤他人的概率。锐器盒的使用应符合医疗废物的管理规定。

（7）整理用物时要小心谨慎，正确处置注射废弃物，禁止徒手处理破碎的锐器（如破碎的安瓿、注射器、刀片等）。

（8）医护人员应注射乙肝疫苗。

（9）操作前后及脱手套后应洗手或进行卫生手消毒。

（10）提高护理器材的安全性能，使用无针头或具有安全保护性装置的产品和个人保护产品，如用真空抽血设备取代传统的注射器抽血，用留置针代替钢针、头皮针，使用安全自毁型注射器和针头等。

2. 处理

（1）紧急局部处理：被锐器意外刺伤后，立即脱去手套，由近心端向远心端不断挤出血液，并用肥皂和流水清洗伤口，然后用 0.5% 碘伏消毒，待干后再贴上无菌敷料。局部处理后，即刻电话报告医院感染管理部门，咨询相关事宜，根据暴露源（乙肝、丙肝、艾滋、梅毒）四项检查结果及本人情况决定是否需要抽血化验和做进一步处置。

（2）报告：建立完善的职业暴露后报告体系，工作中受到锐器意外伤害的医护人员应主动报告相关部门，并填写医院工作人员血液体液职业暴露登记表，建立专门的职业暴露事件档案，被暴露人员的各种原始资料与记录材料应完整存档。

（3）追踪：暴露源 HIV 未明且无法行 HIV 初筛试验时，被暴露者可权衡暴露程度和抗 HIV 药物的毒副作用等，选用基础治疗方案或仅追踪观察。暴露源 HIV 阴性时，不需特殊处理，疑为窗口期者，追踪观察。

（二）皮肤、黏膜暴露防护与处理

1. 防护

（1）严格执行手卫生规范，正确使用医疗防护用品。

（2）手部皮肤如有破损，在进行有可能接触病人血液、体液的诊疗、护理操作时必须戴双层手套。

（3）高危科室，如消毒供应中心等应配置洗眼装置。

2.处理

（1）皮肤有肉眼可见的血液、体液和分泌物等污物时，用肥皂（皂液）和流动水清洗后，再用皮肤消毒剂消毒。

（2）如发生黏膜职业暴露，应反复用生理盐水冲洗。

（3）如皮肤有伤口，按锐器伤处理。

（4）凡职业暴露（含未破损者）须填报血液体液职业暴露登记表。

附录二　艾滋病病毒职业暴露的应急处理预案

HIV-1 的职业暴露是指卫生保健人员在职业工作中与艾滋病病毒感染者的血液、组织或其他体液等接触而具有感染 HIV 的危险。

（一）危险程度的评估

1.暴露源危险度的分级：

（1）低传染性：病毒载量水平低、无症状或高 CD4 水平。

（2）高传染性:病毒载量水平高、AIDS 晚期、原发性 HIV 感染、低 CD4 水平。

（3）暴露源情况不明:暴露源所处的病程阶段不明、暴露源是否为 HIV 感染，以及污染的器械或物品所带的病毒含量不明。

2.暴露程度分级：

根据暴露源（含有艾滋病病毒的体液、血液或者含有体液、血液的医疗器械、物品）接触方式的不同，将艾滋病病毒职业暴露级别分为三级。

（1）一级暴露：暴露源为体液或者含有体液、血液的医疗器械、物品；暴露类型为暴露源沾染了不完整的皮肤或黏膜，但暴露量小且暴露时间较短。

（2）二级暴露：暴露源为体液或者含有体液、血液的医疗器械、物品；暴露类型为暴露源沾染了不完整的皮肤或黏膜，暴露量大且暴露时间较长；或暴露类型为暴露源刺伤或者割伤皮肤，但损伤程度较轻，为表皮擦伤或针刺伤（非大型空心针或深部穿刺针）。

（3）三级暴露：暴露源为体液或者含有体液、血液的医疗器械、物品；暴露类型为暴露源刺伤或者割伤皮肤，但损伤程度较重，为深部伤口或者割伤物有明显可见的血液。

（二）职业暴露后的处理原则

1.用肥皂液和流动的水清洗被污染的局部。

2. 污染眼部等黏膜时，应用大量生理盐水反复对黏膜进行冲洗。

3. 存在伤口时，应轻柔挤压伤处，尽可能挤出损伤处的血液，用肥皂液和流动的清水冲洗伤口。

4. 伤口局部用皮肤消毒液（如75%酒精、0.5%碘伏等）消毒，并进行包扎处理。

（三）职业暴露后的报告

在发生职业暴露后，被暴露者可在紧急处理后立即将事故情况（发生的时间、地点及经过；暴露方式；损伤的具体部位、程度；接触物种类，如血液、培养液或其他体液）和处理措施报告医院感染管理科。

（四）预防职业暴露的措施

1. 医务人员在工作场所进行各种诊疗技术操作时必须做好标准预防。

2. 进行可能接触病人血液、体液的诊疗和护理工作时，必须戴手套。操作完毕脱去手套后，应立即洗手。

3. 在进行有可能发生血液、体液飞溅的诊疗和护理操作过程中，医务人员除须戴手套和口罩外，还应戴防护眼镜；当有可能发生血液、体液大面积飞溅，有污染操作者身体的可能时，还应穿上具有防渗透性能的隔离服。

4. 医务人员在进行接触病人血液、体液的诊疗和护理操作时，若手部皮肤存在破损时，必须戴双层手套。

（五）阻断医院内HIV的感染途径

1. 实行安全注射

WHO对安全注射的定义：是指对接受注射者无害，对实施注射操作的医护人员不带来任何可避免的暴露风险，注射产生的废弃物不对他人造成危害的注射。

2. 重视各种医疗器械、物品的处理：凡接触病人血液、体液或有被病人血液污染的危险时，务必进行彻底消毒、灭菌。

（1）医疗器材：在各种污染物中，污染的医疗器材是最危险的传播因素。器材用后处理必须符合国家消毒供应中心管理规范 WS 310.1-2016、WS 310.2-2016 和 WS 310.3-2016 的规定。

（2）病人的排泄物、分泌物：对病人的排泄物、分泌物可用含氯消毒剂干粉（有效含氯量10000mg/L）搅拌后作用2小时以上；对被污染的水将含氯消毒剂干粉（有效含氯量50mg/L）加入污水中，并搅拌均匀作用2小时后排放。

（3）医用织物：被污染的床单、衣服等医用织物处理要符合国家《医院医用织物洗涤消毒技术规范》相关要求。

（4）餐具：餐具可用加热法或微波消毒。病人应使用单独的餐具或一次性碗筷，以便能重点处理。

（5）环境及居室用品：严格执行《医疗机构环境表面清洁与消毒管理规定》。被病人的血液、体液、排泄物和分泌物污染的环境和设施，应用吸湿材料去污，再用含有效氯2000mg/L的消毒液消毒，作用30分钟。病人出院或病人死亡以后应进行终末消毒。

（6）医疗废物

所有废弃的医疗废物包括一次性锐利器械、各种废弃的标本、感染性敷料及手术切除的组织器官等，应放在医疗废物专用容器内，按《医疗废物管理条例》相关要求处理。

3. 保证安全供血：所有输血和血液制品、生物制品必须进行严格的相关检验。尽量避免不必要的输血，鼓励并实施无偿献血制度。血液的采集、使用和管理必须符合《中华人民共和国献血法》的要求。

医院感染培训制度

1.控制医院感染是医院质量管理的重要目标之一，医院应定期对各类人员（医务人员、进修生、规培生、实习生、工勤人员）进行医院感染防控指南/规范/法律法规、消毒隔离、无菌技能、职业暴露防护等知识的全院性或区域性培训、考核，使医务人员预防、控制医院感染的能力和水平不断提高。主要培训内容如下：

（1）临床医师

①医院感染诊断标准及医院感染病例的监测方法。

②抗菌药物的合理应用。

③一次性无菌医疗用品的管理、无菌技术操作规程及消毒灭菌药械的正确使用。

④侵入性操作相关医院感染预防与控制。

⑤医院感染的流行病学。

⑥医院感染的预防与控制措施。

⑦医务人员职业暴露的预防与处理。

（2）护理人员

①医院感染的预防与控制措施、无菌技术操作规程及重点科室的医院感染管理。

②医院感染病例的监测方法。

③消毒、灭菌、隔离知识。

④一次性无菌医疗用品的管理、无菌技术操作规程及消毒灭菌药械的合理使用。

⑤侵入性操作相关医院感染预防与控制。

⑥医务人员职业暴露的预防与处理。

⑦医院环境微生物学监测标准；空气、物体表面、手、使用中的消毒剂及无菌物品的采样方法。

⑧临床各类标本的采集、留取、运送等。

（3）工勤人员

①病房卫生清洁、消毒隔离的基本知识。

②各种消毒液的使用浓度及配制方法。

③职业暴露的预防与处理。

2. 对新上岗的医务人员、进修生、规培生、实习生等进行医院感染管理相关知识的岗前培训，时间不少于 3 小时，考核合格后方可上岗。

3. 医务人员应积极参加预防、控制医院感染相关知识的继续教育课程和学术交流活动。每年不少于 6 学时。

4. 医院感染管理专职人员须经专业培训后方可上岗；平时应加强业务学习，不断更新知识，提高医院感染管理水平和监控能力。每年不少于 15 学时。

医院感染质量控制与考评制度

1.实行三级质控，医院感染管理委员会、医院感染管理科定期或不定期进行医院感染工作质量督查，促进各项规章制度及医院感染管理措施的全面落实。

2.临床科室医院感染管理小组不定期进行医院感染工作质量自查，发现问题及时纠正，并保留记录。

3.依据医院感染质量控制标准，医院感染管理科每季度进行一次全面的医院感染工作质量检查，主要内容为医院感染防控管理、消毒隔离制度的落实、手卫生和无菌技术操作规范的执行、医院感染病例的监测上报与处理、抗菌药物的合理使用、环境卫生学的监测、医疗废弃物的正确处置、多重耐药菌感染控制等，提出整改意见，及时复查整改落实情况。

4.依据国家有关规定，结合本院实际情况，针对医院感染突出问题和管理重点,确立医院感染管理质量评价指标。主要评价指标为医院感染发病（例次）率、医院感染现患（例次）率、医院感染病例漏报率、多重耐药菌感染发现率、多重耐药菌感染检出率、住院患者抗菌药物使用率、抗菌药物治疗前病原学送检率、I类切口手术部位感染率、I类切口手术抗菌药物预防使用率、血管内导管相关血流感染发病率、呼吸机相关肺炎发病率、导尿管相关泌尿系感染发病率、医务人员手卫生依从率、医院感染防控措施执行率、消毒灭菌合格率等。

5.考评方法以查看资料、检查病历、现场考核为主。

6.医院感染管理科每季度将检查结果汇总，对医院感染监测及质控过程中发现的问题及时上报分管院长和医院感染管理委员会，分析原因，提出整改意见，通过医院创星管理系统向全院医务人员反馈，促进质量持续改进。

7.发现医院感染流行趋势时，应按相关制度采取有效措施，控制医院感染暴发。

8.医院感染质量控制与考评结果将纳入全程医疗质量考核范畴，与科室奖金、年终评先评优挂钩，依据医院有关规定，实施奖惩。

第三章　护理管理制度

杏林问矩

——湖南中医药大学第一附属医院临床管理

一、护理工作核心制度 ----------------------- 198

查对制度 /198

安全管理制度 /209

值班、交接班制度 /202

抢救制度 /212

执行医嘱制度 /203

消毒隔离制度 /214

分级护理制度 /204

护理不良事件处理与报告制度 /215

二、护理工作管理制度 ----------------------- 217

准入制度 /217

急诊科管理制度 /250

会议制度 /218

门诊管理制度 /251

查房制度 /219

重症医学科管理制度 /256

会诊制度 /221

手术室管理制度 /259

护理文书管理制度 /222

消毒供应中心管理制度 /263

投诉管理制度 /225

血液净化中心 / 透析室管理制度 /267

特殊患者报告制度 /226

产科病区 / 产房管理制度 /269

培训制度 /227

新生儿科管理制度 /271

教学管理制度 /236

儿科病区管理制度 /273

科研管理制度 /236

肿瘤科病区管理制度 /274

技术档案管理制度 /237

静脉用药配置中心管理制度 /274

患者入院、出院、转科工作制度 /238

健康管理中心管理制度 /276

告知制度 /239

放射影像科管理制度 /277

健康教育制度 /240

120 急救分站管理制度 /277

药品管理制度 /241

感染性疾病 / 传染科病区管理制度 /278

用药管理制度 /242

注射室管理制度 /281

中医辨证施膳指导管理制度 /243

介入诊疗中心 / 导管室管理制度 /282

探陪人员管理制度 /244

高压氧舱管理制度 /283

物品、器材、设备管理制度 /245

内镜室管理制度 /285

治疗室管理制度 /246

中医特色治疗室管理制度 /285

换药室管理制度 /247

护理夜间总值班制度 /286

普通病区 / 科室管理制度 /248

优质护理服务制度 /288

护理工作核心制度

查对制度

（一）医嘱查对制度

1.医嘱要班班查对，内容包括医嘱单（长期、临时、电脑医嘱）、执行卡、各种标识（饮食、护理级别、过敏和隔离标识等）。设"医嘱查对登记"本，记录总对医嘱者姓名。单线班处理的医嘱由下一班负责查对。

2.各项医嘱处理后，应核对并签名。

3.临时执行的医嘱，需经另一人核对方可执行，执行者必须签名并记录执行时间。

4.抢救患者时，医师下达的口头医嘱，执行者需大声复述一遍，经医师核实无误后方可执行；抢救完毕，需请医师补开医嘱并签名；安瓿留于抢救后再次核对。

5.对有疑问的医嘱须经核实后方可执行。

（二）发药、注射、输液查对制度

1.发药、注射、输液等必须严格执行"三查八对一注意"。

（1）三查：备药时与备药后查，发药、注射、处置前查，发药、注射、处置后查。

（2）八对：对床号、姓名、药名、剂量、浓度、时间、用法、药品有效期。

（3）一注意：注意用药后的反应。

2.备药时要检查药品有效期及药品质量，如药品过期、标签不清晰、水

（片）剂变质、安瓿及注射液瓶有裂缝、密封铝盖松动、注射液瓶（袋）漏水、药液浑浊和有絮状物等，任意一项不符合要求均不得使用。

3. 备药后须经第二人核对，准确无误，且无药品质量等问题后方可使用。

4. 同时使用多种药物时，要注意配伍禁忌。

5. 发药、注射、输液时，患者如提出疑问，应及时核查，确认无误后方可执行。

6. 输液瓶加药后要在标签上注明床号、姓名、主要药名、剂量，并留下空安瓿，经另一人核对后方可使用。

（三）输血查对制度

1. 交叉配血查对制度

（1）认真核对交叉配血单及患者血型化验单上的床号、姓名、性别、年龄、住院号。

（2）抽血时要由 2 名护士核对无误后方可执行（仅 1 名护士当班时，由值班医师核对）。

（3）抽血前须在盛装血标本的试管上贴好写有病区 / 科室、床号、住院号、患者姓名等的条形码，条形码字迹必须清晰无误。

（4）抽血时对化验单与患者身份有疑问时，应与主管医师重新核对，确认无误后方可执行；如发现错误，应重新填写化验单和条形码，切勿在错误化验单和错误条形码上直接修改。

2. 取血查对制度

取血时，认真核对血袋上的姓名、性别、编号、输血数量、血型等是否与交叉配血报告单相符，确保准确无误。检查血液有效期及外观，确保符合规范要求。

3. 输血过程查对制度

（1）输血前患者查对：须由 2 名医护人员核对患者血型检验结果；核对交叉配血报告单上患者床号、姓名、住院号、血型、血量；核对供血者的姓名、编号、血型；核对供血者与患者的交叉相容实验结果；核对血袋上标签的姓名、编号、血型与交叉配血报告单上是否相符，查实相符后方可进入下一步程序。

（2）输血前血液及用物查对：检查血袋上的采血日期、血液有无外渗及血液外观质量，确认未过期、无溶血、无凝血、无变质后方可使用。检查所用的输血器及针头是否在有效期内。

（3）输血时查对：须由2名医护人员（携带病历及交叉配血单）到患者床旁核对床号，询问患者姓名及血型，查看床头卡，确认受血者无误后方可输血。

（4）输血后查对：完成输血操作后，再次核对医嘱，患者床号、姓名、血型、配血报告单，血袋标签的血型、编号、供血者姓名、采血日期，确认无误后签名并登记在"输血登记本"上。将交叉配血报告单粘贴在病历中，将血袋冷藏保存24小时备查。

（四）无菌物品查对制度

使用无菌物品和一次性无菌用物时，要检查包装和容器是否严密、干燥、清洁，灭菌日期、有效期、灭菌效果指示卡是否达到要求。若发现物品过期、包装破损、不清洁、潮湿、未达灭菌效果等，一律禁止使用。

1.使用已启用的灭菌物品，应检查开启时间、物品质量、包装是否严密、有无污染。

2.物资供应中心发放一次性无菌物品的记录应具有可追溯性。记录内容包括物品出库日期、名称、规格、数量、生产厂家、生产批号、灭菌日期、失效日期等。

3.病区/科室指定专人负责无菌物品的领取与保管，定期清点、分类储存、及时补充，确保产品外包装严密、清洁，无菌物品无潮湿、霉变、过期现象。

（五）手术安全核查制度

1.患者查对确认制度

（1）患者接入手术室前：手术室接患者人员与病区当班护士依据手术通知单和患者病历查对患者科室、床号、住院号、姓名、性别、年龄、诊断、手术名称、手术部位、配血报告、术前用药、药物过敏试验结果、影像学资料等。同时，必须与患者或不清醒患者的家属再次确认患者姓名、性别、年龄、手术名称、手术部位等。

（2）患者进入手术室后：必须由具备执业资质的手术医师、麻醉医师和手术室护士三方（以下简称"三方"），分别在麻醉实施前、手术开始前和患者离开手术室前，共同对患者身份和手术部位等进行核查并签名。由麻醉医师填写"手术安全核查表"（以下简称"核查表"），无麻醉医师参加的手术由手术医师填写核查表。实施手术安全核查前，参加手术的手术医师、麻醉医师、巡回护士、洗手护士应全部到位，每一步核查无误，并三方签名后方可进行下一步操作，不得提前填写核查表。实施手术安全核查的内容如下：

①麻醉实施前：三方共同依次核对患者身份（姓名、性别、年龄等）、手术方式、手术部位与标识、知情同意情况，麻醉安全检查、皮肤完整性、术野皮肤准备、静脉通道建立、抗菌药物皮试结果、术前备血情况，患者过敏史、假体、体内植入物及影像学资料等内容。此次核查由麻醉医师主持（无麻醉医师参加由手术医师主持），三方核对无误后均在核查表上签名。

②手术开始前：三方共同核查患者身份（姓名、性别、年龄等）、手术方式、手术部位与标识，确认风险预警等内容，此次核查由主刀医师主持，三方核对无误后均在核查表上签名。手术物品准备情况的核查由手术室护士执行并向手术医师和麻醉医师报告。

③患者离开手术室前：三方共同核查患者身份（姓名、性别、年龄等）和实际手术方式，术中用药、输血的核查及手术用物的清点情况，检查皮肤完整性及动静脉通路和引流管，确认手术标本及患者去向等内容。此次核查由巡回护士主持，三方核对无误后均在核查表上签名。

2. 手术物品查对制度

（1）清点内容：手术中无菌台上的所有物品。清点时点：手术开始前、关闭体腔前、体腔完全关闭后、皮肤完全缝合后。清点责任人：洗手护士、巡回护士、主刀医师。

（2）清点时，洗手和巡回护士对台上每一件物品唱点2遍，准确记录，特别注意特殊器械上的螺丝钉，确保物品的完整性。

（3）手术物品未准确清点记录之前，手术医师不得开始手术。

（4）关闭体腔前，手术医师应先取出体腔内所有物品，再行清点。

（5）向深部填入物品时，主刀医师应及时告知助手及洗手护士，提醒记忆，防止遗留。

（6）手术中严禁将与手术相关的任何物品随意拿出、拿入手术间。

（7）进入体腔内的纱布类物品，必须有显影标记，一律不得剪开使用；有显影标记的纱布不得覆盖伤口。引流管等物品剪下的残端不得留在台上，应立即弃去。

（8）手术过程中增减的物品应及时清点并记录，手术台上掉落的物品，应及时放于固定位置，以便清点。

3.术中用药的核对

由手术医师或麻醉医师根据需要下达医嘱并做好相应记录，巡回护士负责核查。

4.手术标本的核对

手术取下的标本，洗手护士与手术医师核对后，由手术医师填写病理检验单送检，并进行登记与交接。

值班、交接班制度

1.值班人员应遵守医院规定的工作时数与护士长安排的班次，不得擅自减少、变动值班时间。

2.值班人员应严格遵守各项规章制度，坚守工作岗位，遵守劳动纪律。做到"四轻"（说话轻、走路轻、操作轻、开关门轻）、"十不"（不离岗、不违反护士礼仪规范、不带私人用物入工作场所、不在工作区吃东西、不私自会客和做私事、不拨打或接听私人电话、不打瞌睡和闲聊、不与患者及陪护人员争吵、不接受患者及其亲属的礼物、不利用工作之便牟私利）。

3. 按医嘱和患者病情需要对其进行治疗和护理。及时掌握患者动态，密切观察患者病情，准确、及时完成各项治疗护理工作。

4. 建立病区/科室护理交班志和用物交班记录本。护理交班志内容包括：病室/科室工作动态（患者人数、入院数、出院数、手术人数、危重患者数、特殊检查、特殊治疗人数等）、患者病情变化及处理结果等。凡另有护理病历记录的病例，护理交班志上只填写索引。用物交班记录内容包括：器械、仪器、特殊药品、常用物品数量与状态等。

5. 值班人员必须在下班前完成本班各项工作，做好各项记录，处理好使用过的物品，并为下一班做好用物准备。做到"十不交接"（衣帽穿戴不整齐不交接，危重患者抢救时不交接，患者入院、出院或死亡、转科未处理好不交接，皮试结果未观察、未记录不交接，本班医嘱未处理好不交接，床边处置未做好不交接，物品数目不清楚不交接，清洁卫生未做好不交接，未为下一班工作做好用物准备不交接，护理交班志未完成不交接）。

6. 对所有患者进行床旁交接。交班者必须提前 15 分钟到岗，着装整齐，认真交班，需下一班完成的治疗、护理，必须口头或文字交代清楚，危重患者、手术患者及新入院患者必须进行床旁交接。接班者必须认真倾听，必要时做好记录。接班时发现的问题由交班者负责，接班后发现的问题由接班者负责。

7. 晨间集体交接班，由夜班护士重点报告危重患者、新入院患者和手术患者病情、诊断及治疗护理情况，参会人员必须着装整洁，认真聆听，晨会时间 ≤ 15 分钟。

执行医嘱制度

1. 医师开出医嘱后，护士按规定正确核对，确认无误后方可执行。

2. 按照医嘱的内容和时间，正确执行正确的医嘱。对有疑问的医嘱，应及时向医师提出，不得盲目执行或修改。需取消的医嘱，应由医师用红笔写"取消"字样并签名。

3. 严格执行查对制度，遵守操作规程和给药原则，防止缺陷事故发生。凡需下一班执行的医嘱，要交代清楚，并有文字记录。

4. 医嘱执行后，由执行者签执行时间和姓名。观察执行效果与不良反应，必要时及时与医师联系并做好记录。

5. 手术、分娩应停止术前、产前医嘱；手术、分娩后执行术后、产后医嘱。

6. 一般情况下，医师不得下达口头医嘱。抢救患者和手术中需执行口头医嘱时，护士必须大声复述一遍，经医师核对无误后方可执行。事后医师据实、及时（6 小时内）补开书面医嘱。

7. 因故不能执行医嘱时，应及时报告医师处理并记录。

8. 护士一般不得擅自给患者用药。紧急情况下，为抢救患者的生命，护士应先行实施必要的紧急救护，做好记录并及时向医师报告。

分级护理制度

护理级别是指患者在住院期间，医护人员根据患者病情和（或）自理能力进行评定而确定的护理级别，分为特别护理、一级护理、二级护理和三级护理。医师根据患者病情和生活自理能力决定患者的护理级别，开具医嘱，制定诊疗方案。护士根据患者的护理级别和诊疗方案，为患者提供相应的基础护理服务和护理专业技术服务。医院结合临床实际，细化分级护理项目内容，在病区 / 科室醒目位置公示并落实到位，不依赖患者家属或陪护人员护理患者。

（一）特级护理

1. 病情依据

（1）病情危重，随时可能发生病情变化需要进行抢救的患者。

（2）重症监护患者。

（3）各种复杂或者大手术后的患者。

（4）严重创伤或大面积烧伤的患者。

（5）使用呼吸机辅助呼吸，并需要严密监护病情的患者。

（6）实施连续性肾脏替代治疗（CRRT），并需要严密监护生命体征的患者。

（7）其他有生命危险，需要严密监护生命体征的患者。

2. 护理要点

（1）严密观察患者病情变化，监测生命体征。

（2）根据医嘱，正确实施治疗、给药措施。

（3）根据医嘱，准确测量出入量。

（4）根据患者病情，正确实施基础护理和专科护理，如口腔护理、压疮护理、气道护理及管路护理等，实施安全措施。

（5）保持患者的舒适和功能体位。

（6）实施床旁交接班制度。

（7）基础护理服务内容见表3。

表3　特级护理患者基础护理服务内容

项目	项目内涵	备注
（一）晨间护理	1. 整理床单位	1次／日
	2. 面部清洁和梳头	
	3. 口腔护理	
（二）晚间护理	1. 整理床单位	1次／日
	2. 面部清洁	
	3. 口腔护理	
	4. 会阴护理	
	5. 足部清洁	
（三）对非禁食患者协助进食		
（四）卧位护理	1. 协助患者翻身及有效咳嗽	1次／2小时
	2. 协助床上移动	必要时
	3. 压疮预防及护理	
（五）排泄护理	1. 失禁护理	需要时
	2. 床上使用便器	需要时
	3. 留置尿管护理	1次／日
（六）床上温水擦浴		1次／2～3日
（七）其他护理	1. 协助更衣	需要时
	2. 床上洗头	1次／周
	3. 指／趾甲护理	需要时
（八）患者安全管理		

（二）一级护理

1.病情依据

（1）病情趋向稳定的重症患者。

（2）手术后或者治疗期间需要严格卧床的患者。

（3）生活完全不能自理且病情不稳定的患者。

（4）生活部分自理，病情随时可能发生变化的患者。

2.护理要点

（1）每小时巡视患者，观察患者病情变化。

（2）根据患者病情，测量生命体征。

（3）根据医嘱，正确实施治疗、给药措施。

（4）根据患者病情，正确实施基础护理和专科护理，如口腔护理、压疮护理、气道护理及管路护理等，实施安全措施。

（5）提供护理相关的健康指导。

（6）基础护理服务内容见表4。

表4　一级护理患者基础护理服务内容

A. 患者生活不能自理		
项目	项目内涵	备注
（一）晨间护理	1.整理床单位	1次／日
	2.面部清洁和梳头	
	3.口腔护理	
（二）晚间护理	1.整理床单位	1次／日
	2.面部清洁	
	3.口腔护理	
	4.会阴护理	
	5.足部清洁	
（三）对非禁食患者协助进食		
（四）卧位护理	1.协助患者翻身及有效咳嗽	1次／2小时
	2.协助床上移动	必要时
	3.压疮预防及护理	
（五）排泄护理	1.失禁护理	需要时
	2.床上使用便器	需要时
	3.留置尿管护理	1次／日
（六）床上温水擦浴		1次／2～3日
（七）其他护理	1.协助更衣	需要时
	2.床上洗头	1次／周
	3.指／趾甲护理	需要时

（八）患者安全管理		
B. 患者生活部分自理		
项目	**项目内涵**	**备注**
（一）晨间护理	1. 整理床单位	1次／日
	2. 协助面部清洁和梳头	
（二）晚间护理	1. 协助面部清洁	1次／日
	2. 协助会阴护理	
	3. 协助足部清洁	
（三）对非禁食患者协助进食		
（四）卧位护理	1. 协助患者翻身及有效咳嗽	1次／2小时
	2. 协助床上移动	必要时
	3. 压疮预防及护理	
（五）排泄护理	1. 失禁护理	需要时
	2. 协助床上使用便器	需要时
	3. 留置尿管护理	1次／日
（六）协助温水擦浴		1次／2～3日
（七）其他护理	1. 协助更衣	需要时
	2. 协助洗头	
	3. 协助指／趾甲护理	
（八）患者安全管理		

（三）二级护理

1. 病情依据

（1）病情稳定，仍需卧床的患者。

（2）生活部分自理的患者。

2. 护理要点

（1）每2小时巡视患者，观察患者病情变化。

（2）根据患者病情，测量生命体征。

（3）根据医嘱，正确实施治疗、给药措施。

（4）根据患者病情，正确实施护理措施和安全措施。

（5）提供护理相关的健康指导。

（6）基础护理服务内容见表5。

表5 二级护理患者基础护理服务内容

A. 患者生活部分自理		
项目	项目内涵	备注
（一）晨间护理	1. 整理床单位	1 次／日
	2. 协助面部清洁和梳头	
（二）晚间护理	1. 协助面部清洁	1 次／日
	2. 协助会阴护理	
	3. 协助足部清洁	
（三）对非禁食患者协助进食		
（四）卧位护理	1. 协助患者翻身及有效咳嗽	1 次／2 小时
	2. 协助床上移动	必要时
	3. 压疮预防及护理	
（五）排泄护理	1. 失禁护理	需要时
	2. 协助床上使用便器	需要时
	3. 留置尿管护理	1 次／日
（六）协助沐浴或擦浴		1 次／2～3 日
（七）其他护理	1. 协助更衣	需要时
	2. 协助洗头	
	3. 协助指／趾甲护理	
（八）患者安全管理		
B. 患者生活完全自理		
项目	项目内涵	备注
（一）整理床单位		1 次／日
（二）患者安全管理		

（四）三级护理

1. 病情依据

（1）生活完全自理且病情稳定的患者。

（2）生活完全自理且处于康复期的患者。

2. 护理要点

（1）每 3 小时巡视患者，观察患者病情变化。

（2）根据患者病情，测量生命体征。

（3）根据医嘱，正确实施治疗、给药措施。

（4）提供护理相关的健康指导。

（5）基础护理服务内容见表6。

表6　三级护理患者基础护理服务内容

项目	项目内涵	备注
（一）整理床单位		1次／日
（二）患者安全管理		

安全管理制度

（一）患者安全管理

1.评估患者安全危险因素，向患者、家属及陪人做好安全教育工作。

2.儿童、老年、意识障碍及躁动等患者，设警示牌、床旁加护栏等，落实床边安全护理措施，防止坠床、跌倒、烫伤、误吸、导管脱出等意外事件发生。昏迷患者取下假牙及隐形眼镜交患者家属保管。

3.患儿安全管理

（1）儿科病房设施要确保患儿安全：窗户、阳台和散热片设安全设施，电源插座和开关装置置于患儿难以触及之处，有防坠床、防跌倒、防意外伤害等安全设施，如病床无棱角、有护栏，且高度≥70cm，地板应使用具有缓冲力的地板胶，干燥、无障碍物，以防患儿摔伤。

（2）床旁桌上及娱乐室内禁放热水瓶，不得将热水、热饭、热汤等在无人看护时置于病房内，工作人员使用注射器、刀剪等锐器后，不得遗留在病房内。药品、清洁剂、消毒剂、杀虫剂等须妥善保管。

（3）严格执行儿科护理技术操作规程，严防体温表、注射针头折断等意外，口服药看患者服下。

（4）为防止患儿误吸、误伤，嘱患儿穿大小适宜的裤子和鞋子，以避免踩着过长的裤子、鞋带绊倒；患儿的玩具要安全、环保，便于清洗、消毒，勿尖锐、勿过小、勿易碎等；禁止患儿在病区内玩弄刀、剪、玻璃及易破碎物品；勿让婴幼儿吃瓜子、花生米、果冻等食品；勿让患儿玩纽扣、硬币、玻璃球和细小玩具；患儿进餐时嘱其不要说笑、打闹。

（5）嘱患儿不应单独乘坐电梯，以免发生意外。

（6）应设立门禁，以防陪人疏忽或没注意时患儿走失或被盗。

（7）巡视病房时注意患儿衣被是否盖住口鼻，以防窒息。

（8）进行各项护理治疗操作时，应有人扶持患儿，以免挣扎发生意外。

（9）输液架定期维护，以防砸伤患儿。

（10）微波炉上锁，挂使用说明卡，以防爆炸。

（11）开水房上锁，以防患儿误入造成意外伤害。

4.新生儿安全管理

（1）落实新生儿识别和常规检查工作。新生儿出生后即抱给产妇看性别，如有畸形和异常特征向家属交代清楚，做好详细记录；将新生儿脚印及母亲大拇指印各印于新生儿记录单上，新生儿系有注明产妇床号、姓名和新生儿性别的腕（脚）带和胸卡（信息卡），胸卡还应标明新生儿出生时间、体重、身长；及时填写产时记录及新生儿出生证明。

（2）加强新生儿病房各出、入口的管理，工作人员出入新生儿病房必须随手锁门，母婴同室病区未经医护人员许可家属不得擅自将新生儿抱出，严防丢失。

（3）给新生儿喂奶或喂药时应抱起，喂后采取头高侧卧位，防止误吸入呼吸道。喂奶后严密观察，防止呕吐、溢奶引起窒息。进食时防止新生儿哭闹。

（4）为新生儿盖被时，切勿盖住口鼻，以免窒息。

（5）新生儿游泳应严格掌握指征，婴儿抚触护士须持"婴儿抚触师证"上岗，遵守抚触操作规程。

（二）手术患者安全管理

1.严格执行查对制度

（1）认真落实"五查十二对"（五查：接患者时查、患者入手术间查、麻醉前查、消毒皮肤前查、执刀时查；十二对：对病区/科室、床号、姓名、性别、年龄、诊断、住院号、手术名称、手术部位、麻醉方法、麻醉用药、手术间号），至少同时使用两种方法核对，如腕带法和反问式核对法。

（2）严格执行麻醉实施前、手术开始前和患者离开手术室前，麻醉师、护士、医师三方对患者身份、手术部位等三方核对、签名制度。

（3）手术前，在手术患者或其法定代理人参与下认定手术部位，由手术医师用不易褪色的标记笔对手术部位做体表标志，手术室护士必须对其体表标志进行认真查对。

2. 必须使用腕带标志作为手术患者身份的识别标志。腕带上准确注明患者相关信息（病区/科室、床号、姓名、性别、年龄、住院号、诊断、血型、手术名称、手术部位等），佩戴过程中应保持皮肤完整，手部血运良好。

3. 严格执行交接班制度，认真落实"三不交接"：手术未结束前不交接，器械、缝针、敷料等用品数目不清不交接，危重患者抢救时不交接。确保手术器械、敷料、用物在手术前、关闭体腔前、关闭体腔后的3次查对工作中准确无误，并做好详细记录，严防异物遗留于患者体腔内。

4. 认真执行接送患者工作流程：按时、准确接手术患者进入手术间，并与病区/科室护士进行交接并签名。危重、急诊患者的接送应有经管医师陪同；手术结束后，护送患者至麻醉复苏室或病区/科室，与当班护士详细交班，并做好交接班记录。

5. 严格执行手术护理技术操作规程。特殊情况下需执行口头医嘱时，必须复述核对无误后方可执行；使用毒麻限剧药、输血输液、标本送检、植入物等操作时，须双人核对识别患者身份。手术标本妥善保存，认真执行标本送检制度，确保标本及时、准确送检。

（三）病房安全管理制度

1. 病房及走道宽敞、明亮，提供足够的照明设施，不堆放杂物，确保各通道畅通无阻。

2. 保持地面清洁、干燥，地面潮湿时有防滑标识。

3. 物品固定放置，便于取用。

4. 洗手间、浴室有防烫伤、防滑标识，热水使用有提示标识和使用方法说明。

（四）消毒供应中心安全管理

1.严格执行消毒供应中心管理制度。

2.正确使用和定期维护医疗设备、通风装置、水处理装置、清洗消毒设备、灭菌设备、封口机等，工作完毕及时关闭医疗设备的电源，并注意用水、用电、用气、用火安全。

3.物品回收过程中严格遵守消毒隔离制度，不得污染环境和工作人员，回收可重复使用医疗器械和物品时，应密闭运送。

4.做好个人防护：根据工作岗位的不同需要，应配备相应的个人防护用品，包括圆帽、口罩、隔离衣或防水围裙、手套、专用鞋、护目镜、面罩等；去污区应配置洗眼装置。

5.禁止吸烟并保持消防通道通畅。

6.根据要求定期对压力容器等进行检测和校正，并留记录备查。

抢救制度

1.各临床科室必须设抢救车，并制订有本专科抢救常规和抢救流程图。

2.抢救车不上锁，贴封条（注明日期并签名），车内按需求配备一定数量的、符合各专科抢救要求的抢救物品和药品，放置有序，保持清洁。车内药品统一编号，原则上保留原包装盒，如补充的药品与原药盒批号不一致，必须在药盒上写明药品批次、生产日期及失效期。抢救车内药品及物品每周清点1次，使用后及时清点并登记，补充至基数。

3.抢救药品及物品必须齐备完好。做到"四定"（定品种数量、定位放置、定人管理、定期维修）、"三及时"（及时检查、及时补充、及时消毒灭菌）、"三无"（无过期、无变质、无失效），并有明显标识。

4.熟练掌握各种抢救仪器设备的性能及操作技术、抢救药品物品的作用及使用方法，以及各种抢救技术操作规程。

5.当患者出现生命危险，医师未赶到现场前，护士根据病情采取相应的抢救措施，如给氧、吸痰、测量血压、建立静脉通道、实施人工呼吸和胸外心脏按压等。危急患者就地抢救，待病情稳定后方可搬运。

6.严格执行查对制度及抢救操作规程，全力以赴配合医师做好抢救工作。严密观察病情变化，及时、正确执行医嘱。执行口头医嘱时，要经复述核实后才能执行，所有药品空安瓿须经2人核对后方可丢弃，并提醒医师据实、及时补开医嘱。

7.对病情变化、抢救经过、各种用药情况（药名、药量、用药方法等）均应详细、及时、准确记录，因抢救患者未能及时书写护理记录时，应在抢救结束后6小时内补记。

8.及时与患者家属和单位取得联系。

9.抢救结束后，做好各种物品器械的清洁消毒工作，确保抢救仪器、物品处于备用状态。

附录　抢救设施配备及抢救车装备

1.抢救设施配备

吸引装置、给氧装置，根据医院条件及病区／科室特点配备监护仪、除颤仪、呼吸机、输液泵等。

2.抢救车装备

（1）用物：心脏按压板，手电筒，血压计，听诊器，夹板，电插板，止血带，针盒（毫针等），抢救盒（开口器、舌钳、压舌板、纱布），电极，采血管，输液用物（弯盘、压脉带、砂轮、皮肤消毒剂、胶布、棉签、注射器、输液器），吸痰用物，输氧用物，根据病区／科室需要备呼吸球囊、胸穿包、气管切开包、无菌手套等。

（2）药物：肾上腺素，异丙肾上腺素，去甲肾上腺素，多巴胺，利多卡因，去乙酰毛花苷（西地兰），阿托品，地塞米松，呋塞米（速尿），10％葡萄糖酸钙，艾司洛尔，氨甲环酸，胺碘酮，地西泮，纳洛酮，4％碳酸氢钠溶液，5％葡萄糖盐水，5％葡萄糖注射液等。

说明：各科室根据实际需求还可选配硝酸甘油、25％硫酸镁、地儿硫䓬、50％葡萄糖、急救中成药等

消毒隔离制度

1. 护理部协助医院感染管理部门对全院护理人员进行预防医院内感染的有关知识培训，督导全院护理人员严格执行消毒、灭菌、隔离、一次性医疗用品管理等预防医院内感染相关制度。

2. 各病区 / 科室设医院内感染监控护士，检查、督促消毒隔离工作的实施，负责本病区 / 科室各项医院感染监测工作。

3. 无菌操作时必须严格遵守无菌技术操作原则，按照《医疗机构消毒技术规范》要求，对各类诊疗用物进行清洗、消毒、灭菌及妥善储存。

4. 按照病区 / 科室清洁卫生要求认真做好清洁卫生工作。卫生工具要严格分开使用、分开清洗、分类悬挂，标识清楚。

5. 严格执行《医务人员手卫生规范》(WS/T313–2019)，遵守手卫生管理要求，掌握手卫生操作技术，实施隔离防护措施。讲究个人卫生，着装整洁，不戴戒指，不穿工作服进入食堂、会议室或离院外出等。

6. 按医院感染管理要求，准确配制各种消毒液，并定期监测消毒液浓度及效果。

7. 病区 / 科室人、物流向符合环境卫生学要求。特别是感染性疾病科、儿科、产房、手术室、ICU、消毒供应中心、血液净化中心 / 室等医院感染管理重点部门须按照环境卫生学要求，对人、物流向予以严格控制，在修 / 改建上述重点部门时，其平面设计图必须经其医疗机构注册管理的卫生、中医药行政部门审批。其中，消毒供应中心、血液净化中心 / 室及手术部 / 室的平面设计图须经省中医药管理局审批。

8. 按照《医院感染管理办法》的要求，对免疫力低下患者采取保护性隔离措施，对特殊感染和传染病患者采取相应的隔离措施。

9. 做到一床一巾湿式刷床，一桌一抹布清洁床单位。用过的毛巾和抹布浸泡消毒后再清洗、晾干备用，或清洗后高压消毒，床刷每日消毒 1 次，患者出院或死亡后按要求做好床单位终末处理。

10.严格执行医疗废物管理制度，医疗废物的分类、收集、暂存、运送与处理必须符合医院感染管理规范的要求。

11.保证患者饮食卫生。做好卫生员、配餐员、陪人、探视人员的卫生管理及卫生宣教。

护理不良事件处理与报告制度

护理不良事件是指在护理过程中发生的、未预计到的或通常不希望发生的事件，包括患者在住院期间发生的跌倒、用药错误、走失、误吸或窒息、烫伤及其他与患者安全相关的、非正常的护理意外事件。

1.护理不良事件发生后，立即评估事件发生后的影响，并根据事件严重程度按下列程序和时限处理、上报。

（1）一般不良事件：当事人及时报告护士长，并采取有效措施将损害减至最低程度，尽可能消除不良影响，护士长24小时内报告护理部。

（2）严重不良事件：当事人立即报告护士长、科主任或总值班人员，并采取有效措施，最大限度地降低对患者的损害，尽可能减少或消除不良影响，必要时组织全院多科室协同抢救。同时向护理部、医务部、主管院领导汇报，报告时限不超过15分钟。

2.护理不良事件发生后，各项有关记录、标本、化验结果及相关药品、器械均应妥善保管，不得擅自涂改、销毁、藏匿、转移、调换，不良事件的现场不得随意破坏，如有意违反则追究行政或刑事责任。

3.护士长接到报告后，将不良事件当事人姓名、事件经过记入护士长手册的"护理不良事件登记"表内。护士长应在发生一般不良事件7日内、严重不良事件3日内，组织科内质控小组对护理不良事件进行认真调查、讨论和分析，探讨发生的原因和影响因素，分析相关管理制度、工作流程等方面存在的问题，提出改进意见或方案，填写"护理不良事件报告表"报护理部，同时完成"护理不良事件登记"的处理及追踪等记录。

4.护理部应尽快组织有关人员进行调查核实，组织护理质量管理委员会对事件进行讨论、分析，提出处理意见，造成不良影响时应及时做好善后工作。

5.护理部每月组织护理质量管理委员会对全院护理不良事件进行分析、讨论，制定整改措施，组织全院护理人员认真学习，举一反三，消除护理安全隐患，杜绝类似事件再次发生。

6.鼓励当事人及病区/科室主动报告护理不良事件。对主动报告护理不良事件者，视情况不予处罚或从轻处罚；对及时发现并消除严重不良事件隐患、及时报告严重不良事件，避免严重不良后果者，给予奖励和保护；对不良事件发生后不按规定上报、有意隐瞒者，一经发现从重处罚。

7.凡实习进修人员发生的不良事件，或安排护理员、卫生员、陪人进行其职责范围以外的工作发生的不良事件，均由带教者或安排者承担责任。

护理工作管理制度

准入制度

（一）护士准入

1.护士执业必须严格遵循《中华人民共和国护士条例》（国务院令第517号）。

2.护士执业应经执业注册取得护士执业证书；在执业注册有效期内变更执业地点，必须办理变更手续；护士执业注册有效期届满需要继续执业，必须申请延续注册。护士执业注册有效期和延续执业注册有效期为5年。

3.各中医医疗机构必须聘用经护士执业注册，并且执业地点与注册地点相符、执业注册期限在有效期内的护士从事诊疗技术规范规定的护理活动。

4.实习护士必须在护理带教老师的指导下从事相关护理活动。

（二）护理新技术、新业务、新用具准入

护理新技术、新业务、新用具准入是指本医疗机构从未开展过的护理技术、护理业务及未使用过的护理用具的临床应用。

1.严格遵守相关法律法规、诊疗规范和护理常规，不违背伦理道德，在卫生、中医药行政部门核准的执业诊疗范围内开展工作。

2.从护理工作需要出发，与医院功能、任务相适应，具有先进性、科学性、有效性和安全性，以提高护理质量、促进患者康复为目的。

3.遵循申报、论证、审批、实施等工作流程。即项目人填写申报审批表、护士长及科主任签名同意后报护理部论证，再请示分管院领导审批同意后方

可临床实施。涉及新型材料等,必须提交权威技术部门的相关原始证明材料,原始证明材料或复印件必须存档备查。

4.直接接触患者的项目或用具,必须征得患者同意,经患者在"告知单"上签名后方可实施。

5.项目申请人是项目管理的直接责任人,必须对项目相关人员进行培训、考核。项目相关人员经培训、考核合格后方可参与项目工作。

6.项目责任人和护士长定期向护理部汇报临床实施情况。若对患者治疗、康复有不良影响则立即终止临床应用,并及时报告护理部,认真做好善后工作。

(三)中医治疗护士准入

1.操作者必须接受过1年以上中医护理操作理论学习和实践培训,方可进行中医护理技术操作。

2.知晓中医护理技术操作规程,了解治疗器具、操作方法、禁忌证及常见不良反应处理方法。

会议制度

1.护理部部务会:护理部主任主持,护理部全体成员参加,每月1～4次。传达上级有关指示或会议精神,总结、讨论、研究、部署全院护理管理工作。

2.护理工作专题会:护理部主任或副主任主持,护理部全体成员参加,根据需要不定期召开。研究、部署专项护理工作。

3.护士长例会:护理部主任或副主任主持,全体护理部成员、护士长参加,每月1～2次。传达上级有关指示或会议精神及护理部部务会议精神,对护理工作进行阶段性总结与部署,或各病区/科室报告护理工作情况,讨论、分析存在的问题,研究解决办法。

4.分科护士长例会:科护士长主持,本科护士长参加,每月至少1次。传达上级指示及会议精神并部署相关工作,汇报本科护理情况,分析本专科护理缺陷、护理问题,研究解决办法。

5.护理质量和安全分析会:护理部主任或副主任主持,护理部全体成员、科护士长、护士长及各病区/科室质控员、安全员等参加,每季度 1～2 次。总结护理质量及护理安全工作,分析存在的问题,查找安全隐患,提出改进措施,确保临床护理安全,促进护理质量持续改进。

6.护理单元晨会:护士长主持,本单元护理人员参加,时间≤15 分钟。小结前一日护理工作,布置当日或近期护理重点工作,就护理工作中的疑难问题进行解析。

7.病区/科室护士会:护士长主持,本病区/科室护理人员参加,每月 1～2 次。传达上级指示及会议精神,总结、安排本病区/科室护理工作,针对护理不良事件、护理投诉等问题,研究对策,改进工作。

8.住院患者座谈会:病区护士长或指定专人主持,患者及患者家属代表参加,每月至少 1 次。听取并征求患者及家属意见,相互沟通,增进了解和信任,不断提高护理服务质量。

9.全院护士大会:分管院长或护理部主任主持,全院护士参加,每年至少 1 次。总结、部署护理年度工作或阶段性重点工作,表彰先进,激励护理人员爱岗敬业、无私奉献。

查房制度

护理查房是护理管理最基本、最主要的工作内容之一,是加强护理管理、提高护理质量的重要手段。护理查房包括护理行政查房、护理业务查房及护理教学查房。

(一)护理行政查房

目的:不断提高护理管理人员的行政管理能力和护理管理质量。

参加人员:护理部主任、副主任、科护士长、护士长。

内容:检查工作制度的执行、护理计划的实施、岗位职责的履行、核心制度的落实、依法执业、优质护理服务、医院感染管理与控制、病区/科室管理等情况。

方式：

1. 按形式分为现场检查、查阅资料、访谈医护人员和患者、暗访等。

2. 按时限分为定期或不定期检查、节假日及晚夜班查房等。

定期检查：每月 1 次小查（查上述内容中的某方面内容）；每季度 1 次大查（上述内容全面检查）。

不定期检查：护理部主任、副主任、科护士长经常到病区 / 科室进行检查，实施动态管理。

节假日及晚夜班查房：护理部组织全院护士长参加节假日及晚夜班查房，晚夜班查房每周至少 1 次，重点查急危重症患者治疗护理情况，及时发现、解决护理问题；节假日还要重点检查抢救仪器设备及药品备用情况，易燃易爆物品等安全存放情况；晚夜班还要重点检查护士履职情况。

护理部要将查房情况及时进行记录、评价、总结、分析、讲评、通报，对存在的问题制定整改措施，并进行追踪，直至问题得到解决。原始资料存档备查。

（二）护理业务查房

目的：解决临床护理工作中的问题，不断提升护理专科内涵和质量，提高护士专业技术水平和辨证施护能力。

参加人员：护理部全体人员、科护士长、护士长、护理组长、专科护士等。

内容：对危重、大手术、存在或潜在压疮的患者（压疮评分超过标准的患者，院外带入Ⅱ期以上的压疮、院内发生压疮的患者）及诊断未明确或护理效果不佳、存在安全隐患的患者分别进行护理诊查，提出护理问题和解决方法及辨证施护措施。

方式：

1. 护士长、护理组长每日晨会后，床旁交接班时，组织对危重患者、大手术前后患者进行查房。

2. 护士长、护理组长定期或不定期组织对危重、疑难患者进行查房。

3. 护理部主任、副主任、科护士长有针对性地组织或参与病区 / 科室查房，对患者护理问题提出指导性意见。护理部主任、副主任、科护士长的业务查房意见，由负责护士简要记录于护理记录单上，护理部主任、副主任、科护士长则记录在工作记录本上。

（三）护理教学查房

目的：通过临床教学示范，将中西医护理操作技术、临床护理问题及护理难点要点最直观的传授给护士和护理实习生，帮助护士和护理实习生掌握中西医护理操作技术，运用护理程序，解决护理问题，实施辨证护理。

参加人员：护士长、带教老师、护士、护理实习生等。

内容：中西医护理操作技术演示、案例点评、病例讨论等。

方式：

1. 护理技能查房：通过演示、录像、现场操作等形式，进行中西医护理技术操作示范。

2. 临床案例教学查房：选择典型病例，讲解运用护理程序实施辨证护理的方法，以及收集资料、确定护理问题、制订护理计划、实施护理措施、反馈护理效果的过程。

3. 临床带教查房：根据实习计划，围绕护理实习生在临床护理工作中的重点和难点进行专题查房，每月 1～2 次。

4. 教学查房情况要认真进行记录，并对效果进行评价，不断提高教学质量。

会诊制度

1. 本专科不能解决的护理问题，需其他专科或多科进行护理会诊的，由护士长向相应专科病区 / 科室或护理部提出会诊申请，填写护理会诊申请单。

2. 一般护理会诊，由被邀请方指派具有相关能力的护理人员前往会诊；较为复杂的护理会诊及紧急会诊，由护理部组织相关人员参加。

3. 一般会诊 24～48 小时内执行，紧急会诊及时执行。

4. 会诊时，由负责护士介绍患者病情，以及治疗、护理等方面的问题，参加人员对护理问题充分讨论，提出会诊意见和建议，应注重提出辨证护理的建议。

5. 会诊意见由会诊人或负责护士简要记录于护理记录单上，护士长及时组织实施，观察护理效果。

护理文书管理制度

1. 护理文书是医疗文件的重要组成部分，必须严格管理，妥善保管。

2. 护理文书必须保持整洁，不得撕毁、拆散、涂改、遗失。

3. 体温单、长期医嘱单、临时医嘱单、护理记录、手术清点记录，以及根据医院需要或医嘱要求所设的观察、监测记录，如血糖、血压、出入量、血运等情况记录，应纳入归档文书管理。归档护理文书，必须根据《归档文件整理规则》（DA/T22-2015）进行归档整理及保管。

4. 给药单、输液卡、治疗单、特色护理治疗单、病室护理交班志等，属于非归档文书，其管理方法及保存期限由各医疗机构根据《侵权责任法》《医疗事故处理条例》等法律法规，结合本单位实际情况决定。

5. 结合本单位实际确定护理文书种类，并按分级管理原则将归档及非归档护理文书样表报注册管理的卫生、中医药行政部门备案。

6. 住院患者的护理文书，须按住院病历排列顺序（见附录一）排列，定位放置；出院或死亡患者的护理文书，须按出院病历排列顺序（见附录二）整理，送病历室统一保管。

7. 病区/科室应设专人负责护理文书的质量监控，随时抽查运行病历，每份病例有终末质量控制。

8. 根据《医疗事故处理条例》规定，护理文书属于患者复印或复制资料的范围，需复印或复制时，按医院相关规定执行。

9. 封存的病历由本单位负责医疗服务质量监控的部门或者专（兼）职人员保管。

10.印有医疗机构标志的护理文书表格,只限于本医疗机构使用,不得转卖、转让和出售,其他医疗机构不得冒用。

附录一 住院病历排列顺序(标志 * 的项目按页号倒排,其余项目按页号顺排)

1.体温单 *

2.长期医嘱单 *

3.临时医嘱单 *

4.入院记录(含再次、多次、24 小时内入院死亡记录)

5.首次病程记录

6.病程记录(含转科、术后病志)

7.手术患者按下列顺序排列

（1）术前讨论

（2）手术同意书

（3）麻醉同意书

（4）麻醉术前访视记录

（5）麻醉记录

（6）手术记录

（7）手术安全核查记录

（8）手术用物清点记录

（9）术后病程记录

（10）麻醉术后访视记录

8.产科记录(含产时、产后记录)

9.会诊记录

10.疑难病历讨论记录

11.特殊检查治疗、输血等各类知情告知及同意书

12.辅助检查报告

13.常规化验报告单

14.特殊化验报告单(如生化、免疫、细菌等)

15.检查报告单(含特殊检查报告单)

16.专科治疗、检查报告单(如视野、听力和介入检查等)

17.入院告知书

18. 护理记录单

19. 住院病历首页

20. 入院通知单（住院证）

21. 门诊病历或急诊病历等

22. 外院诊疗资料

23. 有关医疗证明（外院诊断书，医疗、行政、司法部门医疗文件副本等）

附录二　出院病历排列（病历装订）顺序

1. 住院病历首页

2. 住院证

3. 入院记录

4. 病程记录

5. 手术患者按下列顺序排列

（1）术前讨论记录

（2）手术同意书

（3）麻醉同意书

（4）麻醉术前访视记录

（5）手术安全核查记录

（6）手术清点记录

（7）麻醉记录

（8）手术记录

（9）麻醉术后访视记录

（10）术后病程记录

6. 产科记录

7. 有创诊疗操作记录

8. 疑难病历讨论记录

9. 会诊记录

10. 出院记录或死亡记录

11. 疾病证明书

12. 死亡病例讨论记录

13. 授权委托书

14. 入院医患谈话记录

15. 病危（重）通知书

16. 输血治疗知情同意书

17. 特殊检查知情同意书

18. 其他知情同意书

19. 医保患者自费项目同意书

20. 病理资料

21. 辅助检查报告

22. 医学影像检查资料

23. 专科检查报告单

24. "三测"单

25. 医嘱单

26. 入出院评估单

27. 护理记录单

28. 中医治疗单

29. 临床路径表单

30. 住院患者基本信息表

投诉管理制度

因护理工作质量、护士服务态度等原因，引发患者、家属及他人不满，以书面或口头方式向护士长、护理部或有关部门反映，均为护理投诉。

1. 设专人接待护理投诉，耐心倾听投诉者意见和建议，认真做好解释工作，安抚投诉者，避免引发新的冲突。对投诉的问题及时向相关病区/科室通报，对重大事件投诉的信息应迅速报告分管院领导。

2. 公布投诉电话、信箱，建立适宜的投诉处理流程。每件护理投诉（含来信、来电、来访），都要尽快调查、核实、处理。通常一般问题应在投诉后2周内予以答复，若因问题复杂需增加时间进一步调查时，应事先告知投诉者。

3.设护理投诉记录本，认真记录护理投诉事件，包括投诉人科室、床号、姓名，以及投诉方式、投诉对象、原因、时间，调查处理结果、整改措施及追踪。

4.护理部、护士长分别在护士长例会、科室护士会上通报护理投诉，组织护士长及护士认真分析事发原因，总结经验教训，提出整改措施。严重事件在全院护士大会上通报。

特殊患者报告制度

（一）危重患者上报制度

1.病区／科室收治危重患者以日报表形式向医院病历信息科上报有关信息。

2.病区／科室将需护理部给予指导的危重患者报告护理部，并填写危重患者报告表。

3.护理部接到报告后，护理部主任（副主任）或科护士长及时到现场评估患者情况，组织护理会诊，提出指导性建议。指导性建议由负责护士简要记入患者护理记录单，指导人则在危重患者报告表上记录现场指导情况并签名。

4.危重患者报告表由护理部存档。

（二）压疮上报制度

为进一步加强对压疮患者的护理管理，准确掌握临床一线对压疮及难免压疮患者的治疗和护理情况，指导各临床科室人人掌握危重病人压疮相关的防治措施，促进全院护理质量的提高，特制订压疮患者上报制度。

1.目标

使全院危重患者得到安全有效的治疗护理，杜绝院内压疮的发生，将不可避免的压疮发生率降到最低。

2.报告范围

（1）院外带入、院内压疮在入院或发现24小时以内上报护理部。

（2）难免压疮：凡具备以下必备条件之一和选择条件两项或两项以上、综合 Braden 压疮风险评分法小于 16 分者即可报难免压疮。

①必备条件：强迫体位需要严格限制翻身；医疗器具的使用。

②选择条件：白蛋白＜ 30 g/L ；极度消瘦；重度水肿；大小便失禁；体温≥ 39 ℃。

3. 报告程序及要求

（1）报告程序：由当班责任护士对患者情况进行全面评估，护士长根据报告条件，填写院外带入、院内或难免压疮上报表以 OA 系统上报护理部。

（2）护理部收到报告后 24 小时内及时派出压疮防治小组成员到病区检查核实、指导工作。

（3）护理部或压疮防治小组检查后，在上报表上填写指导性意见，并定期对所上报患者进行追踪检查和评价。

（三）其他特殊患者上报制度

1. 报告范围：

（1）发生医疗不良事件或可能引起医疗纠纷的患者。

（2）有自杀迹象、非正常死亡的患者。

2. 病区 / 科室需及时向护理部报告患者的具体信息及目前情况。

3. 护理部接到报告，需立即进行协调、处理，并依情况及时向主管院长报告。

培训制度

（一）岗前培训制度

指护士被医院聘用后，进入病区 / 科室前的培训。培训时间≥ 1 周。由医院人事部门或护理部统一组织，培训结束后进行考试考核，合格者才能进入病区 / 科室从事护理工作，培训重点如下：

1. 医院基本情况介绍，如医院组织体系、组织结构、规模层次、功能任务、护理组织结构、护理队伍概况、医院外环境（地理、人文、交通）和内环境（科室布局、门急诊、住院部、办公区、生活区）等。

2. 工作制度培训，如医院规章制度、护理工作制度等。

3. 工作态度培训，如医德规范、慎独精神、护士守则、护理服务理念等。

4. 礼仪及应急能力培训，如仪表、仪容、举止、行为、语言、逻辑思维、应急与抢救技巧、协作配合、安全意识等。

5. 法律法规知识培训，包括《护士条例》《劳动合同法》《医疗事故处理条例》、医院感染管理规范等。

（二）规范化培训制度

从医学院校毕业，经岗前培训进入病区／科室后的注册护士，均应接受规范化培训。

1. 内容

中西医护理基本理论、基本知识、基本技能、急救知识与技能，以及医德医风、护理服务相关综合能力，如护患沟通技巧等。

2. 方法

依据不同学历层次分阶段进行，实行学分制管理，培训周期2～5年。本科毕业2年、专科毕业3年内完成护士规范化培训。培训结束，经护理部组织考试考核，合格后方可取得护士规范化培训合格证。

（三）层级培训制度

护理人员层级培训包括初级护理人员（护士、护师）培训和中、高级护理人员（主管护师、副主任护师、主任护师）培训，培训重点如下：

1. 初级护理人员

（1）形象塑造及礼仪知识。

（2）中西医护理基本理论与基本知识。

（3）中西医常用护理操作技术与急救技术。

（4）常见中药及西药的治疗作用、不良反应及处理要点。

（5）常规检查及治疗方法和注意事项。

（6）专科常见疾病中西医护理常规及健康教育知识。

（7）专科常见护理问题及辨证施护方法。

（8）护理文书书写规范。

（9）相关法律法规及伦理知识。

（10）文献查证与阅读方法、案例分析等。

2.中、高级护理人员

（1）职业生涯规划。

（2）重症、疑难患者护理措施与护理技术。

（3）辨证施护相关理论及方法。

（4）护理问题分析与处理（个案分析与讨论）。

（5）健康教育知识学习与宣教。

（6）护理风险（含法律风险）防范与处理（医患纠纷个案讨论）。

（7）护理质量控制标准的制定与组织实施。

（8）危机管理与突发性公共卫生事件的应急处理。

（9）课堂教学与临床带教方法。

（10）护理科研课题设计与实施。

（四）专科培训制度

专科性较强的护理岗位，如急诊科、ICU、手术室、肿瘤科、介入诊疗中心、血液净化中心、新生儿科、产科、消毒供应中心的护士，除完成护士规范化培训、层级培训外，还应接受相应专科的业务技术培训，各专科护士培训重点如下：

1.急诊科

（1）急诊科设置与布局。

（2）院前急救。

（3）中、西医急救基本理论与技能。

（4）常见危急重症及创伤患者的急救护理。

（5）急诊患者病情观察与记录。

（6）急救仪器设备、物品及药品的使用与管理。

（7）急救药物的作用与不良反应。

（8）急救工作流程和工作制度。

（9）急诊患者心理护理要点及沟通技巧等。

2. 重症医学科

（1）重症医学科设置与布局。

（2）重症监护护理工作范围、特点及发展趋势。

（3）常见危重症的病因、病理、临床表现、治疗、护理及并发症预防。

（4）常见监护技术和护理操作技能。

（5）危重症患者抢救配合技术。

（6）重症监护常见仪器设备应用与管理、抢救药物的使用及注意事项。

（7）重症监护病房医院感染预防与控制。

（8）重症监护患者及家属心理护理及沟通技巧。

（9）重症监护患者中医辨证施护及健康教育方法。

（10）专科 ICU 的相关知识和技能等。

3. 手术室

（1）手术室的设置与布局。

（2）围术期护理基本知识和基本理论。

（3）手术体位的摆放方式及原则。

（4）手术常用器械、仪器设备及药品的正确使用。

（5）手术配合。

（6）手术标本管理。

（7）手术室患者安全管理。

（8）手术室区域管理、消毒隔离与医院感染控制。

（9）手术中突发事件的应急处理。

（10）手术护理记录及相关规章制度和操作规程等。

4. 血液净化中心 / 血透室

（1）血液净化中心 / 血透室的设置与布局。

（2）血液净化基本理论、基本知识和基本技能。

（3）血液净化患者血管通路的护理。

（4）血液净化患者常见护理问题、护理措施及辨证施护和健康教育方法。

（5）血液净化常见并发症的处理及护理。

（6）血液净化中心区域管理、消毒隔离与医院感染控制。

5. 肿瘤科

（1）肿瘤临床治疗方法及原则。

（2）肿瘤患者常见症状及护理。

（3）肿瘤患者营养支持及康复护理。

（4）肿瘤患者心理需求、心灵关怀及辨证施护方法。

（5）肿瘤护士沟通技巧及职业压力调适。

（6）肿瘤化学药物基本知识、化疗护理、化疗患者静脉的管理。

（7）肿瘤放射治疗的护理。

（8）相关技术培训：经皮外周静脉穿刺中心静脉置管（PICC）及维护、中心静脉导管（CVC）和输液港（PORT）的维护、造口护理、化疗泵的使用等。

（9）肿瘤科常用诊疗护理技术及护理配合。

（10）肿瘤科患者危急症的紧急处理及预防。

（11）抗肿瘤药物常见不良反应的护理。

（12）医务人员职业安全防护原则。

6. 介入诊疗中心 / 导管室

（1）介入诊疗中心 / 导管室的设置与布局。

（2）介入医学及护理概念和工作范畴。

（3）各种介入诊疗患者术前、术后护理常规。

（4）各种介入诊疗过程及原理。

（5）介入诊疗手术配合、介入术中紧急情况的处理。

（6）介入诊疗常用器械、仪器设备及药物的正确使用。

（7）介入诊疗中心/导管室的管理、消毒隔离与医院感染控制。

7.新生儿科

（1）新生儿科设置与布局。

（2）新生儿科相关制度与操作程序。

（3）新生儿科医院感染预防与控制。

（4）正常新生儿特点与护理常规。

（5）相关技术培训：新生儿生命体征监测、静脉通道维护、胸部物理治疗、给药、体温调节、氧疗的护理、复苏技术、经胃肠道喂养、采集血气标本、协助脐血管插管、气管插管、换血术等。

（6）新生儿出院、转运、发育随访。

（7）新生儿常见疾病的病因、病理、临床表现及治疗。

（8）新生儿窒息、呼吸暂停、心动过缓等急危症的处理。

8.产科

（1）产科护理常规和规章制度。

（2）围生期基本理论、基本知识和基本技能培训及考核。

（3）相关法律法规及伦理知识培训。

（4）助产技术。

（5）新生儿急救技术。

（6）分娩期并发症观察、处理及救治技术，会阴伤口缝合技巧、急产的处理、肩难产的处理、产后大出血的抢救等四大常见产科急救技能培训。

（7）孕产妇辨证施护及健康教育知识的指导。

（8）产房区域管理、消毒隔离与医院感染控制。

9.消毒供应中心

（1）消毒供应中心管理规范（WS310.1–2016）。

（2）消毒供应中心清洗消毒及灭菌技术操作规范（WS310.2–2016）。

（3）消毒供应中心消毒及灭菌效果监测标准（WS310.3–2016）。

（五）继续护理学教育制度

指继岗前培训、规范化培训和专科培训之后，以学习护理新理论、新知识、新技术、新方法为主的一种终生性护理学教育。参加继续护理学教育既是护理人员享有的权利，又是应尽的义务。

1. 形式

继续护理学教育以短期和业余学习为主，院内培训与院外进修培训相结合；自学与集中统一学习相结合。

（1）参加学术活动：学术会议、学术讲座、专题讨论会、专题讲习班、专题调研和考察、疑难病例护理讨论会、技术操作示教、短期或长期培训等。

（2）参加教学科研活动：为同行授课、做学术报告、发表护理学术论文和出版著作等。

（3）自学及在职学历教育：是继续护理学教育的重要形式，各级中医医疗机构要积极提供有关文字和音像教材，鼓励和支持护理人员积极参加各种形式（成人教育、自学考试、函授、网络及远程教育）的护理专业在职学历教育，特别是中医护理学专业高等学历教育，对取得毕业证书的护理人员，医院要予以奖励。

2. 内容

根据医院和护理学科发展的需要，选择适应不同专科护理技术人员的学习内容。护理部负责医院护理人员继续教育管理工作，与医院有关职能部门、各病区/科室共同制定并组织实施护理人员学习、培训、进修计划。

3. 要求

（1）护理人员每年参加继续护理学教育可获得学分为 25 分，其中Ⅰ类学分须达到 3～10 学分，Ⅱ类学分须达到 15～22 学分。主管护师及其以上职称人员 5 年内应获得国家级继续护理学教育项目授予的 5～10 个学分。

（2）根据国家中医药管理局的有关规定：①副主任护师以上职称人员每 2 年参加继续教育获得的Ⅰ类学分中，中医护理项目须 ≥6 学分；②主管护师每年参加继续教育获得的学分中，中医护理项目须 ≥6 学分；③西医院校毕业的护士，在中医医院工作 3 年内完成中医理论与技能培训时间须累计 ≥ 100 学时（中医理论知识培训每年 ≥ 15 学时，中医护理常规培训每年 ≥ 15 学时，中医护理技术培训和护理记录书写培训每年 ≥ 5 学时）；④系统接受中医知识与技能培训的护士，应达到医院护理人员总数的 70% 以上。

（六）护理管理干部岗位培训制度

新上岗的各级中医医院护理管理者必须接受中医医院护理管理干部岗位培训，并持证上岗。

1. 组织

（1）县级（含县级）以上中医医院护理部主任（总护士长），市州级（含市州）以上的中医医院护理部主任、副主任、科护士长、护士长的中医护理管理干部培训，由省中医药管理局或其指定机构组织实施，省中医药管理局指定湖南省中医药学会护理专业委员会为上述相关中医护理管理人员培训机构。

（2）上述范围以外的中医医疗机构管理干部的培训，由市州卫生、中医药行政部门或其指定的机构组织实施。

2. 要求

（1）医院制定护理管理人员培训计划，组织院内培训，每年系统培训 1～2 次。

（2）护理管理干部任职期间，至少每 3 年外出参加相关管理知识培训 1 次（卫生／中医药管理行政部门、相关学会或协会组织的培训）。

3. 培训的重点内容

（1）护理行政管理能力。

（2）人力资源管理及配制。

（3）护理质量管理与控制。

（4）突发性公共卫生事件处理。

（5）管理艺术及决策能力。

（6）沟通技巧与协调能力。

（7）相关法律法规知识。

（8）行业中心工作任务及要求。

（七）外出进修培训制度

1. 医院应制定培训计划,明确培训目标。针对各专科的特点和工作需要,护理部每年分期分批选送表现优秀、有进取心的护理人员去国外、省外、院外进修培训,学习护理新技术、新业务、新知识,掌握先进仪器、设备的使用技能等,不断培养护理专科技术骨干。

2. 外出学习人员学习结束2周后,将学习体会上交护理部,汇报并适时推广、运用所学的知识与技术。外出学习获得的资料为公用资料,交护理部或病区／科室,供护理人员学习。

3. 各专科选送护士外出学习、进修,须向护理部提出申请。

4. 护士长在确保护理工作不受影响的前提下,统筹安排本病区／科室护理人员外出学习、进修。

5. 护士长外出学习,需提出外出期间本病区／科室护理工作负责人人选,报护理部审核批准。

（八）院内学习培训制度

1. 护理部根据医院情况,制定并组织实施全院业务学习和培训计划；护士长根据本专科发展需要,制定并组织实施科室学习和培训计划。

2. 采取专题讲座、学术交流、病例讨论等形式,组织院内护理业务学习与培训。

3. 培训内容包括护理工作制度,相关法律法规,常见病、多发病的中西医护理常规,中西医护理操作技术及急救知识与技术,中医药基本知识,中西医护理基本理论、基本知识,中西医护理新理论、新知识、新技术、新方法等。

4. 护理部组织全院护理学术报告或业务学习每月应≥1次；科室组织科内业务学习每月1～2次。

5. 制定护理人员培训考核制度。考核分院、科两级,院级考核由护理部统一命题、统一组织，理论考试每季度 1 次，操作考试每半年 1 次；科级考核由护士长根据科室具体情况组织实施。护理人员参加培训及考核的比例应 ≥ 95 %。

6. 护理人员考核成绩将记入个人技术档案，作为晋升、晋级、评先、评优、签聘劳动合同的重要依据。

7. 护理部应对考试考核优秀者予以一定奖励。

教学管理制度

1. 护理部成立护理教学管理小组，建立由分管教学副主任、教学干事、教学组长、带教老师组成的临床教学管理体系。制定师资培训计划，选拔并培训有理论水平及教学能力的护理人员担任护理师资。

2. 根据各护理院校实习大纲及教学计划，结合医院情况，制定护理教学实施方案。教学小组长负责制定并组织实施本病区 / 科室各层次护理人员的实习计划和进修计划。

3. 教学小组长负责对本病区 / 科室实习、进修人员进行出科考核及鉴定。

4. 严格考核各级教学人员，要求新任课教师在开课前进行预讲，经教学小组评议通过后方能授课。教学组长或秘书定期组织对带教老师进行带教质量评估。

5. 积极开展具有专科特点的小讲课、教学查房等教学活动。

6. 定期召开教学工作座谈会，征求实习与进修护士、授课与带教老师的意见，总结、交流教学经验，不断提高教学水平。

科研管理制度

1. 护理部及时掌握本专业领域的国内外发展动态，定期组织学术讲座，积极开展新业务、新技术。

2. 护理专业发展委员会下设护理科研管理小组，由护理部指定具有较强科研及管理能力的护理部成员任组长，推选学科带头人、护士长和科研能力较强的护士为成员。

3. 护理科研管理小组在护理部和护理专业发展委员会的指导下，根据医院和专科发展需要，制定护理科研计划，对申报的科研项目进行科学论证，遵守科研道德，实事求是，不剽窃他人成果。

4. 科研计划与科研设计必须报护理部和医院相关职能部门审批。科研成果经有关部门鉴定和批准后方可推广。

5. 科研资料分类妥善保管，记录须真实、完整，有据可查。科研设备、仪器专管专用，科研使用的药品、物品必须符合相关法律法规和安全管理要求。

6. 鼓励护理人员积极参与护理科研及撰写科研论文。对已完成的科研论文进行鉴定、评估，对优秀科研论文给予奖励，对经鉴定和批准推广的科研成果给予重奖，并记入个人技术档案和护理部工作相关记录中。

7. 合理使用科研经费，须专款专用，手续完善，符合财务规定，严禁挪用或以各种借口截留。

技术档案管理制度

1. 设专人负责管理护理业务技术档案，做到收集完整、分类合理、统计正确、保管安全（防火、防盗、防潮、防虫、防尘、防强光）、便于使用。

2. 定期对护理业务技术档案进行检查、修复、整理，保持整洁完好。

3. 建立护理人员技术档案，主要内容包括：

（1）学历证明材料、工作经历记录材料、技术职称评定材料。

（2）护士注册资料、健康体检表。

（3）学习、进修、培训情况及科研论文、成果。

（4）考核考试成绩及相关材料、年度综合考核记录等。

4. 建立护理部业务工作档案，并分类立卷设档保存。

5. 护理部业务工作档案至少保存 5 年；护理人员技术档案永久保存，护士工作调动时，密封后随其人事档案一同寄往相关工作单位或交本人转交。

6. 借阅护理技术档案、资料一律须办理借阅手续，阅后应按期归还。

患者入院、出院、转科工作制度

（一）入院

1. 患者入院必须由医师发住院证，携带相关证件（本人身份证等），按规定办理入院手续。

2. 护士接到入院通知后，及时准备好床单位，不得拒收或推诿。

3. 热情接待患者，及时通知分管医师和负责护士，视病情对患者予以卫生处置。

4. 负责护士陪同患者至指定床位，对患者进行入院评估，测量体温、呼吸、脉搏、血压、体重，了解病情、心理状况及生活习惯等；向患者介绍自己和其他医护人员（主管医师、护士长、科主任等）及同室病友；介绍住院环境、入院须知及相关制度，如住院制度、安全管理制度、作息制度、膳食制度等；讲解相关设施，如床头呼叫器、床栏的正确使用方法。

5. 及时执行医嘱。对急诊手术或危重患者须立即做好手术或抢救准备。

（二）出院

1. 医师根据病情决定并下达患者出院医嘱，护士将出院日期通知患者。

2. 注销各种治疗护理卡，整理病历，填写出院登记，发送出院信息。

3. 向患者及其家属做好出院指导，包括办理出院手续的程序，根据所患疾病情况，指导患者情志、饮食、服药调护的方法，以及生活起居、出院带药指导（用法、剂量、作用、不良反应等）、复诊时间等。

4. 主动征求患者对医疗、护理等各方面的意见与建议。

5. 协助患者整理物品，热情护送患者离开病区／科室。

6. 做好床单位终末料理和消毒工作。

（三）转科／转院

1. 医师下达转科／转院医嘱后，护士及时与相关部门／单位联系，告知转出时间，通知准备床单位，必要时准备抢救物品，检查转运工具，确保符合要求。

2. 患者转科／转院前，负责护士及主管医师向患者或家属告知患者目前的病情、转运途中的注意事项等。

3. 护士执行转科／转院医嘱，完善护理记录，将病历及病情介绍等资料备妥，转科／转院后一并转交至接收科室／医院。

4. 注意转运途中安全。

5. 协助接收科室／医院妥善安置患者，与接收科室／医院交接患者病情、病历、护理注意事项等，交接双方签名。

6. 注销各种治疗护理卡，做好床单位终末料理和消毒工作。

告知制度

护士履行告知义务是尊重患者权利、维护患者知情同意权的重要方式，也是护理人员自我保护的需要。有利于促进和谐的护患关系，取得患者及家属的理解与配合，以保证护理过程安全、顺利。

1. 使用患者或家属能够理解的语言或方式向其告知，必要时做好记录。

2. 患者入院应告知医院环境、住院须知、相关设施使用方法，以及防火、防盗、防跌倒等措施与应急处理方法等；患者出院应指导其情志、饮食、服药调护方法，以及生活起居、出院带药指导、疾病康复知识、复诊时间、联系电话等。

3. 护理操作前应向患者告知操作的目的、步骤、潜在危险、副作用及注意事项等。进行复杂的侵入性护理操作前应征得患者或其家属的理解，并签署书面同意书。

4.患者做检查或手术前应告知其目的、方式及注意事项等，患者用药前应告知药物的作用、治疗目的、给药方法、不良反应及注意事项等。

5.应用保护性约束时，必须严格掌握指征，告知患者或家属约束的目的（患者清醒时告知患者），并认真做好护理记录。

6.因病情危重致患者不宜翻身或家属坚决拒绝搬动患者时，应告知患者或家属其后果，请家属签字，并认真做好护理记录。

7.无论何种原因导致操作失败，都必须道歉，取得患者谅解。

8.及时解答患者及家属提出的各种质疑或询问，如本人无法解答时可向护士长或科主任请教。

健康教育制度

健康教育是一项科普工作。通过健康教育，使广大群众增加卫生知识，有利于防病、治病。各病区/科室及门诊护理人员应定期以各种形式向患者及家属进行卫生宣教，使之形成制度，认真落实。

1.对患者进行一般卫生知识宣传及疾病健康教育，重点内容如下：

（1）一般指导，包括休养环境、心理调适、体能锻炼、饮食营养、常见病、多发病、季节性传染病的防治知识、合理用药知识、常用保健知识（妇幼保健、计划生育等）和急救知识。

（2）住院指导，包括一般指导、入院须知、相关疾病知识宣教，手术前、手术后、出院时康复知识传授等。

（3）门诊指导，包括一般指导、门诊诊疗环境、专科诊疗指导（检查、标本留取、复查）等。

2.对患者实施多种形式的健康教育，其主要形式为：

（1）文字宣传，包括板报、宣传栏、图片、健康教育单等。

（2）视听教材宣传，包括多媒体、幻灯片、投影、录像、广播、展览（模型、图片或实物）等。

3.根据具体情况选择个别指导、集体讲解、召开座谈会等形式。

（1）针对不同宣教对象制定健康教育计划，根据专科特点设立健康教育宣传栏，并针对其专科特点，宣传中医特色治疗技术及效果，宣传中医药防病、治病知识等，并根据常见病、多发病、季节性发病特点定期更换宣传内容，文字要通俗易懂，便于理解与记忆。

（2）确保有健康教育的效果反馈，并记录相关内容，存档保存。

药品管理制度

1.病区/科室设专人负责药品的管理，随时接受药学部门的检查、核对与指导。

2.各病区/科室的药品，根据需要确定基数，适量领取。按失效期先后顺序摆放与使用，防止积压与浪费。不得使用过期、变质药品。病区/科室药品只能供患者按医嘱使用，其他人员不得私自取用。

3.根据药品的种类与性质将外用、口服、注射、静脉用药分别放置、分类保管，各类药物标签须规范、完整、清晰、醒目，特殊药品应按要求保存（如避光、冷藏保存等）。

4.每周定期全面清理药柜，清点药品数量，检查药品质量等。如发现沉淀、变色、过期、标签模糊或有涂改时，应立即停止使用并报药房处理。若发现药品有其他异常情况，应报告相应的管理部门，查找原因。

5.抢救药品必须放置在抢救车内，并定量、定位放置，标签清楚，标识醒目。设抢救药品物品清点登记本，定期检查并记录，确保抢救药物处于备用状态。

6.患者的贵重药品及专用药品，应注明床号和姓名后单独保存，因患者出院、死亡或其他原因停用药物时，应及时清理退回药房。

7.所有注射剂和口服药必须存放在原装盒（瓶）内。

8.高浓度电解质制剂（如10%氯化钾、10%氯化钠）、肌肉松弛剂、细胞毒性药等特殊药品应单独存放，并有醒目标识。

9.毒、限、剧药按需要固定基数，设专柜（屉、箱）存放并加锁，使用后由医师开出处方向药房领取补齐，每班交接清楚。

10.麻醉药及第一类精神药品严格按《麻醉药品和精神药品管理条例》进行管理。

（1）基数固定,标签清晰,专柜存放并双锁保管。做到"五专"（专用处方、专用账册、专本登记、专人管理、专柜加锁）。设麻醉药品、第一类精神药品交接班登记本，班班交接，账物相符，如有误差及时追查。

（2）医师开医嘱及专用处方（淡红色处方）后，方可给患者使用。建立麻醉药品和第一类精神药品使用登记本，用后及时登记患者的姓名、床号、使用药名、剂量、使用日期、时间等。麻醉药品和第一类精神药品使用后保留空安瓿与处方一起交接，如有剩余药液，需经2人核对后方可废弃并记录。

（3）麻醉药柜钥匙单独保管，专人随身携带，班班交接。

用药管理制度

1.根据医嘱使用药物,严格执行查对制度,确保用药安全。做到"五准确"：将准确的药物,按准确的剂量,用准确的途径,在准确的时间,给予准确的患者。

2.药物备好后及时使用，避免久置后引起药物污染或药效降低；口服给药要确认患者服下后方可离开；危重患者或不能自行服药的患者应喂药；易发生变态反应的药物，用药前必须询问患者有无过敏史、用药史和家族史，按要求做过敏试验，确认结果阴性后方可使用，用药后嘱咐患者在指定地点休息15～20分钟，无异常反应方可离开。

3.观察用药反应，发现异常及时报告医师处理。

4.中药用药管理

（1）护士应掌握"十八反""十九畏"等中药配伍禁忌及用药饮食宜忌，嘱咐患者服药期间禁食生冷、油腻、辛辣、腥臭等刺激性食物；服滋补药物时忌浓茶、萝卜。

（2）根据病情及药物性能指导患者正确服用中药。

①丸、散、膏、丹剂温开水送服；粉状药、朱砂等调服；人丹、六神丸等含服。

②汤剂一般宜温服，寒证用热药宜热服，热证用寒药宜凉服，真热假寒或真寒假热证可用反佐法。

③病在胸膈以上及发散药宜饭后服，病在胸膈以下及滋补药宜饭前服；驱虫药及攻下药宜空腹服；镇静安神药及缓泻剂宜睡前服；调经药在行经前数日服。

④解表药服后喝热粥以助药效；呕吐患者服药前先服少量姜汁。

5.化疗药物用药管理

（1）认真执行化疗药物给药原则，严密观察病情及用药反应，发现不良反应及时报告医师处理。

（2）化疗防护设施配备齐全，操作时穿防护服，戴口罩及双层手套，必要时戴护目镜和面罩。

中医辨证施膳指导管理制度

1.在中医整体观指导下，根据辨证施膳原则，为患者提供个性化膳食指导，以防病治病，促进患者康复。

2.注意食物与药物应性味一致，无配伍禁忌。

3.医师根据患者病情决定患者的饮食种类，下达医嘱。护士及时通知营养师，并按规定做好饮食标识，同时告知患者及家属。

4.禁食患者，在饮食牌和床头牌设醒目标识，并告诉患者及家属禁食的原因和时限；治疗饮食须向患者说明其治疗目的。

5.因病情需要禁忌或限制食物的患者，其家属送来的食物须经医护人员核实后方可食用。

6.注意饭菜保暖，运送途中加盖，防污染。

7. 开餐前应停止一般治疗，禁止打扫卫生，保持室内清洁；开餐前30分钟应开窗通风，保持室内空气新鲜。

8. 开餐前工作人员须洗手，戴口罩、帽子，衣着整洁，携带配餐记录，并执行饮食查对制度。

9. 开餐用具用后应及时清洗，保持干燥。传染病患者餐具用后应按医院感染管理要求单独处理。

10. 评估患者自行进食能力，危重患者及不能自行进食患者应予以协助或喂食，观察进食后反应，以防误吸与窒息，餐毕做好口腔护理，必要时做好护理记录。

11. 指导患者宜调和五味，饮食有节；随时征求患者意见，并与营养室联系。

探陪人员管理制度

1. 为建立良好的住院环境，减轻患者负担，医院要通过落实基础护理工作，尽量减少陪人。患者是否需要留陪人由主管医师根据病情决定，同时需尊重患者及家属的意愿。一名患者最多留一个陪人。陪人发陪护证，无陪护证者不得留宿病房。重症监护室（含专科监护室）、新生儿科/室一律不留陪人。

2. 查房及治疗检查时间，督促陪人暂时离开病房，如需了解患者病情，待查房结束后可向医护人员询问。

3. 按医院规定的时间探视患者，每次探视不得超过2人。学龄前儿童不得带入病区/科室，传染病患者一般不予探视和陪伴。危重患者家属规定时间内可视频探视，如病情不宜探视时应听从医护人员安排。

4. 探陪人员必须遵守医院规章制度，在医护人员指导下，协助做好患者的思想工作。探陪人员不得擅自翻阅病历和其他医疗记录，不得私自将患者带出院外，不得干涉医疗护理工作，不得私请院外医师会诊，不得在病房内谈论有碍患者健康和治疗的事宜，不得坐卧在患者病床上。

5. 保持病房整洁、安静。探陪人员不得在病区内吸烟、大声喧哗，不得随地吐痰、丢纸屑和往窗外泼水、丢物。应爱护公物，节约水电。

6. 探陪人员违反院规或影响医院治安，经劝说无效者，取消其探陪资格，并报有关部门予以处理。

7. 探陪人员损坏、丢失医院物品应照价赔偿。

物品、器材、设备管理制度

护士长全面负责病区／科室物品、器械及设备的领取、保管与使用。应建立账目，分类保管，定期检查，做到账物相符。护士长调动工作时，必须办理移交手续，交接双方共同清点并签字。

1. 一般物品管理

（1）各类物品定期清点与清洁、定期保养与维修，提高使用率。

（2）凡因不负责任、违反操作规程损坏、丢失物品者，应根据医院赔偿制度处理。

（3）借出物品，必须履行登记手续，借物人须签名；贵重物品经护士长同意后方可借出。

2. 被服管理

（1）各病区／科室根据床位数确定被服基数与机动数，定期清点，如基数不符或遗失，应及时追查原因。

（2）保持使用中的被服清洁、干燥、无霉烂、无破损。

（3）患者出院时，值班护士负责清点被服。

（4）待洗被服应放于指定地点，洗衣部人员须当面点清，不得在走廊或清洁区清点。

（5）病区／科室的被服，私人不得借用。

3.仪器设备管理

（1）仪器设备管理须做到"四定"，即定数量、定位放置、定人管理、定期检查保养与维修，保持完好备用状态。

（2）建立"仪器设备使用保养记录"本，定期检查仪器设备的性能，做好清洁、消毒、保养及维修工作并做好记录。

（3）妥善保管仪器设备的档案资料，如使用说明书、贵重仪器设备使用情况及维修维护情况记录等。

（4）使用者必须了解仪器设备性能，严格执行操作程序。

（5）除抢救患者时院内统一配制外，抢救仪器设备一律不得外借。

治疗室管理制度

1.工作人员进入治疗室必须着装整洁，戴口罩、帽子，非工作人员不得入内。

2.保持室内地面、治疗桌（台）及治疗车等用物清洁、干燥、无灰尘、无污迹，每完成一项工作须随时清理。地面：每日早、中、晚湿式拖地各1次，每周刷洗1次；治疗桌（台）：操作前用消毒液抹洗；治疗车使用前、后湿抹，每班使用后终末处理。

3.每日空气消毒2次，并定期进行空气和无菌物品等细菌培养。设医院感染管理工作记录本，记录消毒、监测时间并签名，原始监测报告须存档备查。

4.室内物品、药品定位放置，专人保管，用后及时补充。无菌物品与非无菌物品、内用药与外用药须严格分类存放，标签字迹应清晰、醒目。

5.定期清查各种无菌物品、药品、无菌溶液及消毒剂，确保在有效期内。超过有效期的无菌物品必须重新灭菌或废弃，过期失效的无菌溶液和消毒剂不得使用。

6.根据专科要求配备抢救药品物品。抢救药品物品及毒麻限剧药、高浓度电解质液、肌松剂等特殊药的保管与使用应严格执行药品管理制度。

7.严格执行查对制度及无菌技术操作原则。

8.用过的一次性注射器、输液器等，应放入黄色医疗废物专用包装袋内按感染性废物处理，不得返回治疗室。

换药室管理制度

1.设专人管理。工作人员进入换药室应衣着整洁，戴口罩、帽子，非工作人员不得入内。

2.分清洁区、污染区，确保二区划分明确，标识醒目。药品、物品、器械须定位放置，标签清晰。

3.保持室内地面、治疗桌（台）及换药车等用物清洁、干燥、无灰尘、无污迹。地面：每日早、中、晚湿式拖地各1次，每周刷洗1次；治疗桌（台）：操作前用消毒液抹洗；换药车使用前、后湿抹，每班使用后终末消毒。

4.每日空气消毒2次，并定期进行空气和无菌物品等细菌培养。设医院感染管理工作记录本，记录消毒、监测时间并签名，原始监测报告须存档备查。

5.定期检查无菌物品及药品、无菌溶液及消毒剂，确保在有效期内。超过有效期的无菌物品必须重新灭菌，过期失效的无菌溶液和消毒剂不得使用。

6.严格执行无菌技术操作规程。操作前、后须洗手。换药时，先处理清洁伤口，后处理污染伤口，清洁伤口与污染伤口换药严格分区进行。

7.严格遵守消毒隔离制度。无菌物品一人一用一消毒。无菌纱布、棉球等各种无菌用物从容器内取出后不可再放回容器，无菌用物包开启后24小时内未用完需重新灭菌；无菌液体和消毒剂开启后需继续使用应注明开启日期与时分，仅限于有效时间内使用；使用过的器械、物品按医院感染管理要求清洁、消毒、灭菌。污染敷料应放入黄色医疗废物专用包装袋内按感染性废物处理。

8.结核、炭疽、破伤风、气性坏疽、铜绿假单胞菌等特殊感染患者实行严密隔离，用过的敷料、器械等另行灭菌或焚烧，不得进入换药室处理。

普通病区／科室管理制度

护士长全面负责病区/科室的管理工作，全体工作人员积极协助。管理工作包括环境及安全管理、财产及用物管理、预防医院感染管理、护理人员管理等。

1. 环境及安全管理

（1）统一陈设，合理布局，保持病区/科室环境整洁、舒适、安静、安全。

（2）床位和物品定位放置、摆放整洁，不得随意变动；床单位无杂乱物品，无悬挂衣物；各抽屉、柜内物品放置有序，干净、整齐；窗帘无破损、无污迹；床号、门号按规定位置粘贴；禁止随便粘贴宣传画、广告画、告示、通知及便条等。室内禁止吸烟，注意通风。

（3）护士站等工作区域无食物及私人用品，值班室个人用物放入柜内，配膳室不要随意堆放饭盒、碗筷，垃圾桶及时清理，无溢出。

（4）各类护理车车轴运转无声响。

（5）安全管理符合"护理安全管理制度"要求。

2. 财产及用物管理

严格执行"物品、器材、设备管理制度"。

3. 护理人员管理

（1）督促护理人员遵循"护理人员守则"和岗位职责。衣帽整洁、佩戴胸牌上岗。查房、治疗及护理时禁止使用手机，工作区内不得穿高跟鞋、响底鞋、拖鞋。做到"四轻"：说话轻、走路轻、操作轻、开关门轻。

（2）认真落实分级护理制度，密切观察病情，做到"五及时"：巡视患者及时、发现病情及时、报告医师及时、处理及时、记录及时。负责护士要做到掌握患者诊疗护理信息：①一般资料：床号、姓名、性别、年龄、主管医师；②主要诊断及证型；③主要病情：住院原因、目前身体状况、临床表现、饮食、睡眠、大小便、活动情况；④治疗措施：主要用药和目的、手术名称和日期；⑤主要辅助检查的阳性结果；⑥主要护理问题及护理措施；⑦病情观察重点。

（3）运用辨证施护方法为患者提供具有中医护理特色的个性化、专业化的优质护理服务。

（4）建立健全并贯彻落实本病区／科室各项规章制度、岗位职责、质量标准，以及本病区／科室常见病中西医护理常规及中西医护理技术操作规程。

（5）积极开展中医护理技术，为患者提供有效的治疗、护理方法。

（6）严格执行医院感染管理制度，认真做好本病区／科室消毒隔离工作。

（7）定期召开患者座谈会，征求患者及患者家属的意见和建议，不断改进病区／科室工作。

附录　护理人员守则

1. 主动向新入院患者介绍医院有关制度和环境，进行入院评估，实施辨证护理，了解患者要求，使其尽快适应环境，安心接受治疗和护理。

2. 工作认真负责，态度诚恳，言语谦逊，文明礼貌。对个别患者提出的不合理要求应耐心劝解，避免言语刺激，既要体贴关怀又要掌握原则。

3. 注意保护性医疗制度，有关病情恶化、预后不良等情况，由负责医师或上级医师向患者进行解释。

4. 提倡人性化护理服务，实施护理操作时注意保护患者隐私与接受意愿，充分尊重患者。

5. 严格遵守操作规程。为患者进行检查、治疗和处置时，耐心解释，告知其目的与方法，取得其配合，选用合适器械，不增加患者痛苦，检查治疗如涉及患者的私密部位应注意屏风遮挡或至处置室进行。

6. 对手术患者，术前做好解释工作，消除患者的恐惧和顾虑；术后密切观察病情变化，并对患者进行康复指导。

7. 保持安静，避免嘈杂，病区／科室内不得大声喧哗。合理安排治疗、护理时间，患者熟睡时，在不影响治疗效果的前提下，可待其醒后实施。条件允许时，分别安置危重和痛苦呻吟患者。患者死亡和病情恶化时应保持镇静，尽量避免影响其他患者。

8. 保持空气流通，环境整洁。垃圾分类放置，按医院感染管理要求及时处理。

9. 重视患者的心理护理，对其治疗、生活、饮食、护理等方面的问题，尽可能设法解决。

急诊科管理制度

1. 同普通病区 / 科室管理制度。

2. 确保绿色通道通畅，人、物流向合理，服务流程规范，各类标识清晰，夜间有灯光标识。

3. 坚守工作岗位。保证 24 小时人力充足，有紧急状态下护理人力资源配置方案。二线班护士保持通信工具畅通，接到抢救命令快速到位。

4. 严格执行各项规章制度、护理核心制度和护理操作规程，熟练掌握各种抢救技术及各项护理操作技能，随时做好抢救患者的准备工作。积极主动、迅速准确地配合医师进行抢救，必要时独立进行初步应急处理。确保应急措施正确，护理急救技术掌握率须为 100％。

5. 预检分诊由在急诊科工作 2 年以上的护士担任，保证分诊准确、接诊及时、出诊迅速，预检分诊正确率应≥ 95％。分诊护士应热情接待患者，根据患者主诉辅以必要检查（测体温、脉搏、呼吸、血压等），准确分科，安排就诊，及时联系相关医师，对医师 5 分钟内不到岗或不回电话者做好记录。确保急救电话有记录，患者就诊登记完善。做好消毒隔离工作和疫情报告，发现传染病患者立即隔离，详细登记患者相关信息，如住址应登记门牌号等。分诊护士须维持急诊就诊秩序，使急诊工作正常运转，遇特殊情况及时上报相关部门。

6. 坚持病情重、轻，急、缓先后就诊的原则。

危重患者、开通绿色通道的患者应先抢救后补挂号手续；不宜搬动的危重患者应就地组织抢救；需立即手术的患者，及时做好术前准备，并护送至手术室；遇突发事件，患者集中到达时，立即启动突发事件应急预案，同时向有关领导报告；凡来历不明的患者，应记录陪送人员姓名、地址、联系方式及发现患者的地点和时间并向公安机关报备。

7. 确保急救药品、物品配备齐全、充足、完好，做到"四定"（定品种数量、定位放置、定人管理、定期维修）、"三及时"（及时检查、及时补充、及时消毒灭菌）、"三无"（无过期、无变质、无失效），各类急救药品和物品标志明显、字迹清楚、每日清点、班班交接、不得外借。确保处于备用状态，急救用物完好率100％。

8. 确保危重患者检查、转诊、入院有医护人员护送，安全措施和交接班制度落实到位。接送患者的平车、轮椅应定期消毒；隔离患者专车专用，并及时消毒；平车铺床褥、床单，并每日更换，污染时随时更换。

9. 保护患者隐私，维护抢救工作秩序，非工作人员不得进入抢救室、监护室。

10. 护理记录做到及时、准确。

门诊管理制度

（一）一般管理制度

1. 环境宽敞、明亮、整洁、安静，布局合理，流程便捷，通风采光良好。设无障碍通道，消防设施齐全。门诊标识清晰、醒目，设路标牌、指示牌、警示牌，如防滑、防跌倒、防烫伤等。

2. 建立健全门诊各项护理工作制度、岗位职责、护理技术操作规程等。

3. 设导诊员。导诊员要关心体贴患者，服务热情、周到，态度和蔼，解释耐心，文明礼貌。对年老体弱患者主动予以照顾，必要时优先安排就诊。

4. 严格执行消毒隔离制度，防止医院内感染。保持各诊室、治疗室整洁，定时通风，每日至少空气消毒1次，各诊区地面每日湿式清扫2次。各类被服、床单等保持清洁，各诊室诊查床及平车铺床褥、床单，并每日更换，污染时随时更换。患者各种用物及器械按医院感染管理要求处理。发现传染病患者应根据疾病的传播途径，采取相应的隔离措施，并做好消毒隔离和疫情报告。接送隔离患者应专车专用，用后严格消毒。

5. 各诊区设患者就医须知和就医流程，有便民服务措施；确保平车、轮椅等功能完好，满足患者需要。

6. 加强预检、分诊工作。确保预检分诊准确细致，安排有序。根据病情诊前测量体温，必要时测脉搏、呼吸，记录于门诊病历上。按患者挂号先后、病情等合理安排就诊。

7. 认真做好开诊前准备。诊疗用物及器械准备齐全，位置固定。急救物品做到"四定"（定品种数量、定位放置、定人管理、定期维修），设物品交接本，确保账目清楚，清点制度落实。建立贵重仪器使用、维修、保养制度，定期保养、维修贵重仪器并记录于贵重仪器使用保养登记本上。如有缺损需查明原因，及时补充。

8. 随时观察就诊患者病情，遇高热、惊厥、剧痛、出血、呼吸困难、发绀、心力衰竭、瘫痪、精神异常等患者，应安排提前诊治，必要时紧急陪送至急诊室处理。

9. 认真做好日工作量统计。

10. 采用多种形式对患者进行健康宣教。

11. 设意见簿，定时收集意见，及时整改，持续改进护理工作。

（二）各专科管理制度

1. 内科

（1）同门诊一般管理制度。

（2）保护患者隐私。男、女患者尽量分室安排诊疗。检查肛门、乳房、下腹部时，采取保护性遮挡，必要时协助医师检诊。

2. 外科

（1）同内科管理制度。

（2）加强换药室管理。

3. 妇产科

（1）同门诊一般管理制度。

（2）对患者进行专科检查指导，如需做阴道检查或门诊手术者，嘱咐患者检查前排空小便；月经期间一般不做阴道检查；初诊、复诊孕妇须测量体重、尿蛋白、血压等。

（3）配合医师诊查患者，认真做好消毒隔离工作。

①妊娠 36 周以上及阴道流血患者需做阴道检查时应先消毒外阴，检查用品必须无菌。

②诊查床上的垫单一人一换。

③对 HIV、梅毒及性病患者使用一次性用物，物品用后按传染病隔离消毒原则处理。

4. 儿科

（1）同门诊一般管理制度。

（2）加强患儿安全管理：测体温时指导家长配合保持体位固定，扶持体温计，防止体温计滑脱、折断或坠入直肠等。婴幼儿一般测肛温，年长儿可采用感应测温仪。

（3）给药或治疗后，向家长详细交代注意事项或可能发生的不良反应。

（4）对候诊患儿加强巡视，对高热、惊厥、呼吸困难、剧痛、体温不升、新生儿及其他重症患儿应提前安排诊治，必要时协助医师立即急救或紧急护送至急诊室处理。

5. 皮肤 / 疮疡科

（1）同外科管理制度。

（2）协助医师采集活检标本，做好器械、药品、敷料等准备工作。

（3）检查、治疗结束后，患者用物严格按预防医院感染管理要求进行消毒灭菌处理或焚毁。

6. 眼科

（1）同门诊一般管理制度。

（2）初诊患者在就诊前检测远、近视力。遇婴幼患儿检查应备好开睑钩，协助医师固定患儿全身及头部。

（3）预约扩瞳检查的患者，按医嘱滴扩瞳药。若滴药后瞳孔不能完全散大，应及时报告医师做进一步处理。

（4）注意对暗室通风、换气与防潮。

（5）严格执行查对制度，各种检查与治疗应分清左眼、右眼。

（6）严格执行药品管理制度，确保滴眼液瓶签标识清晰，严格区分扩瞳与缩瞳药。

7. 口腔科

（1）同门诊一般管理制度。

（2）按挂号先后顺序依次进行诊疗。口腔急性出血、急性疼痛、口腔颌面外伤及年老体弱患者提前安排就诊。

（3）定期检查治疗台上的各种常备药物及器械，及时补充与更换。

（4）使用一次性围布，保持围布清洁，受唾液、血液等污染时及时更换。

（5）凡用于口腔内或接触患部的器械，如牙钻、托盘、机头、印模胶等须严格消毒。发现传染性疾病，如流行性腮腺炎、肝炎等应安排隔离诊室就诊。

（6）进行各项口腔治疗或手术前，先流水洗手，再戴无菌手套。

（7）主动协助医师进行各项口腔治疗或手术，如准备器械、药品、敷料，及时配制充填材料，配合取模、倒模、临时磨光及整理记录模型等。

（8）保持急救药品及器材处于完好备用状态。

（9）定期清点、检查和保养专科器械设备，保持功能良好，防止损坏或遗失。

8. 感染性疾病 / 传染科

（1）同门诊一般管理制度。

（2）严格做到"四专"（专人、专室、专设备、专登记），"五统一"（统一挂号、诊查、收费、取药、化验），严防医院内感染。

（3）引导传染病患者在相应区域候诊，到指定接诊室就诊，勿让患者随意走动。接诊室接诊一种传染病后，应按规定消毒后才能接诊另一种传染病。

（4）对直接到感染性疾病科门诊或由其他科转来的传染病患者，均应扼要询问病史，测体温、脉搏与呼吸，必要时测血压，观察有无皮疹、黄疸、发热、脱水、意识障碍等。一般门诊患者不可到感染性疾病科门诊就诊。

（5）向患者及家属交代有关隔离、消毒、治疗、复诊、转科、转院等注意事项。对护送传染病患者的工具，如车辆、担架等及时清洁、消毒。

（6）根据医院感染管理要求，做好传染病疫情报告。

9.骨科、肛肠科、耳鼻咽喉科

（1）同外科管理制度。

（2）定期清点、检查和保养各专科相应器械、设备，保持功能良好，防止损坏或遗失。

10.发热门诊

（1）发热门诊应独立设区，有医务人员和患者的专用通道，标识明显。

（2）进入发热门诊就诊的患者应在医务人员的指导下戴好口罩，病患离去后立即进行消毒处理。

（3）发热门诊的医护人员要有高度责任感和警惕性。掌握传染性非典型肺炎、禽流感、甲型 H1N1 流感等各种呼吸道传染病的临床特征、诊断标准、治疗原则，及时发现患者，避免漏诊、误诊。

（4）坚持首诊负责制，仔细询问流行病学史，认真做好胸片、血象等检查及体温的监测，一旦发现疑似患者，应立即报告，做好各种登记备查。

（5）值班医师要认真做好门诊工作日志、传染病登记本的登记工作。

（6）严格执行消毒隔离、个人防护操作规程。医护人员进入发热诊室，穿戴符合要求，接诊每位患者后及上班前后应进行手的消毒。

（7）空气、物体表面及地面每日消毒 2 次，发热的排泄物、呕吐物、分泌物处理须符合要求。

（8）运送留观人员及疑似患者的推车、担架等工具随时消毒。

（9）各类污物、污水处理须符合要求。

（10）诊室内须通风良好，定期清洁消毒。

（11）疑似患者及确诊患者转院后，必须做好诊室消毒工作及外环境的清洁消毒工作。

重症医学科管理制度

（一）一般工作制度

1. 护士长全面负责管理。床位较多及住院患者流量较大时可设副护士长或护理组长，负责日常工作。护士相对固定，专业能力应相对较强。

2. 保持室内整洁、舒适、安全、安静，避免噪音，不得在室内大声喧哗及谈论患者病情及隐私等。工作人员应着装整洁，工作严肃、认真，不得在室内使用手机做与工作无关的事情、吃东西。无关人员限制入内，病区外应公示家属探视制度及探视时间。

3. 患者住院期间必须穿患者专用服，除必需生活用品及食物外，不得存放过多物品。

4. 对患者实行 24 小时连续动态监测并详细记录生命体征及病情变化，做好专科护理。

5. 患者一切治疗由护士承担，生活护理可根据情况由护工协助完成，护理措施应及时、准确，基础护理须落实到位。给予患者及家属心理支持。

6. 确保管道护理符合要求，标识正确，引流通畅。各种管道插口的颜色及口径有明显区别，避免误接。人工气道保持通畅、湿化有效，按需吸痰。气管插管固定良好，气管切开处清洁、换药及时。

7. 制定并实施重症医学科患者意外拔除气管插管、呼吸机突然断电等意外事件的应急预案。报警信号就是呼救，护理人员听到报警必须立即检查，报告医师，迅速采取措施。

8. 制定并实施与相关科室护理交接流程，落实危急值报告制度。严格执行查对制度，患者佩戴腕带标识，腕带等身份标识出院后及时拆除。护士必须在患者床旁进行交接班，接班护士确定无问题后，交班护士方可离开。

9. 急救仪器设备和用物设专人管理，定位放置，定期保养，每日清点、检查、补充，使之处于完好备用状态，未经护士长同意不得外借或移出ICU。抢救仪器等特殊设备上悬挂操作程序卡和仪器使用保养记录本，每次使用后及时清洁、整理，并将其使用、清洁、保养维修等情况记录于仪器使用保养记录本上。层流、负压、隔离病房管理须符合要求。

10.严格执行抢救制度。确保全科人员留有方便快捷的通信联系方式以应对紧急情况。

11.合理使用冰箱，物品放置有序，设定期清洁制度，不可放私人物品。

12.毒麻、精神类、高危、抢救药等特殊药物的管理必须符合药品管理要求，做到专人管理、账目相符。

13.定期清理药品、物品，按有效期时间摆放，半年内药品、物品及时清出并做好标识提醒。

（二）消毒隔离制度

1.工作人员进入重症医学科一律更换专用工作服、鞋、口罩、帽子，凡患有感染性疾病者不得入内。严格落实探视制度，规范出入人员管理。

2.确保清洁及污染工作区域划分明确，标识醒目。

3.保持环境整洁、地面清洁。用清水或清洁剂湿式擦地，每日至少2次；有血液、体液、分泌物、排泄物、呕吐物污染时，先去除污染，再清洁、消毒；有多重耐药菌等医院感染暴发或流行时应使用消毒剂擦拭，每日不少于1次。确保各室拖把分开，有明显标识。每天擦吊塔及床旁桌，一桌一布，用后消毒液浸泡，清洗晾干。每天常规清洁消毒床单位（6条毛巾/床），尤其注意输液杆关节、床栏轴节等死角部位。脏被服不得随地乱丢，严禁在病室内清点被服。注意通风，每天通风3次（清晨、上午、下午）。视患者收治情况定期分批分区进行全面消毒工作，消毒完毕须进行随机采样检测消毒效果。

4.严格执行医院感染管理制度。医用耗材的使用、仪器设备、呼吸机管道及配件的清洁、消毒及更换须符合医院感染管理要求。确保各项消毒措施均有记录，并存档备查。使用呼吸机的患者，注意冷凝水应倒入专用容器，并及时对容器进行清洁消毒。定期对科室消毒设备进行检查、维护，中央空调定期清洗、消杀，确保能正常使用。

5.患者使用的仪器及物品专人专用，包括引流管、引流瓶、吸痰用物、呼吸机管道、吸氧管、雾化吸入管、面罩、听诊器、尿壶、血压计袖带、体温计、便器、牙垫、止血带、餐具等。

6. 无菌操作时必须严格执行无菌操作规程，执行卫健委手卫生规范，做好标准预防。接触患者前后及接触周围环境后或做各种操作前后均要规范洗手，接触污物或疑似污染时应戴手套操作，操作后立即摘除手套，严禁戴手套接触非污染区域和用品。切记戴手套不能取代洗手。

7. 定期或遵医嘱留取患者血、痰等进行细菌培养，针对细菌培养结果采取相应的隔离措施。

8. 严重感染、传染、免疫功能低下等患者应与其他患者隔离，有条件应安置在单间隔离病房，专人护理，确保隔离标识醒目。

9. 治疗护理传染病患者时应注意：

（1）穿隔离衣，戴 N95 口罩、面屏、护目镜等医用防护用品进入病室，一次一件。在病室门口隔离衣须悬挂正确。

（2）戴双层橡胶手套。

（3）单间隔离，一切物品要放在患者室内处理：分泌物、排泄物用消毒剂溶液混合搅拌，浸泡 20 分钟后倒入处置室池内；针头、输液管路、敷料分别放入双层医用垃圾容器内，进行焚烧处理，并注明"隔离"；被服、隔离衣放在黄色塑料袋内，双层结扎，注明"隔离"及数量。

10. 有预防呼吸机相关性肺炎、导管相关血流感染、导尿管相关尿路感染、切口感染、多重耐药菌感染、特殊感染等措施并落实到位。

11. 加强医院感染监测，按规定做好各项监测记录，结果异常时应有原因分析和整改措施。

12. 医用垃圾与生活垃圾必须用不同颜色的垃圾袋严格分开放置及处理。

13. 有医院感染暴发流行紧急处理流程及应急预案。

14. 有职业暴露紧急处理流程。

手术室管理制度

（一）一般工作制度

1. 建立健全并落实手术室各项规章制度、技术操作规程、工作流程、岗位职责。护士须具有高度的责任心，熟练掌握手术室护理专业知识及技术，有较强的应急能力，作风严谨，思维敏捷，反应灵活。

2. 手术室布局应合理，洁污流线分明，便于疏散。进入手术室的工作人员必须按规定穿戴手术室专用的衣、裤、鞋、帽，进入洁净区须戴好口罩，用后放置指定地点；不得佩戴饰物、涂指甲油或戴假指甲。手术患者入手术室应更换清洁的衣裤。实行 24 小时值班制，值班者应严守工作岗位，随时准备接受紧急手术。

3. 确保室内温、湿度适宜（温度 24 ℃～ 26 ℃，相对湿度 50%～ 60%），保持肃静。严禁吸烟和大声喧哗，禁止携带手机进入手术间，工作态度严肃认真，不得在手术间内谈论与手术无关的话题。

4. 有预防患者坠床、烫伤、撞伤、麻醉意外等突发事件的应急预案及处理措施，并落实到位。患者进入手术间后必须有医护人员陪伴。

5. 认真执行仪器设备及药品管理制度，保证手术需要，配备急救药品物品，并处于备用状态。手术室物品一般不得外借，特殊情况需外借时，急救器材需经护士长同意，贵重器材需经医务管理部门同意。

6. 急诊手术必须以电话及纸质或电子通知单的形式告知手术室，通知单上须写明患者的姓名、性别、年龄、住院号、诊断、病情、手术名称及麻醉方式、手术医师。护士接到通知立即根据患者病情及手术名称安排手术间、备齐手术用物，30 分钟内做好迎接手术的准备，如患者病情较重，生命体征不平稳，须同时备齐抢救药物及抢救设备。

7. 执行术前访视制度，特别是对于新型手术、疑难手术及重危患者手术，护士长及参与手术的护士应参加术前讨论并制定手术配合计划，以保证手术顺利进行。

8.手术过程中严密观察病情，密切注意手术进展情况，准确、及时地供应所需物品，主动配合医师实施手术。

9.认真执行交接班制度。设接送患者交接本，术前术后，接送患者时仔细核对患者姓名、年龄、性别、诊断、手术部位、备皮、术前用药情况及药物过敏史等，记录于接送患者交接本，并签名。手术患者均应佩戴身份识别标识（腕带），不能将贵重物品，如手机、戒指、项链、耳环及假牙等带入手术室。

10.严格执行护理技术操作规程，认真落实查对制度。

11.认真执行标本送检制度。手术标本妥善保存，确保标本及时、准确送检，做好标本交接登记。

12.严格执行安全管理制度。对电源、水源、冷暖气、氧气、空调、净化设备等各项设备设专人负责定期检查、维修、保养，确保手术安全。

（二）消毒隔离制度

1.制定并实施手术室医院感染监测、空气质量控制、医疗设备、环境清洁管理和手术器械的清洗、消毒、灭菌制度，控制医院感染。

2.严格划分洁净区、清洁区、非洁净区或限制区、半限制区、非限制区。入口处的消毒脚垫应每日更换。手术室拖鞋与私人鞋、外出鞋分别存放。进入手术室的工作人员不得戴饰物、涂亮甲油或戴假指甲，必须按规定穿戴手术室专用衣、裤、鞋、帽，贴身内衣不可外露。进入限制区或洁净区须戴好口罩。手术室衣、裤不得穿出室外，外出时应更换外出衣和鞋。手术患者入手术室前应更换清洁的衣、裤，戴好圆帽。

3.坚持一间一台制，清洁切口与非清洁切口手术分开进行。在手术间不足的情况下，应先做清洁切口手术，再做非清洁切口手术；先做急症手术再做择期手术。

4.手术过程中必须严格遵守无菌技术原则和操作规程，认真检查各种无菌物品，实施标准预防。如有违反必须立即纠正，采取补救措施。

5.严格执行手卫生规范，配置外科手消毒设施，每月定期进行手卫生质量检测。

6.严格控制手术室内人员密度和流量。应有严格的参观制度，见习、参观人员必须经护士长同意方可进入，3人以上需报请医务部/科批准。一般参观人数控制在2人/台以下，参观者必须在指定范围内走动，非当班人员不得擅自进入手术室。

7.工作人员须每年体检1次，传染病活动期人员不得在手术室工作，咽拭子培养阳性及皮肤化脓感染者不得进入手术间。

8.感染手术应在感染手术间进行，术后应及时进行清洁消毒。遇有特殊菌种如：破伤风、气性坏疽、绿脓杆菌等感染手术时，应尽量缩小污染范围，术后进行严格消毒处理。

9.严格执行医院感染管理规定及清洁卫生制度。一切清洁工作均应湿式打扫。各手术间物体表面及地面无明显污染时清水擦拭；血液、体液污染时，还应用消毒液擦拭，术后应及时进行手术间清洁消毒。手术室的工作区域须每日清洁、消毒1次，每周彻底清扫、消毒1次，并每月做细菌培养1次，包括空气、物体表面和灭菌后的物品等。洁净手术间应按规定要求更换过滤网装置。实施连台手术时，手术完毕应及时进行清洁、消毒后才能再次使用。被血液、体液污染的区域要及时清洁、消毒；洁净手术室须达到要求的洁净度后方可连台手术。

10.手术用物按清洗—消毒—灭菌的程序处理；特殊感染患者手术用过的物品则按消毒—清洗—灭菌程序处理。所有高压灭菌物品均用指示胶带固定封口，灭菌后指示条变为黑色，表示该物品已经灭菌。每个包内应放化学指示卡，该卡经灭菌后均变为黑色，证明该包已经灭菌，方可使用。环氧乙烷、低温等离子灭菌的器具应使用专用灭菌包装，灭菌后指示条变为黄色，125卡灭菌后变为绿色，低温等离子灭菌指示卡变为黄色，证明该包已经灭菌，方可使用。

11.所有灭菌物品必须每日检查1次，按日期先后排序依次使用，确保灭菌物品在有效期内使用。

12.每月进行手术切口感染病例的调查、统计与分析，查找手术切口感染的原因，制订整改措施，逐项落实。各项质量控制过程的记录须完整、真实、连续、准确，便于追溯，资料保存应≥3年，确保均有记录可查。

附录 手术室有关质量评价指标

1. 急救物品完好率100%。

2. 一次性使用无菌医疗用品复用率为0。

3. 一般手术室环境卫生学管理及消毒灭菌物品等的消毒灭菌效果达到《医院消毒卫生标准》（GB15982-2012）的规定。

4. 洁净手术室静态监测环境细菌浓度达到《医院洁净手术部建筑技术规范》（GB50333-2013）规定。

5. 空气中尘粒数、换气次数、最小新风量监测由专职技术人员完成，洁净手术室相关参数符合标准。

6. 过滤网更换一般由专业技术人员完成。过滤器更换周期详见表10。

表7 一般手术室消毒卫生标准

空气（CFU/m³）	物体表面（CFU/cm²）	医护人员手（CFU/cm²）	医疗用品 CFU/g 或 100 cm²			使用中的消毒剂与灭菌剂（CFU/mL）	
			无菌医疗用品	接触黏膜医疗用品	接触皮肤医疗用品	消毒剂	灭菌剂
≤ 200	≤ 5	≤ 5	无菌	≤ 20	≤ 200	≤ 100	无菌
不得检出乙型溶血性链球菌、铜绿假单胞菌、金黄色葡萄球菌及其他致病性微生物			\	不得检出致病性微生物		不得检出致病性微生物	\

表8 洁净手术间空气洁净标准（静态）

等级	手术间名称	沉降法（浮游法）细菌最大平均浓度		表面最大染菌密度（个/cm²）	空气洁净度级别	
		手术室	周边区		手术室	周边区
Ⅰ	特别洁净手术间	0.2 个/30 min Φ90 皿（5 个/m³）	0.4 个/30 min Φ90 皿（10 个/m³）	5	100 级	1000 级
Ⅱ	标准洁净手术间	0.75 个/30 min Φ90 皿（25 个/m³）	1.5 个/30 min Φ90 皿（50 个/m³）	5	1000 级	10000 级
Ⅲ	一般洁净手术间	2 个/30 min Φ90 皿（75 个/m³）	4 个/30 min Φ90 皿（150 个/m³）	5	10000 级	100000 级
Ⅳ	准洁净手术间	5 个/30min Φ90 皿（175 个/m³）		5	300000 级	

注：
1. 浮游法细菌最大平均浓度采用括号内数值，细菌浓度是直接所测的结果，不是沉降法和浮游法互相换算的结果。
2. Ⅰ级眼科专用手术间周边区按10000级要求。

表 9　洁净手术部相关指标参数标准

洁净级别	空气中尘粒数		自净时间（min）	换气次数	最小新风量（m³/h）	温度（℃）	湿度（%）	噪声（dB）	最低照度（LUX）
	直径≥0.5μm	直径≥5μm							
Ⅰ	特别洁净手术室	350～3500 粒/m³（0.35～3.5 粒/L）	0	≥15	0.25～0.3m/s	1000	22～26	40～60	≤52	≥350
Ⅱ	标准洁净手术室	3500～35000 粒/m³（3.5～35 粒/L）	≤300 粒/m³（0.3 粒/L）	≥25	30～36 次/h	800	22～26	40～60	≤50	≥350
Ⅲ	一般洁净手术室	35000～350000 粒/m³（35～350 粒/L）	300～3000 粒/m³（0.3～3 粒/L）	≥30	20～24 次/h	800	22～26	35～60	≤50	≥350
Ⅳ	准洁净手术室	350000～10500000 粒/m³（3500～10500 粒/L）	3000～90000 粒/m³（30～90 粒/L）	≥40	12～15 次/h	600	22～26	35～60	≤50	≥350

表 10　过滤器更换周期

类别	检查内容	更换周期
新风入口过滤网	网眼是否一半以上已堵	1 周清扫 1 次，多风沙地区周期缩短
粗低效过滤器	阻力已超过额定初阻力 60pa，或等于 2×设计或运行初阻力	3～6 个月，超过标准随时更换
中效过滤器	阻力已超过额定初阻力 80pa，或等于 2×设计或运行初阻力	6～12 个月，超过标准随时更换
亚高效过滤器	阻力已超过额定初阻力 100pa，或等于 2×设计过运行阻力（低阻亚高效时为 3 倍）	1 年以上，超过标准随时更换
高效过滤器	阻力已超过额定初阻力 160pa，或等于 2×设计或运行初阻力	3 年以上，超过标准随时更换

消毒供应中心管理制度

（一）组织管理

1.实行护士长负责制，在护理部直接领导下开展工作。

2.护理部全面负责消毒供应中心的质量控制和监督管理；医院感染管理部门负责医院感染预防控制的业务指导；后勤部门保证消毒供应中心的水、电、压缩空气及蒸汽的供给和质量，定期进行设施、管道的维护和检修；设备部门负责设备购置的审核，建立对厂家设备安装、检修的质量审核和验收制度，设专人负责设备的维护和定期检修，并建立设备档案。

3. 采取集中管理模式，全院所有需要清洗消毒或灭菌后重复使用的诊疗器械、器具和物品（包括外来器械）统一由消毒供应中心回收，集中清洗、消毒、灭菌和供应，保证清洗、消毒、灭菌质量。

4. 建立健全的岗位职责、操作规程、消毒隔离、质量监测、设备器械（包括外来医疗器械）及职业安全防护等管理制度和突发事件应急预案。完善质量控制过程的相关记录，保证供应物品安全。

5. 科学、合理配置注册护士、消毒员和其他工作人员。人员安排与床位之比为 2 ：100 ～ 3 ：100，其中注册护士应占 1/4 ～ 1/3。

（二）一般工作制度

1. 工作人员严格遵守各项规章制度和技术操作规程。

2. 着装整洁，戴好帽子，禁止佩戴戒指、耳环等饰物，不得留长指甲和涂指甲油。出入各工作区（去污区、检测包装区、无菌物品存放区）必须洗手、更鞋。

3. 各类常规物品及抢救物品，应保持一定的基数，认真清点，及时补充，保证灭菌物品的质量和数量，并确保随时供应。

4. 加强安全管理，定期检查、检测和校验各种仪器设备，确保仪器设备的使用安全。

5. 按时下收下送，服务主动热情，深入临床一线征求意见，及时了解所供应物品、器械的使用情况，确保临床使用安全、方便。

（三）医院感染管理制度

1. 严格划分污染区、清洁区，物品由"污"到"洁"不交叉，不逆行；空气流向由"洁"到"污"，采用机械通风，去污区保持相对负压，检查包装及灭菌区保持相对正压。

2. 清洁区的台面和地面每日清洁擦拭，污染区的台面和地面每日清洁消毒。各工作区的拖把分开使用并注明区域标识。无菌物品存放间及包装室每日湿式打扫及擦拭 2 次，空气消毒 1 次，每周彻底大扫除 1 次，其他区域每月彻底大扫除 1 次。

3. 回收污染物品与发放无菌物品应分车、分人进行。下送完毕后，回收污物车送处理间用消毒液擦拭，再用高压水冲洗干净后备用。有明显血渍、污渍的器械、器具和物品，临床科室须先清洁，再由消毒供应中心回收处理；被朊病毒、气性坏疽及突发不明原因的传染病病原体污染的诊疗器械、器具和物品的处理应按国家发布的规定要求处理。

4. 严格执行无菌物品发放制度。进入无菌物品存放间须更换专用鞋、戴专用帽及口罩。无菌物品发放时，应遵循先进先出的原则；发放时应确认无菌物品的有效性和包装的完好性。植入物应在生物监测合格后，方可发放。紧急情况灭菌植入物时，使用含第 5 类化学指示物的生物 PCD 进行监测，化学指示物合格可提前放行，生物监测的结果应及时通报使用部门；应记录无菌物品发放日期、名称、数量、物品领用科室、灭菌日期等；运送无菌物品的器具使用后，应清洁处理，干燥存放。一次性无菌医疗用品拆除外包装后方可进入无菌物品存放区。

5. 严格核查无菌物品有效期，所有灭菌物品必须每日检查 1 次，并按日期先后排序、依次使用。

6. 执行手卫生管理规范与操作流程。进入工作区之前和离开工作区之后必须洗手；接触清洁物品和无菌物品之前，接触污染物品之后必须洗手；离开供应室污染区时，进入清洁区之前必须洗手；戴手套之前、脱手套之后必须洗手；进行物品下收下送前后和各种包装操作前后要洗手；工作时被污染或疑似污染时随时洗手。

7. 灭菌包必须符合相关要求：硬质容器、一次性医用皱纹纸、纸塑袋、纸袋、纺织品、无纺布等应符合 GB/T 19633.1–2015 的要求。普通棉布包装材料应一用一清洗，无污渍，灯光检查无破损。灭菌包应摆放在篮筐或有孔的托盘中进行配套包装，轴节类器械不应完全锁扣，有盖的器皿应开盖，摞放的器皿间应用医用吸水纸隔开；管腔类物品应盘绕放置，保持管腔通畅；

精细器械、锐器等应采取保护措施。灭菌包重量要求：器械包的重量不得超过 7 kg，敷料包重量不得超过 5 kg。灭菌包体积要求：下排式压力蒸汽灭菌器的灭菌包体积不得超过 30 cm×30 cm×25 cm；脉动预真空灭菌器的灭菌包的体积不得超过 30 cm×30 cm×50 cm。灭菌包之间应留缝隙，宜将同类材质的器械、器具和物品，置于同一批次进行灭菌。材质不相同时，纺织类物品应放于上层、竖放，金属器械类放置于下层。预真空和脉动真空压力蒸汽灭菌器的装载量不应超过柜室容积的 90%；同时不应小于柜室容积的 10% 和 5%。

8.认真做好医院感染管理监测工作

（1）对高压蒸汽灭菌器定时进行工艺监测及灭菌效果监测：每日灭菌前须空锅做 B-D 试验，每周进行生物监测 1 次；过氧化氢等离子灭菌器每天进行生物监测 1 次；环氧乙烷灭菌器每批次进行生物监测 1 次。每个灭菌包采用化学指示卡、化学指示胶带进行灭菌效果监测；每周用生物指示剂"嗜热脂杆菌芽孢"监测。

（2）灭菌植入型器械应每批次进行生物监测；采用新的包装材料和方法灭菌时应进行生物监测。

（3）对于器械器具和物品的清洗质量进行日常监测、定期抽查，每月至少随机抽查 3～5 个待灭菌包内全部物品的清洗质量。

（4）清洗消毒器新安装、更新、大修、更换清洗剂和消毒方法、改变装载方法等时,应进行清洗消毒质量监测,待检测合格后,清洗消毒器方可使用。

（5）每月对无菌物品、一次性无菌物品、消毒液、无菌物品存放间及检查包装灭菌间的空气、台面及工作人员的手进行细菌学检测。

（6）消毒液现配现用，每日更换，并对消毒剂浓度进行检测。

（7）应建立清洗、消毒、灭菌操作的过程记录，并对清洗、消毒、灭菌质量的日常监测和定期检测进行记录，记录应具有可追溯性。清洗、消毒检测资料和记录的保存期应 ≥6 个月，灭菌质量监测资料和记录的保留期应 ≥3 年。

血液净化中心/透析室管理制度

（一）一般工作制度

1. 制定各项规章制度、岗位职责、技术操作规程并认真组织实施。保持室内清洁、整齐、舒适、安静。

2. 加强岗前培训。凡初进入血液净化中心的医护人员，必须进行3个月以上的岗前专科培训，并进行理论和操作技能考核，取得专科培训合格证后方可上岗。

3. 工作人员必须具有高度责任心，坚守工作岗位，严禁擅离职守，做到对患者服务热心、观察病情细心、处理问题耐心。

4. 协助医师实施患者透析治疗方案。透析前核对患者姓名、透析器、治疗方式、治疗时间、脱水量、抗凝剂用量，根据需要使用安全防护装置（床栏、约束带等）。

5. 密切观察患者的意识、生命体征及各项参数的改变，及时观察穿刺点是否渗血、肿胀等。保持患者体位舒适，血管通路固定良好，各侧管处于关闭状态，无管路脱落现象。确保压迫止血用力得当，部位准确，无血肿、无渗血。当病情突变或发生意外时，能及时发现并立即报告医师采取应急措施，同时做好记录。有预防动－静脉瘘感染、坠床、各类导管滑脱等的措施和突发事件应急预案。

6. 每台透析机建立档案，专人定期检测、维修和保养，确保有记录可查。每次透析前要认真检查透析机电路、电源及物品准备情况，透析过程中密切观察机器运行状况，保持血液透析机清洁、功能完好、报警系统正常，透析完毕按规定擦净血渍，清洗、消毒、关好电源。

7. 备齐急救仪器设备和用物，安排专人负责每日清点、补充，定期保养及维修，确保处于完好备用状态。

8. 严格执行药品管理制度，确保各类药物保存、保管、使用方法正确，无霉变、变质、过期、积压，肝素、促红细胞生成素现配现用。

9. 工作期间，严禁在血液透析治疗区用餐、会客、谈笑、看书报杂志。

（二）消毒隔离制度

1.原则上一律谢绝探视、陪伴，家属应在等候区等候，未经允许不得入内，以免增加感染机会。

2.工作人员进入血液透析治疗区须穿工作服、换工作鞋，操作时戴口罩。对患者进行治疗和护理操作时实施标准预防，严格执行手卫生规范和无菌技术操作。

3.患者使用的床单、被套、枕套等物品，一人一用一更换。

4.建立严格的接诊制度，对所有初次透析的患者进行艾滋病病毒、乙型肝炎病毒、丙型肝炎病毒、梅毒螺旋体感染的相关检查，每半年复查1次。

5.设隔离透析治疗间或独立的隔离透析治疗区，配备专门治疗用品和相对固定的工作人员。对艾滋病病毒、乙型肝炎病毒、丙型肝炎病毒、梅毒螺旋体感染患者应当分别在各自隔离透析治疗间或隔离透析治疗区进行专机血液透析，血液透析机不能相互混用。

6.使用的消毒药械、一次性医疗器械和器具应当符合国家有关规定。一次性使用的医疗器械、器具不得重复使用。一次性透析器在开封或预冲后未被污染的情况下4小时内可以使用，否则应废弃。

7.定期对水处理系统进行冲洗消毒，定期进行水质检测。每日监测1次水的硬度及总氯量，每月做反渗水细菌培养菌落计数，并准确记录。对超标项目应有原因分析和整改措施，并进行复查，直至符合要求。

8.透析液溶质浓度每批次至少检测1次，每月1次透析液细菌培养。血液净化治疗区、透析准备间、配液间每月进行1次空气细菌培养。

9.一切清洁工作均应湿式打扫,地面及物体表面每日擦拭2次;每日早、中、晚(每班患者透析前后)应开窗对流通风30分钟,每日下班后须进行空气消毒。

（1）开展环境卫生学监测和感染病例监测。发现问题及时分析原因并进行改进；存在严重隐患时，应当立即停止透析工作并进行整改。

（2）血液透析室的医疗废物应按照《医疗废物管理条例》及有关规定进行分类处理。

（3）配备必要的防护用品，工作人员上岗前及每年必须进行健康体检。被血液污染的锐器刺伤、擦伤时，应及时采取相应的处理措施，并报告相关部门。

（4）按照血液透析器复用的有关操作规程，对可重复使用的透析器进行复用。复用透析器冲洗消毒后在使用前应当预冲并测定管路中消毒液残余量，消毒液残余量应符合透析器复用规范要求，预冲后 15 分钟内应使用，否则需重新冲洗。

产科病区／产房管理制度

（一）产科病区管理制度

1. 同普通病区／科室管理制度。

2. 新生儿母婴同室管理。

3. 保持病室空气新鲜，布局合理，每日通风 1～2 次，室温 22℃～24℃，湿度 50%～60%，每日空气消毒 1 次。

4. 实施整体护理和中医辨证护理，认真填写护理记录单，每班床头交接班。

5. 新生儿出生后立即给予母婴皮肤早接触早吸吮，时间不少于 30 分钟。

6. 根据婴儿情况随时更换尿布，做好婴儿护理指导，注意观察婴儿全身皮肤、黄疸及脐带情况，产妇给予晨晚间护理。

7. 婴儿每日洗澡 1 次，婴儿包被、衣服每日更换。

8. 母婴同室提倡母乳喂养，鼓励按需哺乳，有医学指征需添加配方奶者，用物实行一人一用一消毒。

9. 专人负责卡介苗、乙肝疫苗接种，及时进行新生儿听力筛查和新生儿疾病筛查，并做好登记。

10. 定期开展母乳喂养知识宣教，使产妇及家属掌握母乳喂养方法和技巧，指导产妇挤奶，并做好奶库的管理。

11. 认真做好新生儿安全管理工作。

（二）产房管理制度

1. 产房由护士长负责管理，实行 24 小时值班制。严格执行各项规章制度及无菌操作技术规程。对产妇体贴、照顾，注重人文关怀，实行保护性医疗制度。

2. 保持室内整洁、空气新鲜，温度 24 ℃～ 26 ℃，湿度 50 %～ 60 %。

3. 所有物品、急救药品、器械设备齐全，做到专人管理，定期检查、补充、更换和完善。

4. 助产士必须经过专科培训和急救技能培训，熟练掌握抢救程序，持"母婴保健技术合格证"上岗。大于 14 周需引产者须出具相关引产证明。

5. 严密观察产程，严格遵守各产程处理常规和助产技术规范。耐心陪产，做好人性化服务，减轻孕产妇心理压力。严格按照产科护理常规或遵医嘱对产妇的生命体征、产程进展、胎心音等情况进行观察与监测并记录，如有异常及时报告医师。指导产妇配合分娩，严格实行床旁交班制度，防止产妇在未消毒状态下分娩或发生意外。

6. 产妇进入产房后要有专人陪伴，给予心理支持及指导。助产士常规为孕妇进行生命体征监测，每半小时听胎心 1 次，2～ 4 小时测量 1 次生命体征，有异常者可持续进行胎心监测。

7. 每位助产士应熟练掌握新生儿复苏技术、产科各项急救技术，接生前确认设备及使用物品的备用状态，并严格按照接生常规进行正常及难产接生。

8. 产后按护理常规观察产妇及新生儿，产后半小时内进行"新生儿早吸吮、早接触"。2 小时后如无异常，由助产士护送产妇及新生儿回母婴病室，与病房当班护士详细交接并记录。

9. 接产后由接生人员及时、准确填写各项记录。

（三）消毒隔离制度

1. 工作人员进入产房必须更换衣、帽、鞋，洗手或使用快速手消毒剂洗手。待产妇与陪伴人员入室须更衣、换鞋，非工作人员禁止入内，探视人员控制入内。

2. 产房器械、产包等物品一人一用一灭菌，严格执行无菌操作规程。产包开启 4 小时未使用应重新更换，产妇外阴消毒后 2 小时未生产，待生产时应再次消毒。开启的无菌物品应注明开启时间，并按照无菌物品使用原则进行使用。

3. 保持产房整洁。物表每日用含氯消毒液（有效氯含量 500 mg/L）擦拭；产房每日通风 1 ~ 2 次；墙面、地面每 2 周用消毒液刷洗 1 次；工作间每日空气消毒 2 次；每次分娩结束，及时清洁，台面使用 500 mg/L 含氯消毒剂擦拭消毒，整理产床及使用后的物品，垃圾分类放置。

4. 按医院感染管理规范要求，认真做好空气细菌培养等监测工作，记录结果并存档备查。

5. 隔离待产室及隔离分娩室须有明显标识。凡急诊、无肝功能测定结果、患有或疑似有传染病的孕妇必须在隔离待产室和隔离分娩室进行待产和分娩，按隔离技术规程进行接产和护理，分娩后按传染病管理要求进行终末消毒，尽量使用一次性用物，使用后的一次性物品及胎盘必须放入双层黄色塑料垃圾袋内，密闭运送。

6. 患重感冒、皮肤化脓性感染等感染性疾病者不得进入产房。

新生儿科管理制度

1. 同普通病区 / 科室管理制度。

2. 建立健全新生儿室配奶制度、哺乳制度等专科管理制度及操作流程、各类突发事件应急预案和处理流程，并确保落实到位。建立新生儿病区质量管理追溯制度，完善质量过程和关键环节的管理，确保护理质量。

3. 保持室内温度 22 ℃ ~ 24 ℃，相对湿度 50 % ~ 60 %。保持空气新鲜与流通，每日通风不少于 2 次，每次 15 ~ 30 分钟。层流、负压管理符合要求。

4. 控制病区 / 科室各出入口人员出入，随手关门，非本室工作人员不能随意出入。

5. 熟练掌握新生儿常见疾病护理技能、急救技术和新生儿病室消毒隔离技术等。

6. 实行新生儿腕带身份识别制度，新生儿腕带信息项目齐全，包括床号、产妇姓名、住院号、诊断、入院时间、新生儿姓名及性别等，腕带字迹清晰。

7. 严格执行新生儿出、入院流程。新生儿入院时，与家长当面对新生儿进行体格检查，同时核对腕带标识、病历资料；新生儿出院时，确认家属身份，与家属当面核对腕带标识、病历资料，并做好新生儿护理知识宣教。

8. 基础护理落实到位，严防新生儿误吸、红臀等并发症。普通新生儿每日沐浴1次，重症患儿病情允许者，在床上擦浴，常规消毒脐带及清洁眼部。

9. 各种设备设施悬挂操作程序卡，专人定期检查、保养并记录。

10. 落实新生儿安全管理制度。暖箱、蓝光治疗箱在使用过程中保持适宜温度、湿度，做到有显示、有监测。随手关闭暖箱门窗，拉上床栏，严防坠床、烫伤等意外发生。加强消防安全管理，确保新生儿安全。

11. 加强新生儿医院感染预防与控制

（1）建立并落实医院感染预防与控制相关规章制度和工作规范，按照医院感染控制原则设置工作流程。洁、污区域分开，标识清晰，功能流程合理。

（2）严格限制非工作人员进入。工作人员进入工作区需更衣换鞋。患感染性疾病者严禁进入。工作人员每年体检1次，患传染病者须调离。

（3）对具有传播可能的感染性疾病、多重耐药菌感染的新生儿应当采取隔离措施并做好标识；对特殊或不明原因感染的新生儿实施单间隔离，专人护理，采用相应消毒隔离措施；存在严重医院感染隐患时，立即停止接收新患儿，并将在院患儿转出，逐级报告相关部门。

（4）落实消毒隔离措施：①所有物品优先选择一次性物品，非一次性物品必须专人专用专消毒，不得交叉、重复使用；②呼吸机管路消毒按有关规定执行；③暖箱、蓝光治疗箱每日清洁并更换湿化液，一人一用一消毒，同一患儿长期连续使用暖箱、蓝光治疗箱时，每周消毒1次，用后终末消毒；④接触患儿皮肤、黏膜的器械、器具及物品一人一用一消毒，如雾化吸入器、面罩、氧气管、体温表、吸痰管、浴巾、毛巾、浴垫等，新生儿使用的被服、衣物等每日至少更换一次，污染后及时更换，出院时床单位进行终末消毒；⑤患儿餐具一用一消毒，使用后的奶瓶送消毒供应中心清洗、高温高压消毒，盛装奶瓶的容器每日必须清洁消毒，保存奶制品的冰箱要定期清洗消毒，奶液采集、储存、传递、配制、喂奶的流程与用具必须严格遵循医院感染管理规范要求；⑥严格实施卫健委手卫生规范，接触患儿前后必须按要求洗手，诊疗和护理操作顺序按先早产儿后足月儿、先非感染性患儿后感染性患儿的原则进行。

（5）建立新生儿病区医院感染控制与报告制度，进行有效的环境卫生学监测及新生儿医院感染目标性监测，针对监测结果进行分析和整改。

（6）按照《医疗废物管理条例》的有关规定对医疗废物进行分类放置，交专业人员处理。

儿科病区管理制度

1.同普通病区/科室管理制度。

2.根据小儿心理、生理特点，尽可能对病区增设的娱乐区域进行人性化布局，如张贴或悬挂卡通画等。

3.熟练掌握小儿常见疾病护理常规、急救技术和护理技术操作规程。

4.掌握小儿心理特点及与患儿交流、沟通技巧，多与患儿接触，以消除其陌生感与恐惧感。

5.保持室内空气新鲜，温、湿度适宜，温度22℃～24℃，湿度50％～60％。

6.切实做好患儿安全管理工作，严格实施门禁管理制度，加强可疑人员管理，确保患儿住院安全。

7.按照医院感染管理要求，认真做好消毒隔离工作及医院感染管理监测工作。

8.加强探陪人员管理，为患儿提供良好的住院治疗环境。

9.指导患儿及家属手消毒方式。

10.护理人员相对固定，鼓励护理人员进修专科护士，以满足专科技术要求。

肿瘤科病区管理制度

1.同普通病区／科室管理制度。

2.严格执行原卫生部《医院隔离技术规范》《消毒技术规范》《医务人员手卫生规范》。

3.严格遵守药品处方管理规程，对高危药品和精神毒麻药进行分类，定点放置、定人保管、每班清点。

4.抗肿瘤药物管理

（1）抗肿瘤药物储存和保管须按照药品说明书妥善处理，必要时班班交接、专人管理。

（2）抗肿瘤药物由静脉用药配制中心集中配送，病区按医嘱向静脉用药配制中心发送申请。

（3）护理人员严格按照医嘱给药途径给药。静脉给药时选择粗直、血流速度较快的静脉，如中心静脉、锁骨下静脉等。

（4）给药过程护理人员严格执行医嘱的输注速度、输注时间。严密观察液体渗漏情况，疑有渗漏或已经渗漏时采取应急预案，即终止输液、回抽、局部封闭、遵医嘱使用拮抗剂等。

（5）配置抗肿瘤药物须使用防护措施如护目镜、PE手套、防水衣等。

静脉用药配制中心管理制度

（一）一般工作制度

1.制定各项规章制度、岗位职责、技术操作规程并认真组织实施。

2.加强岗前培训。凡初进入静脉用药配制中心的护理人员，必须进行3个月以上的岗前专科培训，并进行理论和操作技能考核，考核合格后方可上岗。

3.洁净区设置有温湿度、气压监测设备和通风换气设施，保持温度18℃～26℃，湿度40％～65％。保持足量的新风送入。

4. 摆药、混合配制、成品输液复核应当严格实行查对制度。

5. 静脉用药集中配制全过程应当严格执行标准操作规程，每完成一批次输液的配制，应及时清场。

6. 成品输液应有外包装，危害药品应单独包装并有醒目标记。

7. 在静脉用药配制中心配制错误的输液，应重新配制。在中心内部或病区，发现成品输液有浑浊、沉淀、变色、异物或分层，输液袋有破损漏液、无输液标签或标签不清晰，以及因各种原因从病区退回的成品输液，不得再使用，并做好记录。

8. 严格执行药品管理制度，各类药品按要求贮藏，定期清理效期，确保药品无变质、过期。

9. 爱护仪器设备和用物，定期保养及维修，确保处于完好备用状态。

10. 工作期间，严禁闲谈、玩手机、看杂志等。

（二）消毒隔离制度

1. 静脉用药配制中心设洁净区、非洁净控制区和辅助功能区，不同区域之间的人流、物流走向合理，有防止交叉污染的措施，工作区域避免无关人员进出，如需要进入，须更衣、更鞋、洗手。

2. 工作人员进入科室应按要求洗手、穿工作服、戴工作帽、换工作鞋。

3. 室内装有防止老鼠、蟑螂、蚊虫进入的设施并达到相应效果。

4. 定期对净化系统初效、中效过滤器进行清洗、消毒、更换，定期检测、保养、维护高效过滤器，必要时更换。

5. 配制工作前半小时开启净化系统。进入配制间前应再次换鞋、洗手、戴口罩、戴帽子、更换洁净服。

6. 洁净服、洁净区拖鞋须每日清洗、消毒。

7. 洁净区应当每天清洁消毒，其清洁卫生工具不得与其他功能区混用，清洁工具的洗涤方法和存放地点应当有明确的规定。

8. 医用耗材和物料的储存应当有适宜的库房，无菌物品需按要求存放，不得堆放在过道或洁净区内。建立医用耗材和物料的领取、储存、效期登记、使用消耗情况等管理制度，定期检查落实情况。

9. 开展环境卫生学监测。每月对空气、物表、工作人员手做细菌培养，发现问题及时分析原因并进行改进。

10. 医疗废物按照《医疗废物管理条例》及有关规定进行分类处理，专人交接登记。

11. 与静脉用药配制相关的工作人员应当每年至少进行 1 次健康检查，建立健康档案，有传染病、皮肤病等可能污染药品的疾病，或者患有精神病等不宜从事药品配制工作的，应当调离工作岗位。

12. 配备必要的防护用品，制定并落实职业暴露防范和处理措施，防护用品及设施配备齐全、使用正确，防止职业伤害。锐器刺伤时，及时采取相应的处理措施，并报告相关部门。

健康管理中心管理制度

1. 同普通病区 / 科室管理制度。

2. 工作人员须严格遵守国家的法律法规和医院制定的各项规章制度。保证健康体检工作科学化、规范化、制度化。

3. 体检工作应严格执行国家卫生部颁发的《健康体检管理暂行规定》及《健康体检项目目录》。

4. 加强健康体检中的信息管理，确保信息的真实、准确和完整。未经受检者同意，不得擅自散布、泄露受检者的个人信息。

5. 保证工作场所整洁、卫生，坚持以体检者为中心，提高体检质量和服务质量，为参检人员提供一流的服务。

6. 通过健康体检，实现健康促进与干预，为受检者提供检后全程式的健康咨询与医疗服务。

7. 加强业务学习及培训，提高工作人员的思想水平和业务素质。

放射影像科管理制度

1.建立健全各项管理制度、岗位职责、护理技术操作规程，为患者提供全面、人性化的服务。

2.工作人员应关心体贴患者，主动照顾年老体弱患者，及时消除患者对陌生环境和检查设备的困惑以及产生的忧虑、焦躁等不良心理反应。

3.对住院检查患者，根据病情及需要采取排号、预约、错时检查，门诊、体检患者电话提前通知，对门急诊、高龄、危重患者实行优先检查，使患者得到及时有效的服务。

4.做好造影剂增强扫描的护理。加强扫描前的心理护理，使患者消除心理障碍，配合检查，保证增强扫描图像的质量。用高压注射器时，要选择好穿刺血管，防止静脉渗漏。造影完毕嘱患者多喝水，以加强药物排泄，减轻毒副作用。

5.密切观察患者有无不良反应，备好急救药品和物品并使其保持完好备用状态。

6.按医院感染管理规范要求，严格执行消毒隔离制度，防止医院内感染。

120急救分站管理制度

1.无条件服从急救指挥调度，接到调度中心指令后，应在五分钟内出车。

2.坚守岗位，严格实行交接班制度，未经科室同意，不得私自调班。

3.出车救护时，应穿工作服，佩戴胸卡，对患者或家属要态度热诚，文明礼貌。

4.对患者应有高度负责的精神，进入现场应立即检查患者情况，对危重患者要求家属签字。

5.抢救患者要严格遵守急救医疗工作程序及急救原则，在患者身旁密切观察其生命体征变化，按急救医疗规范及服务标准处理患者，合理用药，确保医疗安全。

6.加强查对制度，如药名、给药剂量、给药方法、配伍禁忌等，及时书写院前急救病历。

7.保管好急救药品和器材，当班用完，当班补充，使仪器设备处于良好状态。

8.如遇突发性灾害事故（如集体食物中毒、特大交通事故、塌方、火灾、洪水等），接到急救指令，应争分夺秒，参与急救。

感染性疾病／传染科病区管理制度

1.同普通病区／科室管理制度。

2.严格执行《传染病防治法》《医院隔离技术规范》《消毒技术规范》《医务人员手卫生规范》。

3.对护理人员进行有关传染病防治知识及技能的培训，每年1～2次。

4.隔离管理

（1）清洁区、污染区和半污染区"三区"划分明显，界限清楚,标识醒目。

（2）进入感染性疾病/传染科病区须穿专科工作服，按不同区域要求穿戴隔离防护用品，离开时及时脱下。本专科工作服不得穿出室外，外出时应更换外出衣和鞋。

（3）隔离病房须设隔离标识，如黄色为空气传播隔离，粉红色为飞沫传播隔离，蓝色为接触传播隔离。

（4）不同传染病种类分室安置，疑似传染病患者单独安置。

（5）一间负压病房宜安置一个患者，无条件时可安置同种呼吸道感染疾病患者。

（6）减少患者转运，如需转运则采取有效措施减少对其他患者、医务人员和环境表面的污染。

（7）限制人员出入，减少探视。如需探视经空气传播和飞沫传播疾病的患者，探视者应戴外科口罩，并与患者之间的距离＞1 m。

（8）经空气传播和飞沫传播疾病患者病情允许活动时，须戴外科口罩，限制活动范围。

5. 防护管理

（1）在标准预防的基础上，根据疾病传播途径（接触传播、空气传播、飞沫传播和其他传播）和特性，结合医院实际情况制定有效防护措施。

（2）接触传播的防护

经接触传播的疾病，如肠道感染、多重耐药菌感染、皮肤感染等，应戴手套，手上有伤口时戴双层手套，穿隔离衣，离开病室前，摘除手套，洗手和（或）手消毒。脱下的隔离衣按要求悬挂，每天更换、清洗与消毒，或使用一次性隔离衣，用后按医疗废物管理要求进行处置。接触甲类传染病患者应按要求穿防护服，离开病室前脱去防护服，防护服按医疗废物管理要求进行处置。

（3）空气传播的防护

接触经空气传播的疾病，如肺结核、水痘等，应严格按照区域流程，在不同的区域穿戴不同的防护用品，离开时按要求摘脱，并正确处理使用后物品。进入确诊或可疑传染病患者房间时，应戴帽子、医用防护口罩；进行可能产生喷溅的诊疗操作时，应戴防护目镜或防护面罩，穿防护服；接触患者及其血液、体液、分泌物、排泄物时应戴手套。

（4）飞沫传播的防护

接触经飞沫传播的疾病，如百日咳、白喉、流行性感冒、病毒性腮腺炎、流行性脑脊髓膜炎等，应严格按照区域流程，在不同的区域穿戴不同的防护用品，离开时按要求摘脱并正确处理使用后物品。与患者近距离（＜1m）接触，应戴防护目镜或医用防护口罩；进行可能产生喷溅的诊疗操作时，应戴防护目镜或防护面罩，穿防护服；接触患者及其血液、体液、分泌物、排泄物时应戴手套。

（5）承担甲类传染病、急性传染性非典型肺炎、人感染高致病性禽流感、新型冠状病毒肺炎等患者的诊疗护理前，应经过专门的培训，掌握正确的防护技术，方可进入隔离病区工作。

6.清洁消毒管理

（1）清洁卫生工具

根据病种并按清洁区、半污染区、污染区的划分严格分开使用，应有明显标识。每次使用后浸泡于高效消毒液中消毒 1 小时以上，洗净悬挂晾干备用。有独立卫生间的，每个房间固定配备 1 个拖把。

（2）物体和环境表面

无明显污染情况下，采用湿式清扫，每日用清水或清洁剂擦洗 1～2 次；有明显污染时，用含有效氯或有效溴的消毒剂溶液喷雾和擦洗处理（消毒配制浓度：细菌繁殖体 250～500 mg/L、肝炎病毒 2000 mg/L）；有结合分枝杆菌污染物时，用 0.2 % 过氧乙酸、含氯消毒剂或二溴海因消毒液擦洗；有霍乱、炭疽等烈性传染病病原体污染物时，用有效溴或有效氯 1000～2000 mg/L 作用 30 分钟后再擦洗。

（3）室内空气

加强通风。室内有人时，选用循环风紫外线空气消毒器、静电吸附式空气消毒器消毒；室内无人时，使用紫外线灯直接照射或采用化学消毒剂熏蒸（如 0.5 %～1 % 过氧乙酸溶液加热蒸发，在常温和 60 %～80 % 相对湿度下，过氧乙酸用量按 1 g/m³，熏蒸时间 2 小时）或喷雾消毒。

（4）生活用具（餐具、痰杯、便器、脸盆等）

个人专用、单独处理，采用煮沸 30 分钟、流通蒸汽消毒 30 分钟或 1000 mg/L 有效氯消毒液浸泡 30 分钟（消毒后清水冲洗）等方式消毒。

（5）布类

患者衣被专机洗涤，用含二氧化氯或有效氯 500 mg/L 的消毒洗衣粉溶液洗涤 30～60 分钟，然后用清水漂净；传染病死亡患者布类及有明显血、脓、便污染的布类用 1500～2000 mg/L 有效氯消毒剂喷洒后立即袋装送焚烧；严禁在病房内清点和处理传染病患者污染的布类。

（6）诊疗用品

体温表专人专用，每次测量后用 75 % 乙醇棉球擦拭消毒；血压计袖带专用,或一用一消毒;使用过的医疗器械按要求盛装,并附有明显的隔离标记,送消毒供应中心处理。

（7）污水处理

建立独立的污水净化处理系统,严禁将未经消毒或无害化处理的污水、污泥任意排放或用作农肥。

（8）污物处理

隔离患者的生活垃圾按照医疗垃圾处理。使用双层黄色医疗废物袋装,装满 3/4 时及时密封,能焚烧的采用焚烧处理。

（9）入院、出院处理

患者入院时应做卫生处置,更换医院衣服。患者的衣服经消毒后交家属带回或统一保管。做好患者及陪护的消毒隔离知识宣教。患者出院或转院前进行卫生处置。

（10）终末消毒

患者出院、转院或死亡时,及时对房间进行彻底消毒,包括床单位、地面、墙壁等。

7. 定期对卫生员进行有关卫生清扫、医院感染护理控制等基本知识的培训,确保各种消毒剂使用正确。

注射室管理制度

1. 实行护士长负责制,对注射室实行全面管理。

2. 熟悉常用注射药的药理作用、配伍禁忌、不良反应和发生药物过敏反应的紧急处理措施,并具有熟练的操作技术和高度的责任心。

3. 各种注射必须遵医嘱执行。严格执行查对制度,如有疑问必须查清后再执行,不得执行自带药品的注射。

4. 认真执行采血制度。严格执行查对制度,如有疑问必须查清后再执行,对采血相关事宜有告知义务。

5. 热情接待患者。注射前向患者做好解释工作，对易致过敏的药物，必须按规定做好注射前的药物过敏试验及签署皮试告知书。注射后注意密切观察患者情况，如发生不良反应或意外情况，及时处理，并报告医师及门诊办公室。

6. 严格执行无菌操作规程，操作前着装整洁，戴口罩、帽子，洗手、修剪指甲。严格执行消毒隔离制度，做到一人一针一管，静脉注射时实行一人一压脉带一手垫。使用后的一次性医疗废物，应按要求进行毁形和分类处理。

7. 各类用物、药品及器械（含抢救药品及器械）设专人管理，定点放置、定期清点、定期消毒、及时补充。确保各种无菌物品、药品、无菌溶液及消毒剂等在有效期内，超过有效期的无菌物品必须重新灭菌或废弃，过期失效的药品、无菌溶液和消毒剂不得使用。

8. 每日空气消毒 2 次，定期进行空气和无菌物品等细菌培养。设"医院感染管理工作记录"本，记录消毒、监测时间并签名，原始监测报告存档备查。

9. 做好个人防护，避免针刺伤等职业伤害。

介入诊疗中心／导管室管理制度

（一）一般工作制度

1. 明确岗位职责，建立健全并严格执行各项规章制度和操作规程。

2. 保持室内整洁、安静，室内严禁吸烟，不得带入食品。工作期间不得大声说笑。

3. 介入手术室入口有电离辐射标识及必要的文字告知。

4. 严格执行查对制度及无菌技术操作规程。检查治疗时密切观察病情，发现问题及时处理。

5. 手术间宽敞，通风设备齐全，仅放置必需的仪器和物品，有利于减低室内 X 线的散射量，不常用的仪器设备停放在设备间，以免损坏。

6. 按护士与手术台比 2.5 ～ 3 ∶ 1 的要求配备护理人员。以学历、职称、年龄、结构形成梯队，层次合理，护士必须经过专科培训和急救技能培训。

7.备齐抢救物品及药品,专人负责,每周清点。保持抢救设备及物品处于完好备用状态。

8.配备充足的射线防护用品,工作人员佩戴射线检测卡。严格遵守介入诊疗操作规程,工作人员定期进行健康检查。

9.贵重物品、毒麻药品建立登记本,专人负责管理,认真记录使用情况。

(二)消毒隔离制度

1.导管室布局合理,符合医院感染控制要求,严格划分无菌区、清洁区、污染区,区域内标识明确。进入导管室必须穿专用洗手衣、裤,更鞋、戴帽子、戴口罩。未经允许,谢绝参观。

2.每天进行地面、手术床、墙壁及机器擦拭清洁2次,室内保持空气流通,保持一定的温度和湿度。每天空气消毒1次,每周大扫除1次。

3.无菌物品和未消毒物品分别放在固定位置,不能混放。使用的消毒药械、一次性医疗器械和器具须符合国家有关规定。各类导管、器材设专人管理,专柜放置。一次性使用的医疗器械、器具不得重复使用。

4.每日检查无菌物品有效期,确保在有效期内使用。

5.介入手术患者必须有抗–HIV、HBsAg、抗–HCV等检查结果,阳性患者安排在每日最后。如有严重或特殊感染患者做介入手术时,医师应提前通知导管室,以便作出相应准备,防止交叉感染。各类物品清洗、消毒、灭菌、储存等符合医院感染管理要求。医疗垃圾按要求分类放置及处理。

6.认真做好医院感染管理监测工作。每月对空气、物体表面、灭菌后的物品等进行细菌培养1次,并记录存档备查。

高压氧舱管理制度

1.高压氧舱必须具备医用氧舱合格证、压力容器使用证、医用氧舱使用证,通过监管部门验收合格。

2.人员配备合理,持证上岗,各项制度、职责健全,各种宣教及安全检查到位。

3.工作人员熟悉高压舱环境及各种设施的性能，熟练掌握操作方法，保证各部件处于良好工作状态。

4.高压氧治疗患者必须经高压氧科医师检查，确认无禁忌证后方可行高压氧治疗。

5.除高压氧舱操作人员外，操纵台上所有仪表、开关、通信联络系统一律不准随便触动。开舱期间不准私自用舱内外专线联络电话。

6.舱内应备齐各种抢救药品、器械及常规用物，专人负责，定期检查、补充，定位放置，保持完好备用状态。

7.患者进舱前须更换棉织衣、裤、袜及拖鞋，严禁将易燃、易爆、易损物品带入舱中，如化纤衣服（锦纶、尼龙、涤纶、腈纶）、乙醇、打火机、火柴、钢笔、手表、收录机、手机等。每次进舱前严格督促检查，以免发生意外。

8.详细介绍进舱的注意事项，消除患者紧张心理，以取得合作。

9.严格遵守开舱操作规程。开舱前严格检查机械设施、各种仪表、开关等，确认功能正常方可开舱；检查危重患者生命体征与用物准备情况，按要求做好各种管道的处置。

10.禁止在舱内打闹、来回走动及大声喧哗，禁止随地吐痰、乱扔果皮及杂物，严禁乱动舱内设备和用重物敲击舱壁。

11.操作人员必须严守工作岗位，不准私自外出，不得聊天、听音乐等。要经常与舱内保持联系，询问患者情况；监视各项仪表的运转状况，注意舱内压力、温度、氧浓度的变化；注意危重患者呼吸、面色变化，保持呼吸道通畅；带有液体进舱者，注意调节输液速度。

12.严格操作规程，做好操作舱记录，未经请示不准随便更改治疗方案。

13.按常规做好舱内平面与空气消毒，吸氧面罩一人一用一消毒，预防交叉感染。

内镜室管理制度

1. 诊疗区、清洗消毒区、清洁区划分清楚，标识明显。

2. 室内保持清洁、干燥、整齐。清洗消毒室有通风设备，保证通风良好。

3. 防护用品（工作帽、口罩、工作服、乳胶手套、防水围裙、护目镜或面罩）配备齐全、使用规范。

4. 不同系统内镜的诊疗工作应当分室进行或分时段进行、分池清洗。

5. 严格执行检查前告知制度，取得患者配合。密切观察病情变化，发现异常及时处理。

6. 操作前检查仪器设备运行状态是否符合要求，发现异常及时维修。内镜宜每次清洗前测漏，条件不允许时至少每日测漏 1 次。消毒后内镜置于专用储存柜（库）储存，软式内镜悬挂保存。

7. 严格执行《内镜清洗消毒技术操作规范》，做好内镜及附件的使用、消毒、维护、保养工作，各种内镜和设备有专人管理，有简明的操作流程和使用说明。

8. 每日诊疗工作结束后，必须对吸引瓶、吸引管、清洗消毒槽进行清洗消毒。开窗通风，地面、台面予以清洁消毒。

9. 妥善保存标本，认真执行标本送检制度，确保标本及时准确送检，有记录可查。

10. 抢救车及抢救用物配备齐全，处于备用状态。

11. 制订专科突发事件应急处理预案。

12. 根据需要配备麻醉药品，严格执行麻醉药品管理制度。

中医特色治疗室管理制度

1. 工作人员必须穿工作服、戴工作帽，必要时戴口罩。

2. 发挥中医特色，以中医理论为指导，为患者提供中医药适宜技术服务。

3. 严格遵守各项操作规程，操作敏捷轻柔。

4. 对施治患者，应注意观察病情变化，不得离开岗位。施灸、拔火罐、热敷、足浴等治疗时要防止烫伤。

5. 各种物品、医疗器械应标签（标识）完整、字迹清楚、位置固定、分类放置、专人保管，并按时整理补充，保持整洁有序，用后放回原处。

6. 严格执行消毒隔离制度。各种无菌物品、消毒液按规定时间消毒与更换，定期检查消毒日期。治疗用物一人一用一消毒，防止交叉感染。

7. 做好常见病、慢性病的预防与中医诊疗等健康知识教育。

8. 进修人员或学员施行治疗时，必须在带教老师的指导下进行，不得独立操作。

9. 中医特色治疗室应当温湿度适宜、空气新鲜。必要时男女患者的诊疗床用屏风隔开。

护理夜间总值班制度

为加强医院护理管理，提高夜间及节假日护理工作质量，保证夜间护士遇到紧急情况时能得到及时的帮助与指导，确保医疗护理安全，提高患者满意度。结合医院实际情况，特制定护理夜间总值班制度如下。

1. 总体要求

（1）要求总值班人员理论知识全面、技术水平高、能熟练完成各种静脉穿刺技术和危急重症护理技术操作，有丰富临床工作经验和较强实践能力；医德医风好，有一定管理能力、工作责任心强，且具备良好的处理突发事件能力。

（2）能指导临床各专科护理工作，配合全院各科室夜间紧急抢救。

（3）了解、熟悉医院的基本行政管理制度、流程。

2. 任职资格与岗位设置

（1）必须由护师以上职称、在本院从事临床护理工作 5 年以上的人员担任。

（2）每个护理单元（门诊除外）推荐2名护理人员，经护理部审批后统一安排上岗。

（3）护士总值班人员任期为1年，1年内原则上不变动，如确系特殊情况需临时更换，护士长须在月底前1周上报护理部。

（4）实行夜间值班制，不分节假日，由护理部统一排班。

（5）每天夜间（18：00～8：00）派一名护士轮流值班，医院统一安排住宿。

3.岗位职责

（1）值班期间协助解决夜间院内护理工作中的复杂疑难问题、危重患者的抢救、处理突发事件等。

（2）会诊、抢救患者等遇到无法独立解决的问题时，应及时配合抢救科室向相关部门汇报。

（3）遇有重大突发事件时，及时完成医院各项指令性任务。

（4）值班期间必须保持通信畅通，接到传呼后，必须5分钟内赶到现场。

（5）建立值班记录本，各类事件的处置均有记录可查，重要事项需及时汇报。

4.考核与管理

（1）总值班护士收到落款"护理部或医务科"的短信或微信时，请及时回复。若无故不回复或延迟回复，将给予通报批评。

（2）值班期间因手机遗失、故障或其他原因致使联系不畅造成工作失误，由此导致的医患纠纷，总值班护士应承担相应的责任。

（3）一年的任期内违反本制度条款，将给予通报批评，情节严重者取消总值班护士任职资格，影响职称晋升一年。

（4）总值班护士非值班期间，由护士长安排在科室值班。

（5）有任期一年考核合格的护士总值班工作经历者，经护理部认可后，晋升职称时优先推荐、优先聘用。

优质护理服务制度

1.落实责任制整体护理工作模式，切实以患者为中心，合理配制护士人力，由责任护士全面负责分管患者，满足临床护理工作需要，不依赖患者家属或家属自聘护工护理患者。

2.全面履行护士职责。综合基础护理、病情观察、治疗、沟通和健康指导等，为患者提供全面、全程、连续的护理服务。协助医师实施诊疗计划，密切观察患者病情，及时与医师沟通、与患者沟通，对患者开展健康教育和康复指导，提供心理护理服务。

3.深化护士分层使用原则，依据患者病情、护理难度和技术要求分配责任护士，危重患者由年资高、能力强的护士负责，体现能级对应。合理搭配各班高、中、低不同年资护士，保证重点时段的护理人力。

4.体现专科特色，开展辨证施护和中医药特色专科护理，积极开展中医护理技术操作培训，提高中医护理水平，保障患者安全，促进患者康复。

5.实施优质护理服务责任制，将优质护理服务质量纳入每月的综合目标管理考核中，每月开展定期检查和专项检查，将检查和考核结果作为护士个人和部门奖惩、评优的依据，持续改进优质护理服务工作。

6.明确临床护理服务内涵、服务项目和工作标准。分级护理的服务内涵、服务项目要包括为患者实施的病情观察、治疗和护理措施、生活护理、康复和健康指导等内容。

7.把患者满意作为工作的最终目标，每月进行患者满意度调查，定期听取患者对优质护理工作的意见和建议。制定整改措施，及时反馈。

第四章　药事管理制度

一、药学部科室管理制度 ---------- 292

综合管理制度 /292

质量管理制度 /293

中药质量控制管理办法 /296

差错事故认定及处罚制度 /301

突发事件药事管理应急预案 /302

二级科室管理制度 /303

二、药品管理制度 ---------- 307

药品管理制度 /307

药品准入和退出管理制度与程序 /308

药品召回管理制度及处置流程 /310

药品质量管理与追溯制度 /312

药品效期管理制度 /313

不合格药品管理与销毁制度 /314

退药管理制度 /316

特殊药品安全管理制度 /317

特殊管理药品突发事件应急预案 /318

特殊药品日常管理制度 /320

国家集中带量采购药品管理制度 /327

病区备用药品管理制度 /329

药品采购管理制度 /331

药品验收管理制度 /335

药品入库管理制度 /337

药品贮藏、保管、养护管理制度 /338

消毒药品采购、验收、保管制度 /341

三、合理用药管理制度 ---------- 343

处方管理制度 /343

药品用量动态监测和超常预警制度 /350

处方/医嘱点评制度与细则 /351

临床合理用药管理制度 /354

抗菌药物专项点评制度 /355

围手术期抗菌药物预防性应用制度 /357

特殊使用级抗菌药物临床应用管理及会诊制度 /365

重点监控药品管理制度 /367

药品不良反应与药害事件监测报告制度与程序 /369

四、药学部班组工作制度 ---------- 371

中药饮片调剂制度 /371

门诊中药房工作制度 /372

门诊西成药房/中心药房工作制度 /372

急诊药房工作制度 /373

煎药中心煎药质量控制制度 /374

临床药学室工作制度 /374

临床药学研究室工作制度 /376

静脉药物配置中心工作制度 /377

五、制剂中心人员与机构管理制度 ------------------------------ 386

医院制剂质量管理小组管理制度 /386　　　人员培训考核管理制度 /387

六、制剂厂房与设施、设备管理制度 ------------------------ 391

洁净区管理制度 /391　　　　　　　　　设备的报废和更新制度 /397

设备管理制度 /394　　　　　　　　　　净化系统维护检修保养制度 /400

设备的保养维护、检修和校验管理　　　制剂室管道标识管理制度 /402

制度 /396

七、制剂物料管理制度 ------------------------------------ 403

原辅料管理制度 /403　　　　　　　　　刷管理制度 /418

包装材料管理制度 /405　　　　　　　　药品外包装、标签、说明书退库管理

标签及说明书管理制度 /407　　　　　　制度 /421

特殊药品管理制度 /409　　　　　　　　原辅料、直接接触药品的包装材料采

不合格品管理制度 /412　　　　　　　　购入库管理制度 /421

成品管理制度 /413　　　　　　　　　　原辅料、直接接触药品的包装材料退

仓库退货、收回产品管理制度 /415　　　库管理制度 /422

危险品仓库管理制度 /417　　　　　　　药品仓库管理制度 /424

药品外包装、标签、说明书的设计印

八、制剂配制管理制度 ------------------------------------ 426

制剂配制管理制度 /426　　　　　　　　生产过程中物料平衡及偏差处理

批号管理制度 /428　　　　　　　　　　制度 /433

制水管理制度 /430　　　　　　　　　　工艺技术管理制度 /435

清场管理制度 /431　　　　　　　　　　工艺用水管理制度 /436

九、制剂检验管理制度 ------------------------------------ 439

易制毒化学品管理制度 /439　　　　　　培养基管理制度 /443

医院制剂不良反应报告制度 /440　　　　试剂、试液管理制度 /444

检验仪器设备管理制度 /441　　　　　　标准品、对照品管理制度 /444

滴定液管理制度 /442　　　　　　　　　留样管理制度 /445

药学部科室管理制度

综合管理制度

1. 药学部在医院党政统一领导和分管院长带领下，开展各项业务工作；实行科主任、二级科室主任和班组长负责制，各专业技术岗位实行岗位责任制。

2. 加强行风建设，严守行业纪律，严格遵守"九不准"及"医疗机构从业人员行为规范"，杜绝一切违法违纪行为。

3. 全体工作人员必须坚持以病人为中心，急病人之所急，想病人之所想，不断改善服务态度，努力提高工作质量和服务水平。坚持执行文明服务规范，做到衣着整洁、行为端庄、用语亲切准确，严禁"生、冷、硬、顶"。

4. 全体工作人员均须不断强化药品质量和合理用药管理，保证药品供应。室内药品、用具应摆放整齐，药品应按规定分类存放，标识、标牌应书写规范、设置合理。

5. 各岗位必须制定和执行岗位职责和技术操作规程，按照规范化、标准化、科学化的要求认真开展各项工作。必须落实岗位责任制，严守劳动纪律，不迟到不早退，不擅离职守。

6. 切实做好防火、防盗、防毒、防破坏等安全防范工作，下班前务必关好门、窗、水、电及设备开关。严禁在室内及药品存放区域内抽烟。严禁无关人员在药库和办公区域内逗留。加强特殊药品、易燃易爆药品、高危药品、贵稀药品管理。各室均应备有防火及其他警示设备，并经常检查，掌握各类消防常识及防火器材的使用。

7.加强环境卫生管理，时刻保持室内外清洁整齐，严禁随意堆放，随地吐痰，严防出现脏、乱、差的场面。

8.因责任或技术事故、纠纷造成经济损失的，将按照相关法规和医院的规章制度，给予经济处罚或纪律处分。

质量管理制度

为确保医疗安全，进一步提升药学服务水平，根据《药品管理法》《医疗机构药事管理办法》及《医院工作质量管理考核》等有关文件规定和要求，结合药学部工作实际，特制定本科室质量管理制度。

1.成立以药学部主任为组长的质量管理小组，认真贯彻执行《药品管理法》等有关法律法规，全面负责药学部工作质量督查。组织起草药品质量管理制度，构建质量管理体系，督促、检查有关制度落实与执行情况。

2.定期（每月1次）检查、考核全科药品质量、工作质量和管理情况，及时分析、处理存在的问题，督促全科质控标准的落实。

3.加强行风建设，严守行业纪律，严格遵守"九不准"及"医疗机构从业人员行为规范"，发现或举报与廉政相关的一切违法违纪行为，一旦查明属实，将严厉处罚。

4.调剂／静脉用药配制中心质控要求

（1）配制流程：严格按《处方调剂操作规程》配制处方，每次抽查20张处方，超过5张处方未按要求操作者属情节严重。

（2）配制质量：随机抽查配制完好的10张处方，检查分戳、包装、漏发（配）、错发（配）、过期失效等情况。

（3）效期药品管理：对有效期 ≤ 6个月的药品清理登记。

（4）药品供应：凡人为因素未及时供应药品者,半年内出现3次以上（含3次）者更换岗位责任人。

（5）药品损耗率：西成药 ≤ 0.01％，中药饮片 ≤ 0.01％。

（6）特殊药品管理：按特殊药品规定管理，检查批号管理、账物相符、电子处方与纸质处方等。

（7）煎药质量：遵守煎药标准操作规程，煎药记录应完整，煎药质量应符合要求，有药品收发记录、煎药质量控制记录、清洁记录及消毒记录等。

（8）送药服务：检查有无特殊原因未及时送药、送错科室（发错站点）、冷链药品未及时送到或未按要求存放等现象。

（9）投诉：经调查核实为调剂人员过错的投诉，造成恶劣影响或严重后果者加倍处罚。

5. 中心药库工作质控要求

（1）西成药严格执行药品集中招标采购规程，确保药品质量，检查是否按临床用药实际情况制定采购计划。发现违规采购且情节严重者调离岗位。

（2）药品养护：药品包装完好无损，无假药、无劣药、无变质药品、无过期失效等。

（3）入库管理：要求验收入库合格率为100%，检查药品验收入库记录是否完整。

（4）药品有效期管理：库管员应每月检查药品有效期1次，对有效期≤6个月的药品进行登记。检查登记本有无漏记、错记、少记。

（5）药品供应：凡人为原因造成缺货，半年内出现3次以上（含3次）则更换岗位责任人。

（6）普通药品、毒性、麻醉、精神药品账物相符：每月随机抽查普通药品20个，检查毒性、麻醉、精神药品，核对账本。

（7）进口药品、生物制品管理：每批次必须有检验报告书。

（8）药品价格执行情况，药品调价及时率和正确率：接到药品调价通知，无特殊情况应在规定时间内及时调价。

（9）药品损耗率：西成药≤0.01%，中药饮片≤0.01%。

6. 临床药学工作质控要求

（1）处方点评：每月对上个月门急诊处方进行点评，点评处方数100张以上。

（2）退药分析：每月初收集门诊退药处方进行分析，并对退药大处方及不合格处方进行点评。

（3）病历点评：根据医院质控科提供的病历号，每月按时完成抗菌药物专项点评。

（4）编辑药讯：每2个月编辑一期药讯，并于单月下旬前在医院内网发布。

（5）药品不良反应监测：及时上报药品不良反应，一般药物不良反应（adverse drug reaction，ADR)应在接到报表30天内上报，新的、严重的ADR应在15天内上报，死亡病例应立即上报。

（6）抗菌药物使用监测：对抗菌药物使用率、使用强度、Ⅰ类切口抗菌药物使用率等数据进行监测，并有相关记录。

（7）用药咨询：接受全院医、药、护人员及患者的用药咨询并做好记录。

（8）每位专科临床药师每周至少3次参加临床查房，做好查房记录。

（9）每位临床药师每月提供2份以上对患者进行用药教育的记录。

（10）临床药师参加临床查房，参加医院组织的业务查房、会诊，有工作记录。

7. 中药质量验收工作质控要求

（1）按照国家及省、市药品标准及医院有关规定进行中药质量验收。

（2）保证中药饮片质量，防止假冒伪劣饮片流入医院。

（3）严格遵守中药质量验收操作规程，做好验收记录。

（4）接到验收通知后及时到场验收，并且至少有两人同时验收。对送达的每个品规进行随机抽样，验收人员应现场（待检品种除外）告知库房验收结果。

（5）对于患者、药房、药库反映的中药质量问题，质控小组应在30分钟内作出反应，并根据调查结果给出相关处理意见。

中药质量控制管理办法

第一章　总　则

第一条　为保证我院中药质量，保障患者用药安全、有效，提高医疗质量与服务水平，根据《药品管理法》《医院中药饮片管理规范》等文件和医院具体情况，制定中药质量控制管理办法，以下简称"办法"。

第二条　本办法由医院中药质量控制组起草与适时更新，报医院分管院长审批通过后执行。

第三条　本办法是医院中药质量控制管理的基本准则，医院各部门，及从事相关管理与操作人员在中药招标采购、加工炮制、包装、生产、运输、储存、调剂、煎煮等环节应当采取有效的质量控制措施，确保中药质量；与医院进行中药业务往来的相关单位和工作人员，应当遵守本办法，确保中药质量。

第四条　按照麻醉药品管理的中药饮片和毒性中药饮片的采购、存放、保管、调剂等，必须符合《麻醉药品和精神药品管理条例》《医疗用毒性药品管理办法》和《处方管理办法》等的有关规定。

第二章　组织机构与职能分工

第五条　医院成立中药质量控制组（简称"质控组"），质控组隶属医院领导，主管院长为组长，药学部主任、制剂中心主任、治未病中心主任为常务副组长，负责医院中药饮片、中药配方颗粒、中药互货、加工炮制饮片、中药制剂配粒、医院制剂、治未病相关中药产品及原料的质量控制、验收、监督检查等工作。

第六条　质控组下设三个小组，药学部质控小组、制剂中心质控小组、中药质量监督小组。

第七条　质控组主要履行以下职责：

（一）督促医院相关部门和岗位人员执行中药管理的法律、法规及本办法。

（二）组织制定中药质量管理文件（含实施细则），并指导、监督文件的执行。

（三）负责中药的验收，并监督中药采购、加工炮制、包装、生产、运输、储存、调剂环节工作情况。

（四）负责煎煮等环节的质量管理工作。

（五）负责中药质量查询及质量信息的管理。

（六）协助完成中药质量投诉和质量事故的调查、认定及报告。

（七）负责对不合格中药的确认。

（八）负责假劣药的报告。

（九）开展中药质量管理教育和培训。

（十）其他应当由质控组履行的职责。

第三章　药学部中药质量管理

第八条　药学部应有保证中药质量的相关制度、措施及专业技术人员负责中药质量管理。

第九条　药学部中药单剂量（1日剂量的"小袋"，下同）库房、多剂量（超过1日剂量的"大袋"，下同）库房、中药二级库房、门诊中药房、病室中药房、急诊中药房、煎药房应按要求储存中药，进行中药日常养护工作，并做好养护记录。

第十条　药学部在日常工作中遇到中药质量问题，应做好记录，并及时向质控组通报。

第四章　制剂中心中药质量管理

第十一条　制剂中心应有保证中药质量的相关制度、措施及专业技术人员负责中药质量管理。

第十二条　制剂中心各班组应按要求储存中药，进行中药日常养护工作，并做好养护记录。

第十三条　制剂中心中药炮制加工应按《中国药典》《湖南省中药材炮制规范》等相关法定文件对中药进行炮制加工，并严格做好生产记录。

第十四条　制剂中心中药单剂量生产应严格做好生产记录。中药单剂量每批次产品都应内部质检，并严格做好质检记录，质检至少应包括以下内容：

品名、规格、数量、批号、生产日期、产地、装量以及其他质量问题。

第十五条 制剂中心在日常工作中遇到中药质量问题，应做好记录，并及时向质控组通报。

第五章 供货单位中药质量管理

第十六条 供货单位是指与医院有中药业务往来的公司、企业等。供货单位应当符合以下要求：

（一）供货单位具有合法资格。

（二）供货单位所销售中药具有合法性。

（三）供货单位销售人员具有合法资格。

（四）供货单位与医院签订中药质量保证协议。

（五）首次与医院建立业务的企业应当经过医院审核批准。必要时应当组织包括质控组在内的相关部门实地考察，对供货单位质量管理体系进行评价。

（六）首次进入医院以往未销售的中药品种，供货单位应向质控组提供该品种的质量标准，并得到质控组的审定与同意。

第十七条 首营供货单位，应当提供加盖其公司印章的以下资料，确认真实、有效：

（一）《药品生产许可证》或者《药品经营许可证》。

（二）《企业法人营业执照》。

（三）销售人员授权委托书、资格证明、身份证。

第十八条 供货单位应为医院提供合格中药（每批次中药饮片应附质量检验报告书），做到票货同行、票货相符。

第十九条 销售国家实行批准文号管理的中药饮片，应提供验证注册证书。

第二十条 销售进口中药的，应提供进口批准证明文件。

第六章 中药验收

第二十一条 中药验收参照国家药品标准和湖南省药品监督管理部门制定的标准和规范进行，验收不合格的不得入库。

第二十二条 中药验收应该至少两名质控组人员同时参与，做好验收记录并登记签字。

第二十三条　医院中药验收分中药单剂量饮片与多剂量饮片验收、中药亘货验收、中药制剂（包括治未病中心产品）配料验收。验收结果分"合格""不合格"或"待检"。

（一）中药单剂量、多剂量饮片验收（包括制剂中心产品）

参加人员：质控组人员、本院中药采购员、供货单位业务员和药学部库房具有中药学中级及以上专业技术职称人员共同参与。

验收内容：应至少包括中药名称、规格、批号、生产日期、包装、性状、杂质、干湿度、质量检验报告书，部分品种应抽查装量（包括中包中的袋数与单袋重量）。应做到"三对三查"：对标签、对实物、对药检报告；查质量、查装量（袋数与重量）、查包装。

验收记录：应做好相关记录，记录内容应至少包括中药名称、规格、产地、生产批号、生产日期、生产企业、验收结果、验收日期和验收相关人员签字。

结果处理：验收完成后，质控组应及时将验收结果通知药学部库房，合格品种准予入库，不合格品种退货或者销毁，验收记录和质量检验报告书应及时归档保存。

（二）中药亘货验收

参加人员：制剂中心具有中级及以上中药学库管人员、采购员、医药公司业务员和质控组人员共同参与。

验收内容：应至少包括中药性状、杂质、干湿度或质量检验报告书。

样品留存：质控组应对每个亘货品种取样留存。

验收记录：中药亘货验收应做好相关记录，记录内容应至少包括中药品名、产地、生产企业、数量、验收结果、验收日期和验收相关人员签字。

批号管理：验收人员根据验收日期和供货厂商为每个验收合格中药设置一个批号。

结果处理：中药亘货验收完成后，质控组应及时将验收结果通知制剂中心与厂商，合格品种准予入库，不合格品种退货或者销毁，验收记录应及时归档保存。

（三）中药制剂配料饮片验收

参加人员：制剂中心具有中级及以上中药学库管人员、采购员、医药公司业务员和质控组人员共同参与。

验收内容：应至少包括中药性状、杂质、干湿度、质量检验报告书。

样品留存：质控组应对每个配料中的各药并按制剂处方取样留存。

验收记录：中药制剂配料验收应做好相关记录，记录内容应至少包括中药品名、产地、生产企业、数量、验收结果、验收日期和验收相关人员签字。

结果处理：中药制剂配料验收完成后，质控组应及时将验收结果通知制剂中心与厂商，合格品种准予入库，不合格品种退货或者销毁，验收记录应及时归档保存。

第七章　日常中药质量的监管

第二十四条　中药质量控制组对日常工作中医院中药质量方面问题进行把关、解释。

第二十五条　医院各部门发现中药质量问题，应保留问题中药样品，做好登记，并及时通知质控组。质控组应进行调查、解释、记录。

第二十六条　质控组定期召集药学部、制剂中心、治未病中心和供货单位相关人员就医院中药质量问题开会、讨论，并定期将相关情况向主管院领导汇报。

第八章　中药质量季度检查

第二十七条　医院每季度进行1次中药质量检查，内容主要包括中药质量相关管理制度的建立与执行情况。

第二十八条　中药质量季度检查由质控组统一协调，药学部、制剂中心和治未病中心派人共同参与。

第二十九条　中药质量季度检查范围包括：药学部单剂量饮片库、多剂量饮片库、门诊中药房、病室中药房、急诊中药房、制剂中心炮制室成品库、单剂量饮片包装室及库房、治未病中心。

第三十条　中药质量季度检查应做好相应检查记录，由质控组整理汇总后报主管院领导，并通报给药学部、制剂中心、治未病中心及相关供货单位。

差错事故认定及处罚制度

为尽量避免或杜绝责任和技术事故，保证人民用药安全有效，特制定下列差错事故认定及处罚制度。

（一）差错事故的认定

1. 不执行规章制度，违反操作规程，或不履行岗位职责，查对不严、交代不清所造成的错配、漏配、错发或剂量与质量不符，或造成经济损失及影响严重者。

2. 采购计划不合理或不按计划采购，造成品种、品规、数量不符或缺漏、滞销者。

3. 药品入库不经验收，或验收时只验数量不验质量，或验收记录不全导致不合格品入库，或品种、数量不符者，或将近效期药品入库而又无法领用者。

4. 保管不善造成虫蛀、鼠咬、霉坏、变色、变质、过期失效而不能药用者。

5. 错配、漏配、错发药品者，或将过期、霉变、虫蛀药品发出药房者。

6. 未按规定执行药品管理，造成管理不善、账物不符、使用不当者。

7. 煎药房写错或贴错标签、漏放药品者，或未按特殊煎服法煎煮者，或违反标准操作规程操作者。

8. 验收把关不严造成假劣药品流入中心药库、药房者。

9. 未按规定对自制制剂进行检验，或检验不及时影响生产和使用者，或检验结果与省市药检部门检验结果不符者。

（二）差错分级与分类

1. 在工作中，因责任心不强或技术不熟练，且未请示上级药师，造成患者死亡、残疾、组织器官损伤、病情加剧或恶化以及其他严重不良后果者，或对医院声誉造成严重不良影响者，按医院有关文件规定定性。

2. 因发错药、用错药导致不良反应或毒副反应但不构成事故者为严重差错。

3. 病人药已服用，未见不良反应或仅有轻微不良反应且很快消失者为一般差错。

4. 凡由个人主动纠正，或经他人提醒后纠正，病人未服用或未造成经济损失者，由室组内部处理，但须在差错登记本上登记，以提高警惕。如连续发生此种情况3次，则记1次差错。

（三）处罚措施

1. 发生差错事故后，应在第一时间采取措施挽回或减少损失，并及时上报药学部和医院有关部门。对隐匿不报、互相包庇者，所产生的一切责任由当事人负责，并加重处罚。

2. 对发生严重差错或医疗事故的人员，执行医院的处罚决定。

3. 各室组每月应将本室组发生的差错事故汇总后报药学部，并定期举行差错分析会，分析原因，查明责任，总结教训，以减少差错事故的发生。

突发事件药事管理应急预案

为确保突发事件（指自然灾害、事故灾难、公共卫生事件、社会安全事件等突发公共事件）的应急处理，保证治疗药物顺利用于救护，特制定本应急预案。

1. 成立突发应急事件药事管理小组，由药学主管院长任组长；药学部主任、中心药库主任、调剂室主任、临床药学室主任、静配药物配置中心主任任副组长；成员为药品采购员、中心药库保管员及各班组长。

2. 小组成员应24小时保持通信畅通，确保随时联系，随时到位。药学部其他工作人员为预备队，常备联系方式，随时听从突发应急事件药事管理小组的指令。药学部各室组必须服从组织安排，无条件支援（人员、药品）并按照方案开展工作，所有人员都要积极主动、灵活机动采取措施，勇于参与抢救工作。

3. 突发事件发生后，按照医院的统一部署，组长或副组长负责立即通知小组所有成员待命，小组成员按要求迅速赶到指定地点，并开通通信联络工具，保持通信畅通；根据突发应急事件的特性保证其相应药品的供应，各部门无条件优先支援（先调拨后结算）。

4. 管理小组成员随时了解事件的发生及发展情况，先行备好一定数量的应急药品以供使用。

5.建立突发事件救治药品目录，保证做到急救品种齐全，数量充足。储备药品应适时更新、补充，确保质量和数量。

6.急救储备药品应专柜存放、标识清楚、通风良好，保证在发生任何突发事件时都便于存取。防火、防水、防潮、防冻、防盗等设施齐全。

7.在突发事件发生时，急救药品的领发、补充手续应从简，以方便、快捷、高效为原则。

8.遇上述突发事件启动应急响应后，药学人员必须按照方案各就各位开展工作。

二级科室管理制度

（一）调剂室管理制度

1.调剂室包括门诊所属各类药房、病区中心药房和煎药中心，应严格遵守药事管理法规和医院管理制度，保质保量完成各类处方配制、中药煎煮任务，保障患者用药安全、有效。

2.严格遵守劳动纪律，落实岗位职责，积极主动、认真负责完成各类药品的调剂工作，保证各项任务圆满完成。

3.严格执行处方调剂技术操作规程，防止差错事故的发生。对违反技术操作规程造成事故者，除给予一定经济处罚外，应酌情给予行政处罚，对情节严重、影响重大的直至追究法律责任。

4.坚持以病人为中心，文明服务、礼貌待人、态度和蔼、言语亲切，调剂工作人员应着装整洁，并佩戴好工作牌，女性工作人员应将长发盘起，不得佩戴首饰。

5.环境布局及室内陈设合理、摆放有序，所有药品和物料必须规范标示、科学存放，并应随时整理、打扫卫生，保持工作场所的洁净。

6.加强安全防范，落实安全防范措施，做好防火、防盗、防破坏，以及用水、用电安全管理和各种用具、设施设备的管理，杜绝安全事故的发生。

7. 必须加强进出调剂室的药品质量和账物管理。随时做好中药饮片与配方颗粒药斗、抽屉内的药品清理和质量管理，防止虫蛀、霉变或过期失效。按月分类做好药品进销存统计、核算，及时做好账务交接，杜绝各种财务漏洞，保证存放药品和物料安全。

8. 调剂室存放药品的药斗、抽屉标签应按规定书写清楚，注明药名、规格。补充药品时必须核对后方可装斗（屉）。上药人员应准确、及时、足量领取药库药品，保证患者用药。

9. 调剂室药品应定位、限量、分类保管，要定期检查药品防止变质、过期失效。毒性药、精神药品配制按管理规定执行并监督其正确使用。对毒性药、精神药品及贵重药品,值班人员要认真点清,发现问题当班人员应及时查明原因。

10. 严格遵守劳动纪律，坚守工作岗位。各岗位人员工作时间不得擅自离岗。工作场所内禁止吸烟、喧哗、打闹、会客等,不得在工作时间从事与工作内容无关的各种行为。在正常工作时间外,值班人员负责处理处方配制及有关事务。

11. 认真做好安全保卫工作，非工作人员未经许可不得进入工作场所。定期检查防火设备，掌握防火常识及防火器材的使用。

（二）中心药库管理制度

1. 在医院主管领导及药学部主任领导下负责全院药品及化学试剂的采购、贮藏、供应等工作。

2. 根据药品贮藏要求,设立普通药品库(0℃～30℃)、冷库(2℃～8℃)、阴凉库（不高于20℃）。按照药品管理规定划分为待验区、退货区、不合格品区、合格品区。按照药品的储存要求分库、分区、分垛存放。采取必要的防潮、防虫、防鼠等措施,保证药品质量,库存药品质量合格率100%。

3. 麻醉药品、精神药品、医疗用毒性药品和终止妊娠药品，必须按特殊药品管理的要求进行采购、保管、发放。

4. 严格执行出入库手续。药品入库时，经库管员验收签字，凭实物和原始单据由库管员输入电脑建账，调拨员入库审核。药品出库时，及时出账，每季度盘点。库存所有药品必须做到账物相符，发现有误后应及时查找原因，报告部门负责人及相关领导。

5. 药品入库验收应做好记录，包括药品的通用名称、剂型、规格、批准文号、批号、生产日期、有效期、生产厂商、供货单位、到货数量、到货日期、验收合格数量、验收结果等内容。库管员和验收人员应当在验收记录上签署姓名和日期。

6. 对所有原始单据（入库单、发票、请领单等）均应妥善保管备查。

7. 药品出库遵循"先产先出、近期先出和按批号发货"的原则。对质量可疑的药品，须经重新检验，验收合格后才能入库。

8. 建立效期药品管理制度。原则上6个月以内效期药品应退回供货公司，特殊情况下确需继续使用的，应做好记录并有明确标识进行警示。

9. 对短缺药品做好登记，设法组织货源，及时向药房及临床科室通报供药情况，做好解释工作。对急救药品做到有备无患，及时准确地供应临床。

10. 库内严禁吸烟和使用明火，做好防火、防盗措施。非工作人员不得进入药品存放区域。

（三）临床药学室管理制度

1. 在药学部主任、临床药学主任领导下，根据医疗、教学、科研的需要，积极开展临床药学工作，并配备相应的临床药学专业技术人员、设备、图书资料等。

2. 临床药学工作应由经过专业培训并有一定工作经验和能力的药师以上专业技术人员担任。

3. 临床药学工作人员要有高度的责任心和严谨的工作态度，努力学习，不断提高专业能力和综合素养。

4. 本室应结合实际，积极开展药学查房、业务查房、临床会诊、疑难病例讨论、处方/医嘱点评、不良反应监测、《药讯》编辑与发布、用药咨询、中药临床药师培训与带教等工作。

5. 本室应秉承安全、合理、经济的用药原则开展临床合理用药相关工作，不允许推广或变相推广药品,不得在会诊与疑难病例讨论中使用药品、商品名。

6. 本室应秉承"可疑即报"原则及时上报药品不良反应,不得因药品厂家、医药代表及其他因素干扰而瞒报、漏报、迟报药品不良反应。

7. 本室严格按照中药临床药师培训大纲要求,开展培训学员的遴选、带教、考核与结业工作。

8. 本室按照医院相关规章制度严格执行考勤制度,不得迟到、早退、旷工。

9. 保持室内清洁,物品、书籍、资料应陈列有序,用完应整理放回原处。

(四)静脉药物配置中心管理制度

1. 在药学部主任、静配中心主任领导下,负责本院患者静脉药物的配置,监督合理用药、配置药品、管理药品、药品消耗统计及盘点等工作。

2. 本中心专业技术人员应当接受岗位专业知识培训并考核合格,定期接受专业继续教育。每年至少进行 1 次健康检查,建立健康档案。

3. 审查处方时,严格按照"四查十对"审核,密切注意药物之间的相互作用及配伍禁忌,如有疑问及时与临床医师联系,确保医嘱无误后方可配置药物。拒绝配置有配伍禁忌、滥用药品、超剂量等不合格及超说明书使用的处方。如患者因病情确需大剂量用药,可遵照"双签名"制度,医师说明原因并由病区主任签字,与静配中心签署用药共识后方可配置该医嘱。

4. 配置时,严格按照操作规程,一丝不苟,严格执行医嘱,按处方要求无菌配置。

5. 核对成品药时,按处方要求,逐项对照核对。

6. 药品定位存放,定期养护,定期核查登记药品效期、批号。对变质、破损药品登记制表,经上级批准报废处理。

7. 严格执行国家物价政策,药品调价时及时制表报盈亏信息。

8. 实行季度盘点制度,盘点准确,账物相符。

9. 遵守劳动纪律,坚守岗位,不脱岗、不串岗,保持室内清洁卫生,保证科室安静有序,做好安全保卫工作。

10. 建立差错事故登记制度,发生重大差错事故时必须及时向上级报告。

药品管理制度

药品管理制度

为加强药品管理，明确药品采购、入库、验收、保管、养护、出库、使用、报损、销毁等各环节的管理流程，确保药品质量，根据《药品管理法》《医疗机构药事管理规定》《医疗机构药品监督管理办法》等相关法律法规，特制定本制度。

1. 药品采购必须做到依法采购，根据临床需求科学合理地制订药品采购计划，不得私自在医院药物目录外采购药品。购进特殊管理药品、专项管理药品时，应严格按照国家有关管理规定以及医院相关管理制度进行。

2. 药品入库应依据随货同行单（票）核对药品实物，不符合收货要求的药品不得入库。

3. 药品验收应按照医院规定程序对到货药品进行逐批验收，做好验收记录，对不符合要求的药品应予以拒收。特殊管理的药品应该实行双人验收，并按照特殊的质量管理制度执行。

4. 药品保管应坚持以预防为主、消除隐患的原则，开展在库药品贮藏养护工作，防止药品变质失效，确保储存药品质量。中药材和中药饮片的养护严格按照《中药材、中药饮片管理制度》执行。特殊药品的贮藏、保管、养护应严格按照相关规定执行。

5. 药品出库应遵循"先产先出、近期先出和按批号发货"的原则，药品必须经发货、复核程序后方可出库。中药材、中药饮片出库复核按《中药材、中药饮片管理制度》执行。冷藏药品、专项管理药品、特殊药品的出库复核严格按照相关管理制度执行。

6.药品使用应在调剂处方时做到"四查十对"，不合格处方应拒绝调剂。抗菌药物使用要根据抗菌药物临床应用指导原则，严格处方行为，落实分级管理要求。

7.严格按药品储存条件储存药品，严防药品破损、霉变、失效，药品报损率应小于1‰。凡药品出现不适合继续销售、使用的均应按药品报损处理。进行药品销毁时，必须至少有两人在场，且及时登记并签字。特殊管理药品的销毁，要上报卫生行政主管部门并监督销毁。

药品准入和退出管理制度与程序

为加强药品管理，严格规范药品准入和退出，特制定本制度。

1.在我院使用的药品（含诊断类）必须由有政府批文、经过招标采购的国内外具有合法资质的厂家或经销商配送；药品生产或经销厂家的资质由药学部按照药事管理与药物治疗学委员会的要求进行审核。

2.进入临床使用的药物必须严格遵守《医院药品准入与退出程序》。

3.药品相关资质审查材料、准入材料（含会议讨论原始记录）由药事管理与药物治疗学委员会指定药学部存档保管，时间不低于5年；药品安全管理记录材料另行存档。

4.药品准入与退出程序具体如下：

（1）药品准入程序

①生产厂家或经销商按照要求在医院网站下载并如实填写"药品准入申请表"，发至指定邮箱。

②按照药事管理相关规定，由药学部收集、汇总"药品准入申请表"，由医务部会同药学部进行初步筛查，对符合要求的药品按临床实际及药理作用特点进行分类、汇总。

③医院药事管理和药物治疗学委员会办公室拟定提交讨论的项目和内容，准备讨论所需各项资料。

④专业组讨论：药事管理与药物治疗学委员会副主任委员组织召开专业组会议，记录会议结果；在召开会议前的3小时内，由医院监察科从专家库抽取规定名额人员；在宣布讨论议题和规则后，由现场专家推举1人担任组长主持会议；专家组按照相关规则对所讨论的药品进行投票，会议秘书现场统计综合评分，登记并宣布结果，组长签名存档；会议全程由监察科负责现场监督。

⑤委员会讨论：委员会办公室收集专业组讨论结果，准备会议资料；主任委员主持委员会会议，依评分或评议的形式讨论决定相关事宜。参加会议的委员数不低于委员总人数的70％；委员会讨论结论由主任委员签名，办公室收集存档。

⑥临床急需的特殊品种：对于临床急需的特殊品种，可由临床科室提出申请，医务部部长、药学部主任审批，经主管院长或院长批准后方可引进，报下一次药事会审核。

（2）临时用药申购的原则与流程

①临时申请用药仅适用于抢救急需、突发性疾病或外院专家会诊急需的药品，为一次性购入。由学科或病区主任申请，注明申请理由、临床诊断、临时购入数量，并注明所申购药品使用完毕时间。

②临时申购的药品，由中心药库主任、医务部和药学部的主任签字审核，分管副院长审核通过并报监察科备案。

③节假日、晚夜班时，可电话申请临时申购药品，事后应及时提交书面申请并审核备案。

（3）药品退出程序

①在临床使用过程中，因药品本身原因发生严重不良反应的品种，按照以下程序退出：医务部和药学部组织相关专家讨论，确认不良反应与药品质量相关；讨论结果提交委员会办公室；分管院长审核同意停用相关品种；药学部通

知厂家或公司停止药品配送；下一次药事管理与药物治疗学委员会过会备案。

②在临床使用过程中有严重违规行为和不良记录的药品，按照以下程序退出：监察科组织查实，或接受政府职能部门的调查意见；纪委通知调查，形成初步结论；分管副院长签字决定停止使用相关品种，并向纪委报告执行情况；通知厂家或公司停止供货，并通报处罚决定；药事管理与药物治疗学委员会讨论决定严重违规行为和不良记录涉及厂家或公司的退出。

③临床上极少使用和长期不用的普通品种（国家基本药物目录所属药品除外），按照以下程序退出：超过3个月临床不使用的品种一般视为自然淘汰；药学部向专业组提供淘汰讨论目录，专业组召开会议，筛选退出的品种；讨论结果提交委员会办公室，分管副院长审核同意停用相关品种；药学部通知厂家或公司停止药品配送；下一次药事管理与药物治疗学委员会过会备案。

药品召回管理制度及处置流程

为加强医院药品安全管理，保障人民用药安全，减少或避免药害事件的发生，根据《药品召回管理办法》和《药品不良反应报告和监测管理办法》等有关法律法规，结合我院实际特制定药品召回管理制度及处置流程。

（一）药品召回范围

1.药品召回是指按照规定的程序收回已上市销售的存在安全隐患的药品。

2.安全隐患是指由于研发、生产等原因可能使药品具有的危及人体健康和生命安全的不合理危险。

3.有下列情况发生的为必须召回药品：

（1）药品监督管理部门公告的质量不合格药品，包括假药、劣药或因存在安全隐患而责令召回的药品。

（2）生产商、供应商主动要求召回的药品。

（3）调剂、发放错误的药品。

（4）已证实或高度怀疑被污染的药品。

（5）使用过程中发生较大影响并造成严重后果的药品群体不良事件所涉及的药品。

（6）已过期失效的药品。

（二）药品召回与处理程序

1. 药学部负责医院药品召回具体管理工作。

2. 根据不同的情况与召回分级，科学设计相应的药品召回计划并组织实施。

（1）发现假、劣药品时，按规定及时报告有关部门并迅速召回，妥善保存所有原始记录，对假、劣药品及时查明原因，追究相关责任。

（2）发现调剂错误时，立即追回调剂错误的药品。及时分析调剂错误原因，提出整改措施。

（3）医院在作出药品召回决定或收到药品召回通知后，立即停止采购、销售和使用所涉问题药品。各病区、各药房的药品退回药库，妥善保管于指定场所，做好下架封存、登记报告工作。

（4）各调剂室负责人指定专人通过查找处方、病历等方式找到用药患者，通知其停止用药，办理退药手续，并登记召回药品相关信息妥善保存所有原始记录。

（5）已召回的药品集中封存，上报主管领导后退回供货公司。

（6）确定为不良反应的按不良反应报告程序及时上报。

（7）积极配合药品监督管理部门和药品生产企业开展有关药品安全隐患调查、分析。

3. 药品召回按其紧急程度分为两级

（1）一级召回：24小时内召回药库（药房）。查找处方、病历，找到用药患者，通知其停止服用并取回药品。本方法仅限于继续使用这种药品将对患者可能产生严重不良影响的药品召回。

（2）二级召回：1周内召回药库（药房）。当发现药品缺陷，但这种缺陷药品使用后不会对患者健康产生不良影响，可采用二级召回方式。

药品质量管理与追溯制度

为保证购进药品的质量，控制药品安全风险，实现经营药品来源可查、去向可追溯。根据《中华人民共和国药品管理法》《药品监督管理条例》《国务院办公厅《关于加快推进重要产品追溯体系建设的意见》（国办发〔2015〕95号）的要求制订本制度。

1. 药房药品质量主要由药师负责，应加强麻醉药品、精神药品、毒性药品、妊娠药品、贵重药品的管理，掌握药品的使用情况，发现问题及时处理，并向上级报告。

2. 加强药品效期管理。

（1）注意药品效期，严禁过期药品售出窗口，对于到期限6个月内的药品做好登记并通知有关人员，3个月内的药品除特殊原因外原则上退库，1个月内药品原则上不得销售。

（2）药品进药房后，应严格按照效期的远近、按批号分别存放，严格执行"近期先出，易变先出"的原则，防止过期失效。

3. 严格遵守贮存条件相关规定，保管好药品。根据药品性质做到密闭、低温、避光保存，以保证贮存期药品质量。

4. 定期对药品进行检查，发现异常应停止使用，并报告科室，确认合格后方可继续使用。

5. 建立药品质量追溯体系，实现药品可追溯。

（1）按照有关法律法规要求依附计算机系统对药品的购进、使用、储存等如实记录，保证数据的真实、准确、完整和可追溯。

（2）审核纸质资料

①审核供应商资料：《药品生产许可证》或《药品经营许可证》《药品生产质量管理规范》认证证书或者《药品经营质量管理规范》认证证书、营业执照等证件复印件，法人委托书及被委托人身份证复印件。

②审核经营品种：药品注册证、药品质量标准、包装、标签、说明书

备案样张、药品价格批文、药品报告书、该品种药品生产企业的药品生产许可证、营业执照和药品生产质量管理规范（GMP）证书复印件，进口药品提供进口药品注册证。

③审核以资料审核为主，通过政府网站检索、电话沟通方式核实资料的真实性。必要时采购部应会同质量管理部对往来企业进行实地考察。

④审核证照中生产、经营范围或诊疗范围是否与供应的品种范围相符。

⑤审核证照是否伪造、涂改、过期，其相关项目是否真实。查验其加盖的公章原印章是否真实、有效。

（3）记录药品全年质量投诉的总次数。

（4）记录药品全年药检部门抽样结果。

（5）记录药品不良反应发生情况。

药品效期管理制度

为防止药品过期失效，保证用药质量，根据《药品管理法》《医疗机构药事管理规定》《医疗机构药品监督管理办法》等法律法规，特制定本制度。

1. 除货源特别紧缺、有效期 1 年以内及临床特殊用药要求外，严禁购入效期在 8 个月以内的药品。一旦发现应追究采购员、验收员、库管员的责任。

2. 购入药品必须查验效期，准确输入信息系统进行管理。

3. 各药库及药房药品保管人员，应定期检查药品效期情况，建立效期药品检查记录，原则上 6 个月以内效期药品应退回供货公司，特殊情况下确需继续使用的，应有明确标识进行警示。

4. 在药品发放、使用时应严格掌握"易变先出，近期先出"的原则，严禁将已过期失效的药品投入使用。

5. 应尽量满足效期药品对库存条件的要求，对部分有特殊储存要求的应进行特殊储存。

6. 对因保管和管理疏漏，造成过期失效、积压变质和经济损失的，要追究库管员及药房负责人的责任，给予必要的处罚。

不合格药品管理与销毁制度

依据《中华人民共和国药品管理法》《药品经营质量管理规范》及其实施细则，严格不合格药品的控制与管理，严防不合格药品购进、储存、销售，确保病人用药安全，特制订本制度。

1. 质量管理员负责对不合格药品实行有效管理。

2. 医院不得采购、储存和销售质量不合格药品。凡与法定质量标准及有关规定不符的药品均属不合格药品，包括：内在质量、外观质量、包装、标签、说明书、批号、有效期等不符合国家有关规定的，质量证明文件不合格以及药监部门发文要求停止使用的药品。

3. 在药品购进验收时发现不合格，验收员应在验收记录中说明，填写药品拒收报告单，同时将药品移入不合格药品区，并报质量管理员进行复核；经质量管理员确认为不合格的药品，按相应手续进行退货。

4. 在养护检查中，发现质量可疑药品，养护员应将药品移入待验区或挂上黄色的"质量可疑"标志，填写不合格（可疑）药品确认、报告表，并向质量管理员报告，经复核确认为不合格的药品，应将其存放在挂有红色标志的不合格品区，并通知将该批号药品退回药库，不得继续销售；如复核确认为合格药品，应将药品移回合格区或去除"质量可疑"标志。

5. 在配置过程中由于操作失误（如将药品掉落地面造成药品污染等情况）产生不合格药品，可简化程序，将药品移入不合格药品区，填写不合格药品报损审批表，报质量负责人处理。

6. 售后使用过程中出现质量问题的药品，由质量管理人员依据病人意见及具体情况协商处理。

7. 已确认的不合格药品如合同规定可以退货的，将药品移入退货区，按退货手续办理，不能退货的品种按报损、销毁程序处理。

8.质量管理员在检查中发现不合格药品，应出具不合格药品通知单，及时通知相关部门立即停止销售，同时将不合格药品存入于不合格区，挂红色标识。

9.上级药品监督管理部门检查、抽验发现不合格品，应立即停止销售，同时将不合格药品存放于不合格区，挂红色标识，做好记录，等待处理。

10.对于假、劣药品和出现严重质量事故的药品，必须立即停止购进和销售，就地封存，并向当地省、市食品药品监督管理局报告。

11.不合格药品应按规定进行报损和销毁。

（1）不合格药品的报损、销毁由质量管理员统一负责，其他各岗位不得擅自处理、销毁不合格药品。

（2）凡属报废药品，填写不合格药品报损、销毁审批表，经质量负责人签署意见，报医院负责人核准，按规定进行报损、销毁。一般不合格药品的销毁经批准后应有质量管理人员监督销毁；假劣药品应就地封存，并报送当地省、市食品药品监督管理局处理或备案。销毁工作应有记录，销毁的地点应远离水源、住宅等。销毁方式可采取破碎深埋、燃烧等方式。假劣药品销毁事先报告省、市食品药品监督管理局核准，由药监执法人员到场监督销毁，或上交药监部门统一销毁。

12.对质量不合格的药品，应查清原因，分清责任，及时采取应对措施。

13.明知为不合格药品仍然继续购进、签"验收合格"、陈列销售的，应按医院有关规定予以处理，造成严重后果的，报上级药品监督管理部门直至依法予以处罚。

14.应认真、及时、规范地做好不合格药品的处理、报损和销毁记录，记录应妥善保存至少5年。

退药管理制度

1. 根据《医疗机构药事管理规定》第 28 条规定：为保障患者用药安全，除药品质量原因外，一经发出，不得退换。

2. 本院根据实际情况，在药房购药出现下列情况可以考虑退换：

（1）因用药出现不良反应，无法继续治疗的药品。

（2）存在质量问题的药品。

3. 退药程序：

（1）有质量问题的药品由发药窗口和药库人员查验属实后，办理退药手续，给予退换。

（2）因药品不良反应要求退药的，药房可以先予退药，但必须有处方医生签字，并由处方医生本人填写药品不良反应报告单，患者复印病历，由药房班组长核实后方可退药。医生如果因门诊患者过多不能及时上交药品不良反应报告单的，可以在 1 个星期内补交，逾期未交者，上报医务部，按相关规定予以通报并处罚。

（3）办理退药手续时，门诊患者需出具发票及门诊病历，住院患者需处方医生出具书面说明并签字或所在科室主任签字，查对所退药品批号与药房现存药品是否相符，是否有拆封现象等，查验无误后方可办理退药手续。

（4）班组长不在时，经药房 2 名工作人员同时签字，方可退药。

（5）需特殊保存的药品（如生物制品，冷藏、避光保存药品等）、麻醉药品、精神药品、毒性药品、放射性药品，以及出现变质、失效、内外包装破损或写有字迹等问题的药品，一经发出，概不退换。

（6）中药配方颗粒（预混颗粒）、代煎中药饮片一经配方后，概不退换。

（7）门诊西成药房药品发出后超过 7 日，门诊中药房药品发出后超过 15 日，概不退换。

4. 处罚措施：

（1）严禁医生开大处方、不合理处方，凡因开大处方、不合理处方致病人要求退药的，由处方医生承担相应责任。

（2）对于患者强烈要求开具的大处方，医生须在处方备注栏及病历中说明理由，病历中所开具的药物应与电子处方一致，如果因医生擅自写明为患者强烈要求开具的大处方而患者不认可导致的退药，退药金额由医生负责。

（3）医生开具处方出现下列情形之一的，按所开药品金额30％比例进行处罚：①医生所开药品与病人要求医生开具的药品厂家、规格、剂型（含中药饮片与配方颗粒）不符引起的退药；②医生诊断不明或检查结果未出、治疗方案未确定而先开药引起退药纠纷，并经核实。

（4）住院药房退药信息当月月底结清，未结清者由科室承担未结清金额的10％的处罚。

特殊药品安全管理制度

为了加强特殊管理药品的管理，规范操作，防止此类药品流入非法渠道，特制定本制度。

1.特殊管理药品只能从有经营资质的批发企业购进。

2.必须建立供货企业档案：收集合法的、加盖了供货方公章的证、照、药品经营质量管理规范（GSP）证书复印件、委托书原件（注明被委托人权限、身份证号码和委托期限）和被委托人身份证复印件、质量保证书原件，并签订买卖合同，有合法票据，回款时必须通过银行转账，严禁现金交易。

3.需要将此类药品退回供货单位时，应当及时报供货商，按照特殊药品的配送原则将货返回。

4.特殊管理药品即到即收货。收货员应当对运输工具、运输状况进行检查，必须是封闭式运输工具，随货同行记载内容与实物相符。查验药品外包装是否完好，规定标识是否符合要求。

5.验收员验收时，双人验收，验收到最小包装，并填写验收结论，双人签字。

6. 此类药品储存于麻精药品库集中存放，动态盘存和定期盘存相结合，做到票、账、货三相符，保管、出库复核双人操作。如有问题立即报告主管领导，一起查清原因，追究责任，并报省级食品药品监督管理局、卫健委和公安机关。

7. 此类药品出库时应逐一核对，票、账、货相符才能出库。

8. 此类药品定期养护，检查质量情况，发现问题及时处理。

特殊管理药品突发事件应急预案

（一）本预案所称特殊管理药品包括麻醉药品、精神药品、医疗用毒性药品、药品类易制毒化学品及放射性药品。

（二）特殊管理药品突发事件应急处理工作，坚持预防为主、常备不懈、反应及时、依法处置的原则。

（三）组织机构及职责

1. 成立特殊管理药品突发事件应急处置领导小组，由分管院长任组长，医务部、药学部主任任副组长，成员包括医疗、管理、药学、护理及安全保卫等人员，其职责如下：

（1）修订特殊管理药品突发事件应急处理预案。

（2）研究制定特殊管理药品突发事件应急处理工作措施和程序。

（3）负责特殊管理药品突发事件应急处理专业队伍的建设和培训。

（4）依法处理特殊管理药品突发事件应急工作，实施统一指挥、监督和管理，并及时向上级卫生行政部门、药品监督管理部门及其他相关部门报告。

2. 应急领导小组下设办公室，由药学部主任负责，其职责如下：

（1）综合协调特殊管理药品突发事件的预警和日常监督管理工作。

（2）综合协调特殊药品突发事件信息的收集、分析、评估工作。

（3）负责对特殊管理药品突发事件的调查，必要时协助有关部门实施控制。

（4）组织实施应急领导小组的各项指令，提出应急处理建议和应急处理措施，协助解决应急处理中的具体问题。

（5）负责特殊管理药品突发事件应急处理情况的总结报告。

（四）预防与控制

1.加强对特殊管理药品法律法规和特殊药品应急知识的宣传、培训，提高防范意识。

2.加强特殊管理药品日常监管，制定和落实预防特殊管理药品突发事件责任制，一旦发现隐患和突发事故苗头，及时采取应对措施。

3.加强特殊管理药品使用环节的监管，定期检查特殊管理药品使用执行有关法律法规的情况，包括使用环节的购进、运输、储存、保管、配置、使用情况，及其问题整改落实的情况；依法对使用特殊管理药品突发事件组织调查、确认和处理，并负责有关资料的整理和情况的综合汇报。

（五）报告与处理

1.特殊管理药品突发事件，有下列情形之一的，应启动应急程序：

（1）特殊管理药品滥用，造成1人以上死亡或者3人以上严重中毒。

（2）麻醉药品、一类精神药品流失、被盗。

（3）医疗用毒性药品中属剧毒物品流失、被盗。

（4）发现麻醉药品、精神药品滥用成瘾人群。

2.特殊管理药品突发事件应急处理按以下程序进行：

（1）特殊管理药品突发事件发生后，医院应急处置领导小组应立即组织力量对报告事项调查核实，确定采取控制危害扩大的措施或者对现场进行控制。

（2）属突发事件情形第1条的，应在事故发生后2小时内，向上级卫生行政部门、药品监督管理部门及其他相关部门报告；属突发事件情形第2条至第4条的，应在事故发生后24小时内，向上级卫生行政部门、药品监督管理部门及其他相关部门报告。报告内容包括：事故发生时间、地点、事故简要经过、涉及范围、死亡人数、事故原因、已采取的措施、面临的问题、事故报告单位、报告人和报告时间等。

（3）报告特殊管理药品突发事件采取电话、传真、纸质或电子文档的形式（电话报告后应以书面文字形式补报）。

（4）采取必要的药品救治供应措施。

（5）事故的分析、评估，研究应对措施。

3.任何科室和个人都不得瞒报、缓报、谎报或者授意他人瞒报、缓报、谎报特殊管理药品突发事件。

（六）本预案适用于特殊管理药品在购进、运输、储存、保管和使用等环节中，突发造成或者可能造成人体健康严重伤害和严重影响公众健康的社会问题的应急处理。

特殊药品日常管理制度

（一）麻醉药品、精神药品管理

1.麻醉药品和精神药品，严格按照国家规定进行管理，做到专人负责、专柜加锁、专用账册、专用处方、专册登记，并及时做好记录，账物相符。

2.麻醉药品和精神药品的采购应做好年度计划，逐级申报，经批准后，到指定医药公司采购。入库应按最小包装逐支、逐瓶验收，并做好验收记录。

3.麻醉药品和第一类精神药品应存放在安装有防盗门窗的专门仓库的保险柜内，严防丢失，交接班时当面交接清楚，手术室补充注射用麻醉药品时除有专用处方外，应同时交回麻醉药品空安瓿更换，并建立剩余注射用麻醉药品销毁记录。

4.麻醉药品和精神药品仅限本院医疗和科研使用，不得转让、借出或移作他用。严格按规定控制使用范围和用量。对不合理处方，药学人员有权拒绝配置。医生不得为自己开方使用。

5.麻醉药品处方应保存3年备查；精神药品处方保存2年备查，并做好逐日消耗记录和旧空安瓿等容器回收记录。

6.确因病情需要连续使用麻醉药品的危重病人，可凭区（县）以上医疗单位疾病证明、户口本和身份证到药品监督部门办理《麻醉药品专用卡》，到指定医疗单位按规定开方配药。

7. 未经药品监督部门批准，不得擅自配置和使用麻醉药品、第一类精神药品。

8. 原则上对失效、过期、破损的特殊药品及旧安瓿等容器每年报废 1 次，由药学部统计，医院领导批准，报药品监督部门监督销毁，并详细记录处理过程，现场人员签字登记。

9. 根据《麻醉药品、第一类精神药品购用印鉴卡》要求，每年按期换卡。在非使用期间由中心药库主任妥善保管，采购使用期间按相关规定办理。只限本院采购使用，不得外借给任何其他个人。如有遗失，立即上报主管部门。

（二）麻醉药品、第一类精神药品使用管理

为进一步加强和规范医院麻醉药品和第一类精神药品的使用管理，根据《麻醉药品和精神药品管理条例》《医疗机构麻醉药品、第一类精神药品管理规定》《处方管理办法》等的规定，提升临床用药水平、保证医疗质量和医疗安全，结合医院实际情况，特制定我院麻醉药品、第一类精神药品使用管理规定：

1. 麻醉、精神药品管理部门应对各药房、各病区的麻醉药品、第一类精神药品的固定基数作出规定，在药学部备案。当固定基数需改变时由科室提出书面报告，并经医务科及主管领导批准同意。

2. 开具麻醉药品、第一类精神药品应使用专用处方。处方格式及处方用量按照《处方管理办法》的规定。处方签名按院行发办字〔2013〕10 号文件规定执行。麻醉药品和第一类精神药品处方保存期限为 3 年。

3. 药房应当固定发药窗口，有明显标识，并由专人负责麻醉药品和第一类精神药品的配置。

4. 处方的配置人、核对人应当仔细核对麻醉药品、第一类精神药品处方，对不符合规定的处方拒绝发药。配置人、核对人在双人完成处方调剂后，应当分别在处方上签名或者加盖专用签章。

5. 各部门应对进出库（柜）的麻醉药品、第一类精神药品建立专用账册，进出进行逐笔记录，内容包括日期、凭证号、领用部门、品名、剂型、规格、单位、数量、批号、有效期、生产单位，及发药人、复核人和领用人签字，做到账、物、批号相符。专用账册的保存应当在药品有效期满后至少 2 年。

6. 调剂室应当对麻醉药品、第一类精神药品进行登记，登记内容包括处方日期、患者（代办人）姓名、身份证号或病历号、药品名称、规格、单位、数量、处方编号、发药人、复核人。专册登记保存期限为 3 年。

7. 为了实行批号管理和追踪，使用麻醉药品、第一类精神药品时，病区执行护士及门、急诊药学人员应在处方上填写使用药品的批号。

8. 麻醉药品、第一类精神药品使用单位应建立登记本，内容包括日期、患者姓名、住院号、身份证号码、临床诊断、药品名称、批号、剂量、余液处理及复核、用法、执行时间、医嘱医生、执行护士、复核人。

9. 麻醉药品、第一类精神药品储存各环节应当指定专人负责，明确责任，有交接班的部门应建立交接班记录本。

10. 门诊癌症疼痛患者和中重度慢性疼痛患者需长期使用麻醉药品和第一类精神药品的，首诊医生应当亲自诊查患者，建立相关的病历，要求其签署知情同意书。病历中应当留存下列材料复印件：

（1）二级以上医院开具诊断证明。

（2）患者户籍簿、身份证或者其他相关有效身份证明文件。

（3）为患者代办人员身份证明文件。

11. 非长期使用麻醉药品和第一类精神药品的门诊癌症患者和中重度慢性疼痛患者，麻醉药品注射剂量仅限于医疗机构内使用。

12. 对于需要特别加强管制的麻醉药品，盐酸二氢埃托啡处方为一次常用量；盐酸哌替啶处方为一次常用量，仅限于医疗机构内使用。

13. 使用麻醉药品、第一类精神药品注射剂或贴剂的，药剂部应及时收回空安瓿及废帖，并记录收回的空安瓿或废贴数量。

14. 患者不再使用麻醉药品、第一类精神药品时，应当要求患者将剩余的麻醉药品、第一类精神药品无偿交回医院，由医院按照规定销毁处理；各病区剩余的麻醉药品、第一类精神药品应办理退库手续。

（三）医疗用毒性药品管理

1. 毒性药品必须建立健全保管、验收、领发、核对等制度，严防收假、发错，严禁与其他药品混杂，做到划定仓间或仓位，专柜加锁并由专人保管。

2. 凡加工炮制毒性中药，必须按照《中华人民共和国药典》或《湖南省中药饮片炮制规范》的规定进行。炮制品符合药用要求，方可用于配方和中成药生产。

3. 生产毒性药品及其制剂，必须严格执行生产工艺操作规程，在药品检验人员监督下准确投料，并建立完整的生产记录，保存五年备查。在生产毒性药品过程中产生的废弃物，必须妥善处理，不得污染环境。配置毒性药品，须凭医生签名的正式处方。每次处方剂量不得超过2日极量。

4. 配置处方时必须认真负责，计量准确，按医嘱注明要求进行，并由配方人员及具有药师以上技术职称的复核人员签名盖章后方可发出。对处方未注明"生用"的毒性中药，应当附炮制品。如发现处方有疑问时，须经处方医师重新审定后再行配制。处方一次有效，取药后处方保存2年备查。

（四）放射性药品管理

1. 医疗单位设置核医学科、室（同位素室），必须配备与其医疗任务相适应的并经核医学技术培训的技术人员。非核医学专业技术人员未经培训，不得从事放射性药品使用工作。

2. 医疗单位使用放射性药品，必须符合国家放射性同位素卫生防护管理的有关规定。使用单位必须根据放射性药品的放射性剂量和射线能量等情况，将放射性药品存放于相适应的防护装置内，以确保人员和环境的安全。

3. 使用放射性药品的科室应具有保证放射性药品安全使用的规章制度，必须对购买、使用放射性药品情况（品种、规格、数量）进行详细登记，登记记录至少保存2年。

4. 各种原因造成放射性药品内在质量（变质、失效、过期等）或外观质量（外包装严重破坏、破损、字迹不清等）发生变化，不能再继续使用者应按放射性废物处理。如发现问题应及时与供货单位联系并解决。

5. 放射性药品使用后的废物（包括患者排出物），必须按国家有关规定妥善处置。

（五）急救药品使用管理

1. 各病区应设立急救药品存放柜，根据实际使用情况设定基数，以便应急之用，工作人员不得擅自取用。

2. 急救药品柜应按药品种类与性质分别放置，设立编号，定量、定位存放、逐班交接、定期清点，保证备用状态，并设专人管理。

3. 应定期检查所有药品质量，防止积压变质。如有沉淀、变色或瓶身破裂、瓶塞松动、过期、药品标签与盒内药品不符、标签模糊或经涂改的情况不得使用。

4. 凡抢救药品，必须固定在专用抽屉或抢救车上并加锁，定位存放、专人管理、定期检查。

5. 抢救结束后，应马上清点药品，并及时领用、补齐所缺品种，以备后用。

6. 抢救用的特殊药品按有关规定管理，并接受有关部门的指导、监督、检查。

（六）终止妊娠药品使用管理

为加强终止妊娠药品的使用管理，根据《中华人民共和国母婴保健法》《中华人民共和国人口与计划生育法》及《关于禁止非医学需要的胎儿性别鉴定和选择性别的人工终止妊娠的规定》等法律法规的规定，结合我院实际情况，特制定如下终止妊娠药品使用管理规定。

1. 本规定适用于我院终止妊娠药品的采购、保管和使用管理。

2. 本规定所指终止妊娠药品是指用于怀孕妇女提前终止妊娠所用的药品。其目录由药学部按国家规定提供。

3. 采购终止妊娠药品须经由食品药品监督管理局批准定点经营终止妊娠药品的经营企业采购。

4. 应建立终止妊娠药品处方档案和专账，做到账处（账与处方）相符、账实（账与药品）相符、账账（药品的进、销、存）相符。

5. 应建立终止妊娠药品采购、验收、入（出）库、使用记录，记录应当保存至超过药品有效期1年，但不得少于3年。

6. 终止妊娠药品必须在本院医生指导和监护下使用，且有明显标识。禁止非妇产科医生开具终止妊娠药品处方。处方应单独开具，每月汇总装订1次，保存期限不得少于2年。

7. 违反本规定使用终止妊娠药品的，按照医院的有关规定给予处理。

（七）高危药品管理

1. 高危险药品包括高浓度电解质制剂、肌肉松弛剂及细胞毒化药品等。

2. 高危险药品的管理采用A、B、C三级的分级管理模式。A级高危药品是高危药品管理的最高级别，使用频率高，一旦用药错误，患者死亡风险最高的高危药品，使用必须重点管理和监管；B级高危药品是高危药品管理的第二层，一旦用药错误，会给患者造成严重伤害；C级高危药品是高危药品管理的第三层，其使用频率较低，一旦用药错误，会给患者造成伤害。

3. 高危药品应有专门的药柜或专区存放，标识醒目，根据分级设置相应的标识。

4. 使用前要进行充分安全性论证，有确切适应证时才能使用。配置发放要实行双人签名，确保发放准确无误。

5. 加强高危险药品的效期管理，保持先进先出，保持安全有效。

6. 定期和临床医护人员沟通，加强高危险药品的不良反应监测，并定期总结汇总，及时反馈给临床医护人员。

7. 新引进的高危药品要经过药事管理委员会的充分论证，引进后及时将药品的信息告知临床，指导临床合理用药并确保用药安全。

（八）危险化学品管理

为加强对医院危险化学品的安全管理，防止安全事故发生，根据《中华人民共和国安全生产法》《危险化学品安全管理条例》等法律法规，结合医院实际，特制订本制度。

1. 危险化学品是指具有毒害、腐蚀、爆炸、燃烧、助燃等性质，对人体、设施、环境具有危害的剧毒化学品和其他化学品。

2. 危险化学品的供应商应当具备危险化学品生产或销售资质，其提供的产品须符合国家有关技术标准和规范。凡包装、标志不符合国家标准规范，或有破损、残缺、渗漏、变质、分解等现象的，严禁入库存放。

3. 危险化学品由药学部负责实施采购，原则上由库管员提出采购计划，由采购员统一采购，对采购物品要及时做好入库登记和保管工作，做到账物相符，发现问题及时处置和上报。

4. 严格控制危险化学品的采购和库存量，库管员应对临床所需数量有较准确的估算，每次采购量原则上不得超过 1 个月的使用量。

5. 危险化学品库房严禁使用明火，严格控制周边火源，严禁不同性质的物品混合存放、超期超量储存。

6. 由保卫科组织相关人员学习业务知识，熟悉危险化学品的性质和安全管理知识，定期对危险化学品进行安全检查。

7. 提高库管人员的自身素质，坚守岗位，积极配合相关部门做好工作。

（九）放射性药品的使用管理

1. 医院使用放射性药品，必须设置核医学科、室，必须配备与其医疗任务相适应的并经核医学技术培训的技术人员。应按照国务院卫生主管部门的规定对核医学、药学技术人员进行放射性药物职业技术培训，核医学、药学技术人员经考核合格后，授予从事使用放射性药品的资格。非核医学、药学专业技术人员未经培训，不得从事放射性药品使用工作。

2. 使用放射性药品，必须符合国家放射性同位素卫生防护管理的有关规定。所在地的省、自治区、直辖市的公安、环保和卫生行政部门，应当根据医疗单位核医疗技术人员的水平、设备条件，核发相应等级的《放射性药品使用许可证》，无许可证的医疗单位不得临床使用放射性药品。《放射性药品使用许可证》有效期为五年，期满前 6 个月，医疗单位应当向原发证的行政部门重新提出申请，经审核批准后换发新证。

3. 使用放射性药品，必须符合国家放射性同位素卫生防护管理的有关规定。具有安全、防护设施和废气、废物、废水处理等设施，并建立严格的质量管理制度。

4. 收到放射性药品时，应认真核对名称、出厂日期、放射性浓度、总体积、总强度、容器号、溶液的酸碱度以及物理性状等，注意液体放射性药品有否破损、渗漏。

5. 放射性药品必须有适当的专门贮存场所，符合每种放射性药品所规定的贮存条件，不同品种、不同批号的放射性药品应当分开存放，并采取必要的防火、防盗、防鼠、防辐射和防污染等措施，保证放射性药品质量和安全。贮存场所应当有放射性警示标识。贮存放射性药品容器应贴好标签。

6. 放射性药品应由专人负责保管、双人双锁，建立放射性药品使用登记表册，每次使用时须认真按项目要求逐项填写，并做永久保存。

7. 放射性药品用于病人前，应对其品种和用量进行严格的核对，特别是在同一时间给几个病人用药时，应仔细核对病人姓名及给药剂量。

8. 发现放射性药品丢失时，应立即追查去向，并报告上级机关。

9. 放射性药品使用后的废物（包括患者排出物），必须按国家有关规定妥善处置。

国家集中带量采购药品管理制度

为贯彻落实国家医保局、工业和信息化部、财政部、人力资源社会保障部、商务部、国家卫健委、市场监管总局、国家药监局、中央军委后勤保障部《关于国家组织药品集中采购和使用试点扩大区域范围的实施意见》（医保发〔2019〕56号）及《湖南省落实国家药品集中采购和使用试点工作实施方案的通知》（湘医保发〔2019〕30号）文件精神，特制定本管理制度。

（一）目的

确保国家药品集中采购制度的落实，完成临床配备使用工作任务。

（二）实施方案

1. 在医院药事管理与药物治疗学委员会下成立专项工作组——药品集中带量采购与使用工作小组。工作组由院长担任组长，主管院长任副组长，组员为医务部、药学部、信息科、医保科、财务部、运营与绩效办、门诊办、临床科室、纪检监察等部分负责人。

2. 责任和分工

（1）工作小组制定工作方案和绩效考核制度，指导和监督工作实施，按文件精神和药品采购管理制度，将中选药品纳入医院基本用药供应目录、中选药品替代使用细则，提交医院药事管理委员会议讨论通过并备案。

（2）药学部：①根据带量采购文件要求，列出中选药品及同类品种药品清单，负责药品报量、合同签订、采购、质量管理；②制定不使用国家采购中选药品的知情同意书，该表格制定后发医务部审核；③制定针对带量采购处方点评标准与方案，定期分析点评非中选药品处方，该方案制定后由药事管理与药物治疗学委员会审核；④整理需要引进的带量采购药品清单和剔除非 QCE（一致性评价）品种清单，以及需要限制使用的中选药品同类品种清单，递交药事管理与药物治疗学委员会讨论；⑤进行政策宣讲，确保每个医生了解政策，并可以正确传递给患者。

（3）医务部：①制定绩效考核标准；②制定处方权限，协助临床科室对不使用国家中选药品的管理；③每月公示中选药品使用情况；④对不达标科室实施扣罚处理。

（4）信息科：①根据中选药品及同类品种药品清单，所有中选药品在开药系统中作相应标识并设置置顶；②统计中选品种与同类非中选品种同期使用量供药学部和医务部制定任务方案使用；③开放科室主任本科室带量中选品种监测权限（报纪检监察部门同意）。

（5）医保部门：促进集中采购药品医保支付标准和采购价协同，协助各相关部门和临床科室落实在执行过程中遇到的问题。

（6）财务部门：负责按合同规定及时回款（国家带量品种 30 日内，省带量品种 90 日内）。

（7）门诊办：协助药学部对患者进行集中采购药品政策宣讲。

（三）目标任务的实施

1.实行分级管理，年终绩效挂钩

（1）权限分级管理：临床科主任选择可使用的原研药种类；限定原研药处方医生权限；对国家集中采购中标药品及相关药品实施分类管理；原则上非专科用药，限定副高以上职称医生才能开具。

（2）年终绩效考核：根据全年的使用情况，制定中选药品的任务量；按药品类别实施科主任负责制，并与主任及科室年终绩效考核挂钩。

2.实行指标任务分配

经药事管理与药物治疗学委员会审核讨论后，决定剔除未过一致性评价品种，保留原研品种，禁用同通用名的非中标品种，待任务完成时再解禁。按上一年度各科实际销量占比将指标任务按比例分配给各临床科室。

3.信息系统建立相关统计报表：临床科主任和病区主任可以实时监测到本科指标完成情况和本科医生该类药品的使用情况。

4.医生要自觉做好对患者的正面宣传和引导，根据患者病情优先选用中标药品，同时做好药品不良反应监测工作。

5.开展医嘱和处方点评：点评非中选药品的使用权限，办公自动化系统（OA）公示处罚，关注同类药品，必要时进行专项点评。

病区备用药品管理制度

为加强各科室、病区急救等备用药品的领用、补充管理，规范领用、补充流程，保证药品质量，确保患者用药安全有效，根据《药品管理法》及本院《特殊药品管理制度》《退药管理规定》等相关制度，特制定本制度。

1.急救等备用药品是按照各科室、病区的实际需要储存于科室及病区供临床急救和周转的必备药品，备用药品分为全院统一配置药品和科室专科用药，并固定品种及数量。

2. 全院统一配置药品品种及数量目录由医务部和护理部根据临床需要制定；科室、病区专科用药根据科室需要制定。首次领用备用药品，由科室提出申请，科主任、护士长签字后交中心药库办理出库。

3. 病房和科室小药柜所有备用药品，只能便于病人应急时使用，其他人员不得私自取用。基数药品取用后应及时凭门诊处方或病区领药单到药房进行补充。

4. 病区备用药品由专人负责，承担领药和保管工作。定期清点、检查药品，防止积压、变质，如发现有沉淀变色、过期、标签模糊等药品时，停止使用并报药学部处理。

5. 备用药的使用。药品使用按领新用旧原则，为杜绝科室药品管理不当或更换不及时造成安全隐患或不良后果，科室应坚持"近效期先用"的原则。

6. 麻醉、精神等特殊药品，应按特殊药品的管理规定管理，严格加锁，并按需要保持一定基数，基数的申领由科室提出申领计划，科主任签字后，由医务部审核、业务院长审批后交中心药库办理出库手续。科室基数动用后，由有麻醉药品处方权的医师开具专用处方，向病室药房领回补充。

7. 各科室备用小药柜、冰箱存放的药品，由专人负责，口服药、外用药、注射药分开放置。急救车、急救箱，要定期检查核对药品种类、数量是否相符，有无过期变质现象。

8. 护士长对本科室、本病区的所有备用药品负责（包括精神药品和麻醉药品），调科室、进修或辞工要对新护士长进行备用药品的交接工作。

9. 科室及病区定期检查备用药品有效期，对效期6个月内的备用药品，列出明细表，科主任、护士长签字后和实物一并交至病室药房进行更换，药房无新批号的，科室应有近效期警示标识。对有效期1个月内的备用药品，列出近效期药品明细表（并注明原因），科主任、护士长签字后和实物一并交至药库进行回收，报药品分管领导审批后定期集中销毁，科室根据明细表进行基数的补充。特殊管理药品按有关规定执行。

10.各科室、病区专人负责本科室备用药品效期、储存、养护等管理工作，医务部、药学部对急救等备用药品管理情况每季度检查 1 次，对存在的问题督促科室及时整改。

药品采购管理制度

（一）西成药采购管理

为加强药品购进的计划性，选择合法的供应商，依法购进安全有效、有质量保证的药品，根据《药品管理法》《医疗机构药事管理规定》《医疗机构药品监督管理办法》等法律法规，特制定本制度。

1.药品采购必须做到依法采购。坚持临床需要、质量第一的原则，不徇私情，不谋私利，不参与药品购销活动。

2.药品保管员根据临床需求科学合理地制订药品采购量，由药库主任审核同意后生成采购计划，交药学部主任及主管院长签字同意后进行采购。任何人不得私自向外发出计划，亦不能接受无计划送货。不得私自在医院基本药物目录外采购药品。

3.中心药库负责药品的购进、供应商及品种资料的收集，具体由采购员负责。

4.中心药库负责审核、维护、更新供应商档案和药品质量档案，具体由采购员负责。

5.中心药库必须从具有法定资格的药品生产、经营企业采购药品。药品质量是选择供货单位的首要条件，进货必须严格按本规定进行，购进药品必须符合质量要求。

6.按《供货单位、品种、销售人员资质及质量审核制度》对首营企业、首营品种及销售人员资质进行审核，合格后方可购进。

7.应与供货企业签订质量保证协议，协议中应明确药品质量要求以及运输要求等质量条款。

8. 购进药品应有合法票据，并按规定建立购进记录（电脑生成），做到票、账、货相符。购进记录的内容应有：药品的通用名称、剂型、规格、批号、有效期、生产厂商、供货单位、数量、价格、购货日期等。

9. 采购进口药品，必须向供应商索取《进口药品注册证》或《医药产品注册证》和口岸药检所的《进口药品检验报告书》（或《进口药品通关单》）复印件；进口预防性生物制品、血液制品应有《生物制品进口批件》复印件；以上复印件须加盖供应商质量管理部门原印章。

10. 购进人血白蛋白、人免疫球蛋白类制品等国家要求按生物制品批签发管理的生物制品时应有《生物制品批签发合格证》复印件和《生物制品检验报告单》复印件，以上批准文件应加盖供应商质量管理部门原印章。

11. 签订购销合同应明确质量条款。药品质量符合质量标准和有关质量要求；药品附产品合格证；药品包装符合有关规定和货物运输要求；购进冷藏药品应符合冷藏药品的运输要求，并提供运输记录及相关数据文件。

12. 购进特殊管理药品、专项管理药品，应严格按照国家有关管理规定以及医院相关管理制度进行。

13. 应从合法渠道购进药品，采购西成药应符合"两票制"要求。

14. 购进中药饮片应严格按照医院相关制度执行，要求供应商提供加盖供应商质量管理部门原印章的相应批次检验报告单复印件。

15. 定期对供应商的供货情况进行综合质量评估，评估结果作为调整供应商的依据。

（二）中药饮片采购管理

为加强中药饮片管理，规范中药饮片采购流程，根据《药品管理法》《医疗机构药事管理规定》《医疗机构药品监督管理办法》等法律法规的要求，结合医院实际情况，特制定本制度。

1. 中药饮片采购必须做到依法、依规采购。坚持质量第一的原则，以保障临床需要，不徇私情，不谋私利，不参与药品购销活动。

2. 中药饮片采购实行规范化管理，坚持公开、公平、公正的原则，考察、选择合法中药饮片供应单位。中药饮片的质量必须符合国家或湖南省药品标准的要求。

3. 中药库保管员根据临床需求科学合理地制订中药饮片采购量，由药库主任审核同意后生成采购计划，交药学部主任及主管院长签字同意后进行采购。任何人不得私自向外发出计划，亦不能接受无计划送货。不得私自在医院基本药物目录外采购药品。

4. 中药饮片必须从具有合法证照的单位购入。由采购员收取供货商的资质材料。所有材料必须加盖企业原印章，包括：

（1）药品生产或经营许可证、营业执照复印件。

（2）药品生产或经营企业的 GMP、GSP 复印件。

（3）药品销售人员的单位授权委托书、资格证明、身份证复印件。

（4）发票及随货同行单样式，印章印模。

（5）药品质量保证协议书。

（6）药品购销合同书。

5. 购进国家实行批准文号管理的中药饮片，应当验证注册证书并将复印件存档备案。

6. 库管员、采购员和验收员（或复核员）应根据采购计划，严格遵守验收制度，认真检查和核对药品供货单位、药品名称、产地、等级、规格、数量、生产日期、生产批号，价格，注意品种的真伪、优劣、炮制是否规范，遇有"伪劣"可疑的品种应及时检验，经检验合格后再行入库。不合格品不得入库。

7. 医院药品质量管理领导小组定期对供应商的供货情况进行综合质量评估，并将评估结果上报医院药事管理与药物治疗学委员会，评估结果作为调整供应商的依据。

（三）目录外药品临时采购管理

为了加强医院目录外药品临时采购使用的管理，规范医生对请购药品的用药行为，保障患者安全、合理有效、经济的用药，严禁临时请购药品中有不合理、不合法行为，防止请购药品积压给医院造成经济损失，根据《医疗机构药事管理规定》《抗菌药物临床应用管理办法》及湖南省医疗机构药品集中采购管理的相关规定等要求，特对目录外药品临时采购使用管理规定如下：

1. 目录外药品的概念：病人病情治疗急需，医院药品目录没有，且具有合法资质药厂生产的药品。

2. 由临床科室责任医师提出用药申请并签名，经临床科主任审核签名，向药学部门提出申请。申请内容包括患者姓名、科室、药品名称、剂型、规格、用药原因、用药方案、专家会诊意见、科主任意见、药品治疗量。购进药品仅限该患者使用。

3. 药学部门查询该药品是否为中标药品、配送企业是否与我院签订购销合同、药品医保类别等药品信息，符合规定者药学部主任签署意见上报分管院长，分管院长审核批准后，药学部门方可进行采购。

4. 遵循谁申请谁负责的原则，申请医生及科室应确保所申请药品及时用于所需患者。

5. 申请药品一经采购不予退货，若患者强烈要求退药所造成的一切损失全部由申请的临床科室责任医师及科主任负责。

6. 目录外药物应当由医院药学部门统一采购供应，其他科室或者部门不得从事药物的采购、调剂活动，临床上不得使用非药学部门采购供应的药物。

7. 因特殊治疗需要，需使用医院抗菌药物供应目录以外抗菌药物的，可以启动临时采购程序。临时采购应由临床科室（主治医师以上职称的人员）提出申请，说明申请购入抗菌药物名称、剂型、规格、数量、使用对象和使用理由，由提交申请报告的临床科主任审核后，经医院抗菌药物管理工作组（组长）、主管院长审核（批）同意后，由药学部门临时一次性购入使用。

8. 目录外抗菌药物临时采购使用仅限于抢救、突发性疾病、灾情、疫情、干部保健、专科或外院专家会诊等急需的药品。

9. 医院应当严格控制临时采购抗菌药物品种和数量，同一通用名抗菌药物品种启动临时采购程序原则上每年不得超过 5 例次。如果超过 5 例次，应当讨论是否列入本机构抗菌药物供应目录。调整后的抗菌药物供应目录总品种数不得增加。

10. 医院抗菌药物临时采购情况应当每半年向核发《医疗机构执业许可证》的卫生行政部门备案。

药品验收管理制度

为确保购进药品和退回药品的质量，把好药品的入库质量关，根据《药品管理法》《医疗机构药事管理规定》《医疗机构药品监督管理办法》等法律法规，特制定本制度。

1. 验收员应按照医院规定程序对到货药品进行逐批验收。特殊管理的药品应该实行双人验收，并按照特殊的质量管理制度执行。

2. 在规定的时限内，对各相应待验区域内的药品实施验收。冷藏药品、特殊药品应即到即验，一般药品的验收时限不得超过2个工作日。

3. 药品验收抽样应按照抽样原则进行，抽取的样品应当具有代表性。

（1）同一批号的药品应当至少检查一个最小包装，但生产企业有特殊质量控制要求或打开最小包装可能影响药品质量的，可不打开最小包装。

（2）破损、污染、渗液、封条损坏等包装异常以及零货、拼箱的，应当开箱检查至最小包装。

（3）外包装及封签完整的原料药、实施批签发管理的生物制品，可不开箱检查。

4. 验收人员应当对抽样药品的外观、包装、标签、说明书以及相关的证明文件等逐一进行检查、核对；验收结束后，应当将抽取的完好样品放回原包装箱，封箱。

（1）查看有无破损、污染或渗液，最小销售单元封口是否严密，包装印字是否清晰，瓶签粘贴是否牢固。

（2）验收药品包装的标签和所附说明书上应有生产企业的名称、地址、药品的通用名称、规格、批准文号、产品批号、生产日期、有效期等。标签或说明书上还应有药品的成分、适应证或功能主治、用法、用量、禁忌、不良反应、注意事项以及贮藏条件等，药品说明书应当列出全部活性成分或者组方中的全部中药药味。注射剂和非处方药还应列出所用的全部辅料名称。药品标签说明书应该符合国家相关规定，发现与之不符的予以拒收。

（3）验收外用药品、非处方药、特殊管理药品、部分专项管理药品等，其包装的标签或说明书上应有国家规定的标识和警示说明。验收含兴奋剂目录所有物质的化学药品、生物制品、中药品种时，必须按规定在药品的包装或说明书上注明"运动员慎用"字样。

（4）验收进口药品，其内外包装的标签应以中文注明药品的名称、主要成分以及注册证号，并有中文说明书。从经营企业购进的进口药品，应索取盖有供货单位质管机构原印章的《进口药品注册证》或《医药产品注册证》以及《进口药品检验报告书》或《进口药品通关单》的复印件，验收进口预防性生物制品、血液制品应有《生物制品进口批件》复印件。

（5）验收冷藏药品时先应查验供应商的销售清单、冷藏药品运输记录单以及冷藏药品运输过程中的温度记录。

（6）验收中药材和中药饮片，严格按照《中药材、中药饮片管理制度》执行。

（7）验收特殊管理药品应双人验收，严格按国家相关法律法规和医院的特殊药品相关管理制度执行。

5. 验收药品时应当按照药品批号查验同批号的检验报告书。

6. 验收药品应当做好验收记录，包括药品的通用名称、剂型、规格、批准文号、批号、生产日期、有效期、生产厂商、供货单位、到货数量、到货日期、验收合格数量、验收结果等内容。验收人员应当在验收记录上签署姓名和验收日期。

7. 对不符合批号、效期要求的药品应予以拒收。

（1）一般情况下有效期在 8 个月之内的产品不得入库，有效期只有 1 年的产品有效期在 6 个月之内的不得入库。

（2）同一品规每次到货的批号要求：20件以下（含20件）只允许一个批号，50件以下（含50件）不超过2个批号。

8. 验收结论为不合格的，应在验收记录中注明不合格事项及处置措施。

9. 验收中发现的不合格冷藏药品应当放置于不合格品区，注明不合格事项并及时联系供应商协商处理措施。

10. 进行验收，并做好验收记录。

11. 退回的冷藏药品的验收，除按购进冷藏药品的程序查验收货情况之外，还应当同时检查退货方提供的温度控制说明文件和售出期间温度控制的相关数据，对于不能提供温控文件、数据或者温度控制不符合规定的，应当拒收。

12. 对无法溯源的药品，应当拒收。追溯信息与药品包装信息不符的，应当及时向供货单位查询，未得到确认之前不得入库，必要时向当地食品药品监督管理部门报告。

药品入库管理制度

为规范入库作业，保证入库药品质量，根据《药品管理法》《医疗机构药事管理规定》《医疗机构药品监督管理办法》等法律法规，特制定本制度。

1. 药品到货时，入库人员应当对运输工具和运输状况进行检查。

2. 冷藏、冷冻药品到货时：

（1）检查是否使用符合规定的冷藏车或冷藏箱、保温箱运输药品，对未按规定使用冷藏设施设备运输的药品不得入库。

（2）查看冷藏车或者冷藏箱、保温箱到货时温度数据，查看运输过程的温度记录并做好入库时温度记录登记，确认运输全程温度数据符合要求后入库。

（3）对未采用规定的冷藏设施运输的或者温度不符合要求的应当拒收，保存采集到的温度数据，将药品隔离存放于冷库中。

（4）对冷藏药品入库过程和结果进行记录，内容包括：药品名称、数量、生产企业、发货单位、发运地点、启运时间、运输方式、温控方式、到货时间、温控状况、运输单位、入库人员等。

3. 药品到货时，入库人员应当查验随货同行单（票）、药品合格证明。无随货同行单（票）的不得入库。药品合格证明文件不全或内容与到货药品不符的，不得入库。

4. 进口药品，查收有加盖供货单位原印章或质量管理专用章原印章的相关证明文件复印件。

5. 入库人员要依据随货同行单（票）核对药品实物。随货同行单（票）中药品的通用名称、剂型、规格、批号、数量、生产厂商等内容与药品实物不符的，不得入库。

6. 特殊管理的药品到货时应该实行双人入库，并按照特殊药品管理制度执行。

7. 入库过程中，药品批号不符合要求的不得入库。

8. 对符合入库要求的药品，入库人员应当拆除药品的运输防护包装，检查药品外包装是否完好，对出现破损、污染、标识不清等情况的药品，应当拒收。

9. 入库时不得将药品直接放于地面，必须放置于码架或货架上。

10. 药品应及时移至相应的待验区域内。

11. 入库完毕将随货同行单（票）、运输相关文件和数据等移交验收员，及时通知验收人员验收。

12. 对拒收的药品应打印药品拒收单，注明拒收理由。

药品贮藏、保管、养护管理制度

（一）西成药贮藏、保管、养护管理

为规范药品贮藏、保管、养护管理行为，确保药品质量，根据《药品管理法》《医疗机构药事管理规定》《医疗机构药品监督管理办法》等法律法规，特制定本制度。

1. 从事药品贮藏、保管及养护工作的人员，应当具有药学或中药学等相关专业大专以上学历或者具有药学初级以上专业技术职称。

2. 保管员应熟悉药品性能，并有指导合理储存药品的能力。坚持以预防为主、消除隐患的原则，开展在库药品贮藏养护工作，防止药品变质失效，确保储存药品质量。

3. 保管员应当根据库房条件、外部环境、药品质量特性等对药品进行养护。

4. 保管员应对库存药品存放实行色标管理：绿色，合格药品；红色，不合格药品；黄色，到货待验、后退回待验、召回待验、有质量疑问等待确定的药品。

5. 应按照药品储存要求存放于相应库区。库区温湿度要求：常温为10 ℃～30 ℃，阴凉处为不超过20 ℃，凉暗处为避光且不超过20 ℃，冷处为2 ℃～8 ℃；未规定温度要求的，一般是指常温；药品储存环境相对湿度应为35％～75％。

6. 特殊药品的贮藏、保管、养护应严格按照相关规定执行。

7. 保管员应当对库房温湿度实施动态监测，根据温湿度的变化，及时采取相应的通风、降温、除湿等措施。

8. 对库房调节温湿度的设施设备进行监测、调控，保证设备正常运行，确保库房温湿度持续控制在规定的标准范围内。

9. 保管员按照养护计划对库存药品的外观、包装等质量状况进行检查，并建立养护记录。

10. 确定重点养护品种。

（1）重点养护品种范围包括：首次采购品种、质量性状不稳定的品种、有特殊储存要求的品种、储存时间较长的品种、近期内发生过质量问题的品种。

（2）确定为重点养护的品种每月养护1次。

（3）建立健全重点药品养护档案，结合供货品种的变化，定期分析、调整重点养护品种目录，不断总结经验，为药品储存养护提供科学依据。

11. 采用计算机系统对库存药品的有效期进行自动跟踪和控制，采取近效期预警及超过有效期自动锁定等措施，防止过期药品销售。

12. 药品因破损而导致液体、气体、粉末泄漏时，应当迅速采取安全处理措施，防止对储存环境和其他药品造成污染。

13. 对质量可疑的药品应立即采取停售措施。对存在质量问题的药品应当存放于退货区，进行有效隔离，不得销售。怀疑为假药的，及时报告药品监督管理部门。

14. 对存在质量问题的特殊管理的药品，应当按照国家有关规定处理。

15. 为防止药品积压浪费和过期失效，保管员应定期对库存药品进行清理，建立养护记录及效期药品检查记录。

16. 养护记录包括养护日期、养护药品基本信息（品名、规格、生产企业、批号、批准文号、有效期、数量）、质量状况、存在问题及其处理和预防措施、养护员等。

17. 药品应每季度盘存 1 次，及时核对，做到账物相符。

（二）中药饮片贮藏、保管、养护管理

1. 中药库应按照安全、方便、节约的原则，合理使用仓容，药品分库、分区，堆码合理、整齐、牢固，药品存放实施色标管理，药品实行先进先出原则。

2. 中药仓库货架距离地面、墙壁等应有相应距离，消防设施完备，有防虫、防鼠的设施设备，调温调湿装置性能良好。

3. 根据中药饮片的保存要求，药品存放应保持通风、干燥，做好温湿度管理工作，每日上、下午各观测 1 次，每半月进行恒温恒湿系统的巡检，做好温湿度和巡检记录，并根据具体情况及时调节，确保药品贮藏质量安全。

4. 保持库房、货架的干净整齐，定期进行清洁，做好防盗、防火、防潮、防虫、防鼠等工作。

5. 每季度应对全库进行巡查养护，并做好记录；贵重药材，毒性药材，麻醉药材，易生虫、霉变、走油、吸潮药材及冷淡饮片应列入重点养护目录，每月进行检查养护，并做好重点品种养护记录。养护中发现质量问题，应采取相应措施并及时上报。

6.药品应每季盘存1次，及时核对，做到账物相符。

7.库内严禁吸烟和使用明火。

消毒药品采购、验收、保管制度

1.消毒药品采购必须严格执行《药品管理法》《合同法》等有关法律法规，依法购进。坚持按计划采购原则。安全储存，收发迅速准确。

2.消毒药品必须从具有合法证照的单位购入。由采购员收取供货商的资质材料。所有材料必须加盖企业原印章，包括：

（1）药品生产或经营许可证、营业执照复印件。

（2）《卫生许可证》复印件。

（3）消毒药品销售人员的单位授权委托书、资格证明、身份证复印件。

（4）发票及随货同行单样式，印章印模。

（5）消毒药品质量保证协议书。

（6）消毒药品购销合同书。

3.库管员、采购员和验收员（或复核员）应根据采购计划，严格遵守验收制度，认真检查和核对消毒药品供货单位、名称、规格、数量、生产日期、生产批号、价格等。对入库消毒药品质量、数量严格把关，收集相关合格证，做好入库记录。对不符合要求的消毒药品应拒绝入库，及时作出退货处理，不能作出处理的及计划外的消毒药品应及时向上级报告。

4.在库消毒药品必须质量完好，数量准确，账物相符。

5.消毒药品应按温、湿度要求储存于相应的库区，其中常温库10℃～30℃，阴凉库不超过20℃，冷库2℃～8℃。各库区相对湿度应保持在35%～75%。

6.消毒药品出库遵循"先产先出、近期先出和按批号发货"的原则。

7.对储藏中发现有下列质量问题的消毒药品不得出库，并及时通知质量管理人员进行复查：

（1）消毒药品包装内有异常响动和液体渗漏。

（2）外包装出现破损、封口不牢、衬垫不实、封条严重损坏等现象。

（3）包装标识模糊不清或脱落。

（4）消毒药品已超出有效期。

（5）药监部门通知暂停使用的药品。

8.消毒药品应每季盘存1次，及时核对，做到账物相符。

9.库内严禁吸烟和使用明火。做好防盗、防火、防潮、防鼠、防污染等工作。

合理用药管理制度

处方管理制度

为规范本院处方管理，提高处方质量，促进合理用药，保障医疗安全，根据《处方管理办法》《执业医师法》《药品管理法》《医院管理条例》《麻醉药品和精神药品管理条例》等有关法律、法规，制定本制度。

（一）处方

处方是指由注册的执业医师和执业助理医师（以下简称"医师"）在诊疗活动中为患者开具的、由取得药学专业技术职务任职资格的药学专业技术人员（以下简称"药师"）审核、配置、核对，并作为患者用药凭证的医疗文书。处方包括医院病区用药医嘱单。

（二）处方书写应当符合下列规则

1. 患者一般情况和临床诊断填写清晰、完整，并与病历记载相一致。

2. 每张处方限于一名患者的用药。

3. 字迹清楚，不得涂改；如需修改，应当在修改处签名并注明修改日期。

4. 药品名称应当使用规范的中文名称书写，没有中文名称的可以使用规范的英文名称书写；医院或者医师、药师不得自行编制药品缩写名称或者使用代号；书写药品名称、剂量、规格、用法、用量要准确规范，药品用法可用规范的中文、英文、拉丁文或者缩写体书写，但不得使用"遵医嘱""自用"等含糊不清字句。

5. 患者年龄应当填写实足年龄，新生儿、婴幼儿写日、月龄，必要时要注明体重。

6. 西药和中成药可以分别开具处方，也可以开具一张处方，中药饮片应当单独开具处方。

7. 开具西药、中成药处方，每一种药品应当另起一行，每张处方不得超过5种药品。

8. 中药饮片处方的书写，一般应当按照"君、臣、佐、使"的顺序排列；调剂、煎煮的特殊要求注明在药品右上方，并加括号，如布包、先煎、后下等；对饮片的产地、炮制有特殊要求的，应当在药品名称之前写明。

9. 药品用法用量应当按照药品说明书规定的常规用法用量使用，特殊情况需要超剂量使用时，应当注明原因并再次签名。

10. 除特殊情况外，应当注明临床诊断。

11. 开具处方后的空白处画一斜线以示处方完毕。

12. 处方医师的签名式样和专用签章应当与药学部门留样备查的式样相一致，不得任意改动，否则应当重新登记留样备案。

（三）药品剂量与数量用阿拉伯数字书写

剂量应当使用法定剂量单位：①重量以克（g）、毫克（mg）、微克（μg）、纳克（ng）为单位；②容量以升（L）、毫升（mL）为单位；③国际单位（IU）、单位（U）；④片剂、丸剂、胶囊剂、颗粒剂分别以片、丸、粒、袋为单位；⑤溶液剂以支、瓶为单位；⑥软膏及乳膏剂以支、盒为单位；⑦注射剂以支、瓶为单位，应当注明含量。

（四）处方权的获得

1. 经注册的执业医师在执业地点取得相应的处方权。经注册的执业助理医师在医院开具的处方，应当经医院执业医师签名或加盖专用签章后方有效。

2. 医师应当在医院签名留样或者专用签章备案后，方可开具处方。

3. 医师取得麻醉药品和第一类精神药品处方权后，方可在医院开具麻醉药品和第一类精神药品处方，但不得为自己开具该类药品处方。

4. 试用期人员开具处方，应当经医院有处方权的执业医师审核并签名，或加盖专用签章后方有效。

5.进修医师由医院对其胜任本专业工作的实际情况进行认定后授予相应的处方权。

（五）处方的开具

1.医师应当根据医疗、预防、保健需要，按照诊疗规范、药品说明书中的药品适应证、药理作用、用法、用量、禁忌、不良反应和注意事项等开具处方。

开具医疗用毒性药品、放射性药品的处方应当严格遵守有关法律、法规和规章的规定。

2.医师开具处方应当使用经药品监督管理部门批准并公布的药品通用名称、新活性化合物的专利药品名称和复方制剂药品名称。

医师开具院内制剂处方时应当使用经省级卫生行政部门审核、药品监督管理部门批准的名称。

3.处方开具当日有效。特殊情况下需延长有效期的，由开具处方的医师注明有效期限，但有效期最长不得超过3天。

4.处方一般不得超过7日用量；急诊处方一般不得超过3日用量；对于某些慢性病、老年病或特殊情况，处方用量可适当延长，但医师应当注明理由。

医疗用毒性药品、放射性药品的处方用量应当严格按照国家有关规定执行。

5.门（急）诊癌症疼痛患者和中、重度慢性疼痛患者需长期使用麻醉药品和第一类精神药品的，首诊医师应当亲自诊查患者，建立相应的病历，要求其签署知情同意书。病历中应当留存下列材料复印件：

（1）二级以上医院开具的诊断证明。

（2）患者户籍簿、身份证或者其他相关有效身份证明文件。

（3）为患者代办人员身份证明文件。

6.除需长期使用麻醉药品和第一类精神药品的门（急）诊癌症疼痛患者和中、重度慢性疼痛患者外，麻醉药品注射剂仅限于医院内使用。

7. 为门（急）诊患者开具的麻醉药品注射剂，每张处方为一次常用量；控缓释制剂，每张处方不得超过 7 日常用量；其他剂型，每张处方不得超过 3 日常用量。

第一类精神药品注射剂，每张处方为一次常用量；控缓释制剂，每张处方不得超过 7 日常用量；其他剂型，每张处方不得超过 3 日常用量。哌甲酯用于治疗儿童多动症时，每张处方不得超过 15 日常用量。

第二类精神药品一般每张处方不得超过 7 日常用量；对于慢性病或某些特殊情况的患者，处方用量可以适当延长，医师应当注明理由。

8. 为门（急）诊癌症疼痛患者和中、重度慢性疼痛患者开具的麻醉药品、第一类精神药品注射剂，每张处方不得超过 3 日常用量；控缓释制剂，每张处方不得超过 15 日常用量；其他剂型，每张处方不得超过 7 日常用量。

9. 为住院患者开具的麻醉药品和第一类精神药品处方应当逐日开具，每张处方为 1 日常用量。

10. 对于需要特别加强管制的麻醉药品，盐酸二氢埃托啡处方为一次常用量，仅限于二级以上医院内使用；盐酸哌替啶处方为一次常用量，仅限于医院内使用。

11. 医院应当要求长期使用麻醉药品和第一类精神药品的门（急）诊癌症患者和中、重度慢性疼痛患者，每 3 个月复诊或者随诊 1 次。

12. 医师利用计算机开具、传递普通处方时，应当同时打印出纸质处方，其格式与手写处方一致；打印的纸质处方经签名或者加盖签章后有效。药师核发药品时，应当核对打印的纸质处方，无误后配发药品，并将打印的纸质处方与计算机传递处方同时收存备查。

（六）处方的调剂

1. 取得药学专业技术职务任职资格的人员方可从事处方调剂工作。药师签名或者专用签章式样应当在本机构留样备查。

2. 具有药师以上专业技术职务任职资格的人员负责处方审核、评估、核对、发药以及安全用药指导；药师从事处方配置工作。

3.药师应当凭医师处方调剂处方药品，非经医师处方不得调剂。

4.药师应当按照操作规程调剂处方药品:认真审核处方，准确配置药品，正确书写药袋或粘贴标签，注明患者姓名和药品名称、用法、用量，包装；向患者交付药品时，按照药品说明书或者处方用法，进行用药交代与指导，包括每种药品的用法、用量、注意事项等。

5.药师应当认真逐项检查处方前记、正文和后记书写是否清晰、完整，并确认处方的合法性。

6.药师应当对处方用药适宜性进行审核，审核内容包括：

（1）规定必须做皮试的药品,处方医师是否注明过敏试验及结果的判定。

（2）处方用药与临床诊断的相符性。

（3）剂量、用法的正确性。

（4）选用剂型与给药途径的合理性。

（5）是否有重复给药现象。

（6）是否有潜在临床意义的药物相互作用和配伍禁忌。

（7）其他用药不适宜情况。

7.药师经处方审核后，认为存在用药不适宜时，应当告知处方医师，请其确认或者重新开具处方。

药师发现严重不合理用药或者用药错误，应当拒绝调剂，及时告知处方医师，并应当记录，按照有关规定报告。

8.药师调剂处方时必须做到"四查十对"：查处方，对科别、姓名、年龄；查药品，对药名、剂型、规格、数量；查配伍禁忌，对药品性状、用法用量；查用药合理性，对临床诊断。

9.药师在完成处方调剂后，应当在处方上签名或者加盖专用签章。

10.药师应当对麻醉药品和第一类精神药品处方，按年月日逐日编制顺序号。

11.药师对于不规范处方或者不能判定其合法性的处方，不得调剂。

（七）监督管理

1.建立处方点评制度，填写处方评价表，对处方实施动态监测及超常预警，登记并通报不合理处方，对不合理用药及时予以干预。

2.医院应当对出现超常处方3次以上且无正当理由的医师提出警告，限制其处方权；限制处方权后，仍连续2次以上出现超常处方且无正当理由的，取消其处方权。

3.医师出现下列情形之一的，处方权由医院予以取消：

（1）被责令暂停执业。

（2）考核不合格离岗培训期间。

（3）被注销、吊销执业证书。

（4）不按照规定开具处方，造成严重后果的。

（5）不按照规定使用药品，造成严重后果的。

（6）因开具处方牟取私利。

4.未取得处方权的人员及被取消处方权的医师不得开具处方。未取得麻醉药品和第一类精神药品处方资格的医师不得开具麻醉药品和第一类精神药品处方。

5.除治疗需要外，医师不得开具麻醉药品、精神药品、医疗用毒性药品和放射性药品处方。

6.未取得药学专业技术职务任职资格的人员不得从事处方调剂工作。

7.处方由医院妥善保存。普通处方、急诊处方、儿科处方保存期限为1年，医疗用毒性药品、第二类精神药品处方保存期限为2年，麻醉药品和第一类精神药品处方保存期限为3年。处方保存期满后，经医院主要负责人批准、登记备案，方可销毁。

（八）**不合理处方的定义**

1.无适应证用药

无适应证用药，即无用药指征而开具处方使用药物的现象，其实质是"滥用药物"或患者疾病无用药需求。

2. 适应证不适宜

处方开具药品的【适应证】【功能主治】【作用与用途】与临床诊断或病情不符。

3. 遴选的药品不适宜

患者有使用某类药物的指征，但选用的药物相对于老年、儿童、孕妇等特殊人群，以及肝、肾功能不全的某些患者，存有潜在的不良反应或安全隐患等情况。如处方开具药品是特殊人群如妊娠期妇女、哺乳期妇女和儿童需要禁忌使用的；老年患者（代谢功能减退的）及肝肾功能不全者；药品选择与患者性别、年龄不符；患者有药物过敏史；患者有药物禁忌的疾病史；处方药品与患者疾病轻重程度不符；药品浓度和溶媒选择不适宜。

4. 无正当理由超说明书用药

超说明书用药是指适应证、给药方法或剂量在国家食品药品管理局（SFDA）批准的药品说明书之外的用法；"无正当理由"可理解为缺乏最新的治疗指南推荐、缺乏相应的药物治疗学基础及循证医学证据等情况。

5. 药品剂型或给药途径不适宜

（1）药品剂型不适宜：①鼻炎用喷鼻剂开成哮喘用粉吸入剂；②妇科用栓剂开成皮肤用软膏剂；③滴眼剂开成滴耳剂；④鼻饲患者开缓控释制剂。

（2）给药途径不适宜：①只能静脉注射的药物开成肌内注射；②外用药品用法写为口服；③肌内注射药品开成静脉注射；④注射药物作为外用冲洗药，但给药途径写注射。

6. 用法、用量不适宜

处方开具药品的用法、用量与药品监督管理部门批准的该药品说明书不符。如疗程过长或过短；给药次数过多或过少；用药剂量过大或不足；不同适应证用法用量不适宜；手术预防用药时机不适宜；特殊原因需要调整用量而未调整用量的。

7. 联合用药不适宜有配伍禁忌或不良相互作用

产生拮抗作用的药物联合使用，如散瞳药与治青光眼药；联用后加重药物不良反应的；联用后减弱药物治疗作用的；不需联合用药而采用联合用药的情况。

8.重复给药

包括同一种药物重复使用，如：成分相同但商品名或剂型不同的药物合用，单一成分及其含有该成分的复方制剂合用；药理作用相同的药物重复使用，如非甾体抗炎药的联合使用；同类药物，相同作用机制的药物合用。

药品用量动态监测和超常预警制度

为进一步加强药品使用的监测管理，促进临床合理用药，遏制处方牟利，降低群众医药费用负担，结合本院实际情况制定本制度。

1.药学部指定专人负责药品使用动态监测，发现药品超常使用或用量异常增长情况后，立即启动预警机制并密切监测；情况严重者，上报监察科和药事管理与药物治疗学委员会。

2.本院内使用的所有临床药品均为动态监测对象，其中重点监控品种、辅助用药及抗菌药物为本院重点动态监测对象。

3.药学部每月（季度）对药品使用情况进行统计，统计结果在院内网公示。

4.由医院监察科、药事管理与药物治疗学委员会牵头，每月分别对西药、中成药销售金额排名，销售前5且西药单品种销售超过西药销量1%、中成药单品种销量超过中成药销量1.5%的品种，予以停药1个月的处罚；对于西药单品种销量超过西药销量2%、中成药单品种销量超过中成药销量3%的品种，予以停药3至6个月的处罚。对于1年内出现3次停药情况的品种，停止该品种的采购，退出医院基本用药目录。

5.药学部每月组织对全院、科室、医生抗菌药物使用情况督查，对排名前列的抗菌药物结合处方、病历等相关资料，根据监测情况和细菌培养及药敏结果，进行合理性分析评价，上报质控科和药事管理与药物治疗学委员会。对滥用抗菌药物的科室和医生提出预警。

6. 药学部每季度对无理由开具大处方、高价药、无适应证用药等进行点评，并将点评结果通报监察科、质控科等行政部门。

7. 监察科、质控科和药事管理与药物治疗学委员会对超常使用或用量异常增长中不合理用药的科室或个人进行问责。包括：警告谈话限期改正、限定处方权、取消处方权。视情节轻重作出相应处理，必要时给予相应的经济处罚，并在医院内网或院务会上进行全院通报。

处方／医嘱点评制度与细则

为规范我院处方点评工作，提高处方质量，促进合理用药，保障医疗安全，根据《处方管理办法》《医院处方点评管理规范》《抗菌药物临床应用指导原则》等相关规定，特制定本制度。主要针对处方书写的规范性及药物临床使用的适宜性（包括用药适应证、药物选择、给药途径、用法用量、药物相互作用、配伍禁忌等）进行评价，发现存在或潜在的问题，制定并实施干预和改进措施，提高临床用药水平。

（一）处方点评内容

1. 患者基本信息和临床诊断填写清晰、完整，并与病历记载相一致。

2. 每张处方限于一名患者的用药。

3. 字迹清楚，不得涂改；如需修改，应用双线划在错字上，并在修改处签名和注明修改日期。

4. 药品名称应当使用规范的中文名称书写，没有中文名称的可以使用规范的英文名称书写；医疗机构或者医师、药师不得自行编制药品缩写名称或者使用代号；书写药品名称、剂量、规格、用法、用量要准确规范，药品用法可用规范的中文、英文、拉丁文或者缩写体书写，但不得使用"遵医嘱""自用"等含糊不清字句。

5. 患者年龄应当填写实足年龄，新生儿、婴幼儿写日、月龄，必要时要注明体重。

6. 西药和中成药可以分别开具处方，也可以开具一张处方，中药饮片应当单独开具处方。

7. 开具西药、中成药处方，每一种药品应当另起一行，每张处方不得超过5种药品。

8. 中药饮片处方的书写，一般应当按照"君、臣、佐、使"的顺序排列；调剂、煎煮的特殊要求注明在药品右上方，并加括号，如布包、先煎、后下等；对饮片的产地、炮制有特殊要求的，应当在药品名称之前写明。

9. 药品用法用量应当按照药品说明书规定的常规用法用量使用，特殊情况需要超剂量使用时，应当注明原因并再次签名。

10. 除特殊情况（患者隐私需保密）外，应当注明临床诊断，"取药"等不能作为诊断。

11. 开具处方后的空白处画一斜线以示处方完毕。

12. 处方医师的签名式样和专用签章应当与药学部门留样备查的式样相一致，不得任意改动，否则应当重新登记留样备案。

13. 处方一般不得超过7日用量；急诊处方一般不得超过3日用量；对于某些慢性病、老年病或特殊情况，处方用量可适当延长，但医师应当注明理由。

14. 药品剂量与数量用阿拉伯数字书写。剂量应当使用法定剂量单位：①重量以克（g）、毫克（mg）、微克（μg）、纳克（ng）为单位；②容量以升（L）、毫升（mL）为单位；③国际单位（IU）、单位（U）；④片剂、丸剂、胶囊剂、颗粒剂分别以片、丸、粒、袋为单位；⑤溶液剂以支、瓶为单位；⑥软膏及乳膏剂以支、盒为单位；⑦注射剂以支、瓶为单位，应当注明含量；⑧中药饮片剂量以克（g）为单位，数量以剂为单位。

15. 处方开具药品的适应证或主治功能需与患者临床诊断相符。

16. 对于老年、儿童、孕妇等特殊人群，以及肝、肾功能不全的某些患者，存有潜在的不良反应或安全隐患等情况，医生应谨慎选择药品，避免开具上诉患者禁用、忌用药品。

17. 处方开具药品应选择适宜的剂型，如3岁以下小孩尽量不开具片剂、胶囊剂；能口服者不开具静脉注射药品。

18.处方药品需按照说明书用法用量给药。

19.避免重复给药，如开具相同功效或功能主治药品，需注明理由。

20.抗菌药物处方点评，应依据《抗菌药物临床应用指导原则》等规定和《抗菌药物分级管理办法和实施细则》的规定执行。

（二）处方点评的结果

处方点评结果分为合格处方和不合格处方，其中不合格处方包括不规范处方、用药不适宜处方及超常处方。

1.有下列情况之一的，应当判定为不规范处方：

（1）处方的前记、正文、后记内容缺项，书写不规范或者字迹难以辨认的。

（2）医师签名、签章不规范或者与签名、签章留样不一致的。

（3）药师未对处方进行适宜性审核的（处方后记的审核、配置、核对及发药栏目无审核配置药师及核对发药药师签名，或者单人值班调剂未执行双签名规定）。

（4）新生儿、婴幼儿处方未写明日、月龄的。

（5）西药、中成药与中药饮片未分别开具处方的。

（6）未使用药品规范名称开具处方的。

（7）药品的剂量、规格、数量、单位等书写不规范或不清楚的。

（8）用法、用量使用"遵医嘱""自用"等含糊不清字句的。

（9）处方修改未签名并注明修改日期，或药品超剂量使用未注明原因和再次签名的。

（10）开具处方未写临床诊断或临床诊断书写不全的。

（11）单张门急诊处方超过五种药品的。

（12）无特殊情况下，门诊处方超过7日用量，急诊处方超过3日用量，慢性病、老年病或特殊情况下需要适当延长处方用量未注明理由的。

（13）开具麻醉药品、精神药品、医疗用毒性药品、放射性药品等特殊管理药品处方未执行国家有关规定的。

（14）医师未按照抗菌药物临床应用管理规定开具抗菌药物处方的。

（15）中药饮片处方药物未按照"君、臣、佐、使"的顺序排列，或未按要求标注药物调剂、煎煮等特殊要求的。

2. 有下列情况之一的，应当判定为用药不适宜处方：

（1）适应证不适宜的。

（2）遴选的药品不适宜的。

（3）药品剂型或给药途径不适宜的。

（4）无正当理由不首选国家基本药物的。

（5）用法、用量不适宜的。

（6）联合用药不适宜的。

（7）重复给药的。

（8）有配伍禁忌或者不良相互作用的。

（9）其他用药不适宜情况。

3. 有下列情况之一的，应当判定为超常处方：

（1）无适应证用药。

（2）无正当理由开具高价药的。

（3）无正当理由超说明书用药的。

（4）无正当理由为同一患者同时开具2种以上药理作用相同药物的。

（三）点评结果的应用

处方点评结果由合理用药与抗菌药物应用指导专家组讨论通过后，由医务科、质控科、药学部联合发布，并挂内网。

临床合理用药管理制度

为进一步规范医疗行为，加强临床用药管理，严格控制医疗费用不合理增长，根据湖南省卫生计生委《关于印发药品停/复用管理制度等七项制度的通知》（湘卫医发〔2016〕25号）文件，结合本院实际情况，特制定本制度。

1.完善合理用药管理制度

根据本院用药特点，逐步完善免疫调节剂、心脑血管药物、护肝药、复合电解质类、维生素类或其他辅助性药物等专项点评制度，依据相关规定合理使用上述药物。

2.开展合理用药评价工作

（1）临床医生使用药品时应合理用药，合理施治，严禁大剂量、超范围、超适应证、超疗程使用药品，使药物选择合理，给药途径合理，使用方法合理，减少患者的不良反应和经济负担。合理用药评价工作应重点检查上述内容。

（2）定期对药品销售金额排名前100位药品确定辅助用药重点监控名单，采取随机抽样或全样本抽样方法，随机抽取各临床科室病历5～10份，并将点评结果反馈给各临床科室。

（3）每周对1个临床科室在架病历进行合理性评价，每2个月形成药物使用合理性专项点评报告，将不合理用药病例登记汇总，提出整改措施和建议，定期将点评结果反馈给各科室，并在全院范围内通报。

3.合理用药惩处措施

（1）点评过程中发现明显使用不合理的药品，应按照《药品停/复用管理制度》及时处理。

（2）点评为不合理的处方，根据医院《全程医疗服务质量考核方案》予以扣分。

（3）对临床科室药物使用合理性进行检查，并形成内部通报反馈临床，对存在明显不合理用药现象的相关科室主要负责人进行约谈。

抗菌药物专项点评制度

为进一步加强我院抗菌药物临床应用管理，促进抗菌药物合理使用，保证医疗质量和医疗安全，医院抗菌药物合理应用管理小组依据《抗菌药物临床应用指导原则（2015年版）》《抗菌药物临床应用管理办法》《全国抗菌药物临床应用专项整治活动方案》，及医院《抗菌药物临床应用考评细则（2014 年版）》《抗菌药物分级管理制度与目录》《全程医疗质控考核方案》等文件精神和要求对临床病区抗菌药物使用进行专项抽查和点评，为规范相关工作制定本制度。

1. 医院每月上旬组织相关人员对上月使用抗菌药物的门急诊处方、住院病历进行专项抽查与点评。

2. 点评人员由医院合理用药与抗菌药物应用指导专家组、药学部临床药学室、临床专家、质控科、医务部相关人员共同组成。

3. 抽查形式：每月下旬从 HIS 中抽取 10 ～ 12 个病区，每个病区随机抽查抗菌药物病历 10 份，一个季度抗菌药物病历专项点评覆盖全院所有病区。由医务部、质控科联合药学部临床药学室组织 3 ～ 5 名临床专家对住院患者病历中的抗菌药物使用适宜性进行点评。

4. 点评内容与方法：抗菌药物使用适宜性评价包括适应证、药物选择、剂量、溶媒、频次、疗程、联合给药、更换药物依据、病程记录等方面。每月点评结果由临床药学室汇总、整理，上报质控科、医务部。

5. 处理措施参照医院《全程医疗服务质量考核方案》具体执行，具体如下：

抗菌药物临床应用在医院《全程医疗服务质量考核方案》中分值为 6 分。

（1）抗菌药物指标及考核内容，详见下表 11。

表 11　抗菌药物指标及考核内容

项目	分值	扣分标准
抗菌药物使用率	1 分	每下降 5% 加 0.1 分，加分不超过 0.2 分 每增加 5% 减 0.1 分，减分不超过本项应得分
抗菌药物使用强度		对于严重超出质控目标值的科室给予适当扣分，减分不超过本项应得分

（2）无指征使用抗菌药物或无指征联合应用抗菌药物，扣 0.5 分 / 例，该项扣分不超过 2 分。

（3）抗菌药物用法、用量、溶媒选择不适宜，共计 0.5 分，扣 0.05 分 / 例。

（4）治疗性用药和围手术期预防用药参考如下（根据实际情况，二项选其中一项扣分）。

①治疗性使用抗菌药物：治疗用药选用不适宜，共计0.5分，扣0.05分/例；无更换药物依据，共计0.5分，扣0.05分/例；治疗用药疗程过长，共计0.5分，扣0.05分/例。

②未执行围手术期预防用药原则：预防用药选用不适宜，共计0.5分，扣0.05分/例；预防给药时间不适宜，共计0.5分，扣0.05分/例；预防用药时间过长，共计0.5分，扣0.05分/例。

（5）违反原则越级使用抗菌药物，扣0.5分/例，该项扣分不超过0.5分。

（6）使用抗菌药物但在病程记录中无记录，扣0.1分/例；病程记录中抗菌药物使用记录不规范（抗菌药物使用、停药、换药无记录或记录不及时，医嘱用药与病志记录不相符，未对疗效进行观察和记录），扣0.05分/例，该项扣分不超过0.5分。

6.备注说明：

（1）每月随机抽取10～12个临床病区的10份出院病历进行考核，病历数不足10份者，以实际份数为准。

（2）抗菌药物考核指标目标值（使用率和使用强度）见医院《全程医疗服务质量考核方案》。

（3）临床病区对抗菌药物临床应用扣分有疑义者，可申请由质控科组织相关专家对病历进行复核。

（4）对抗菌药物使用率、使用强度严重超出质控目标值的临床科室，由医务部、质控科及临床药学室与之进行约谈，并给予恰当的扣分处理。

围手术期抗菌药物预防性应用制度

为进一步加强全院抗菌药物临床应用管理，规范围手术期尤其是清洁手术的围手术期预防性抗菌药物使用，提高临床预防效果，根据全国抗菌药物临床应用专项整治活动方案、《抗菌药物临床应用指导原则（2015年版）》

《国家抗微生物治疗指南》（第2版）等相关规定和文件要求，结合本院实际，制定本制度。

（一）围手术期预防用药的基本原则

1. 预防用药目的

主要是预防手术部位感染，包括浅表切口感染、深部切口感染和手术所涉及的器官/腔隙感染，但不包括与手术无直接关系的、术后可能发生的其他部位感染。

2. 预防用药原则

围手术期抗菌药物预防用药，应根据手术切口类别、手术创伤程度、可能的污染细菌种类、手术持续时间、感染发生机会和后果严重程度、抗菌药物预防效果的循证医学证据、对细菌耐药性的影响和经济学评估等因素，综合考虑决定是否预防用抗菌药物，但抗菌药物的预防性应用并不能代替严格的消毒、灭菌技术和精细的无菌操作，也不能代替术中保温和血糖控制等其他预防措施。

（1）清洁手术（Ⅰ类切口）：手术脏器为人体无菌部位，局部无炎症、无损伤，也不涉及呼吸道、消化道、泌尿生殖道等人体与外界相通的器官。手术部位无污染，通常不需预防用抗菌药物，其中腹股沟疝修补术（包括补片修补术）、甲状腺疾病手术、乳腺疾病手术、关节镜检查手术、颈动脉内膜剥脱手术、颅骨肿物切除手术和经血管途径介入诊断手术患者原则上不预防使用抗菌药物。但在下列情况时可考虑预防用药：①手术范围大、手术时间长、污染机会增加；②手术涉及重要脏器，一旦发生感染将造成严重后果者，如头颅手术、心脏手术等；③异物植入手术，如人工心瓣膜植入、永久性心脏起搏器放置、人工关节置换等；④有感染高危因素，如高龄、糖尿病、免疫功能低下（尤其是接受器官移植者）、营养不良等患者。Ⅰ类切口手术预防用抗菌药物使用比例应<30%。

（2）清洁-污染手术（Ⅱ类切口）：手术部位存在大量人体寄殖菌群，手术时可能污染手术部位引致感染，故此类手术通常需预防用抗菌药物。

（3）污染手术（Ⅲ类切口）：已造成手术部位严重污染的手术。此类手术需要预防用抗菌药物。

（4）污秽－感染手术（Ⅳ类切口）：在手术前即已开始治疗性应用抗菌药物，术中、术后继续使用，此不属于预防应用范畴。

3. 抗菌药物品种选择

（1）根据手术切口类别、可能的污染菌种类及其对抗菌药物敏感性、药物能否在手术部位达到有效浓度等综合考虑。

（2）选用对可能的污染菌针对性强、有充分的预防有效的循证医学证据、安全、使用方便及价格适当的品种。

（3）应尽量选择单一抗菌药物预防用药，避免不必要的联合使用。预防用药应针对手术路径中可能存在的污染菌。如心血管、头颈、胸腹壁、四肢软组织手术和骨科手术等经皮肤的手术，通常选用针对金黄色葡萄球菌的抗菌药物。结肠、直肠和盆腔手术，应选用针对肠道革兰阴性菌和脆弱拟杆菌等厌氧菌的抗菌药物。

（4）头孢菌素过敏者，针对革兰阳性菌可用万古霉素、去甲万古霉素、克林霉素；针对革兰阴性杆菌可用氨曲南、磷霉素或氨基糖苷类。

（5）对某些手术部位感染会引起严重后果者，如心脏人工瓣膜置换术、人工关节置换术等，若术前发现有耐甲氧西林金黄色葡萄球菌（MRSA）定植的可能或者该机构 MRSA 感染发生率高，可选用万古霉素、去甲万古霉素预防感染，但应严格控制用药持续时间。

（6）不应随意选用广谱抗菌药物作为围手术期预防用药。鉴于国内大肠埃希菌对氟喹诺酮类药物耐药率高，应严格控制氟喹诺酮类药物作为外科围手术期预防用药。

（7）常见围手术期预防用抗菌药物的品种选择见附录一。

4. 给药方案

（1）给药方法：给药途径大部分为静脉输注，仅有少数为口服给药。静脉输注应在皮肤、黏膜切开前 0.5～1 小时内或麻醉开始时给药，在输注完毕后开始手术，保证手术部位暴露时局部组织中抗菌药物已达到足以杀灭手术过程中沾染细菌的药物浓度。万古霉素或氟喹诺酮类等由于需输注较长时间，应在手术前 1～2 小时开始给药。

（2）预防用药维持时间：抗菌药物的有效覆盖时间应包括整个手术过程。手术时间较短（＜2 小时）的清洁手术术前给药一次即可。如手术时间超过 3 小时或超过所用药物半衰期的 2 倍以上，或成人出血量超过 1500 mL，术中应追加一次。清洁手术的预防用药时间不超过 24 小时，心脏手术可视情况延长至 48 小时。清洁 - 污染手术和污染手术的预防用药时间亦为 24 小时，污染手术必要时延长至 48 小时。过度延长用药时间并不能进一步提高预防效果，且预防用药时间超过 48 小时，耐药菌感染机会增加。

（二）侵入性诊疗操作患者的抗菌药物的预防应用

根据现有的循证医学证据、国际有关指南推荐和国内专家的意见，对部分常见特殊诊疗操作的预防用药提出了建议，见附录二。

（三）其他事项

1. 选择适宜溶媒

部分头孢菌素类药物的水溶液在 pH 值 6～7 时最稳定，酸性或碱性水溶液中均可加速其水解，葡萄糖注射液 pH 为 3.2～5.5，且葡萄糖是一种具有还原性的糖，选用葡萄糖做溶媒能促进 β - 内酰胺类抗生素水解，且其在 pH3.6 的溶液中 1 小时抗菌效价损失 10% 左右，故不宜选用。应选用 0.9% 氯化钠注射液或复方氯化钠注射液，尽量在短时间（30～60 分钟）内注射完。溶媒量要适量，例如对头孢菌素类药物过敏患者在针对 G+ 菌选用克林霉素时，说明书明确规定每 600 mg 用 100～200 mL；针对 G- 菌选用氨曲南时，说明书明确规定每 1 g 至少加入 100 mL 生理盐水或葡萄糖注射液中。

2. 选择适宜品种

某些抗菌药物虽然归为或类同一、二代头孢，但是缺乏循证医学证据支持或不符合经济原则，不宜作为预防用药，包括一代头孢如头孢硫脒；二代头孢如头孢孟多；类似二代的头霉素类如头孢西丁、头孢美唑（仅在经腹腔、阴道部分手术可用）；氧头孢烯类如拉氧头孢等，均不宜作为切口预防用药。

3. 预防用药操作流程

（1）围术期需预防使用抗菌药物时，管床医生应提前一天开临时医嘱，注明抗菌药物术前 0.5 或 1 小时用，并于手术前一天下午由病房护士完成皮试，在病历上记录皮试结果。

（2）手术当日病房护士将药品和已打印的术中临时医嘱单交付麻醉室或手术室接患者人员。由麻醉室或手术室护士在手术开始前 0.5 ~ 1 小时（或麻醉诱导期）执行医嘱，同时在术中临时医嘱单执行栏记录执行时间并签名。

（3）各病区应根据本科室手术特点或预计手术时间，提前将第二剂量抗菌药物提交手术室备用（操作程序同上）。若术中未用，手术结束后随病人带回病房。

4. 规范病志书写

病志中应规范记录抗菌药物使用情况，严禁出现使用抗菌药物病志无记录的现象。围术期如使用抗菌药物预防手术部位感染，病志记录中应注明"予以 ××× 药物预防感染"；如果患者感染证据充分，使用抗菌药物为治疗性用药，病志记录中应注明"予以 ××× 药物抗感染治疗"，不能笼统地写成"抗炎""消炎"或出现预防感染 / 抗感染概念混淆的现象。

附录一　抗菌药物在围手术期预防应用的品种选择[1、2]

手术名称	切口类别	可能的污染菌	抗菌药物选择
脑外科手术（清洁，无植入物）	I	金黄色葡萄球菌，凝固酶阴性葡萄球菌	第一、二代头孢菌素[3]，MRSA 感染高发医疗机构的高危患者可用（去甲）万古霉素
脑外科手术（经鼻窦、鼻腔、口咽部手术）	II	金黄色葡萄球菌，链球菌属，口咽部厌氧菌（如消化链球菌）	第一、二代头孢菌素[3]±[5]甲硝唑，或克林霉素＋庆大霉素
脑脊液分流术	I	金黄色葡萄球菌，凝固酶阴性葡萄球菌	第一、二代头孢菌素[3]，MRSA 感染高发医疗机构的高危患者可用（去甲）万古霉素
脊髓手术	I	金黄色葡萄球菌，凝固酶阴性葡萄球菌	第一、二代头孢菌素[3]

手术名称	切口类别	可能的污染菌	抗菌药物选择
眼科手术（如白内障、青光眼或角膜移植、泪囊手术、眼穿通伤）	I、II	金黄色葡萄球菌，凝固酶阴性葡萄球菌	局部应用妥布霉素或左氧氟沙星等
头颈部手术（恶性肿瘤，不经口咽部黏膜）	I	金黄色葡萄球菌，凝固酶阴性葡萄球菌	第一、二代头孢菌素[3]
头颈部手术（经口咽部黏膜）	II	金黄色葡萄球菌，链球菌属，口咽部厌氧菌（如消化链球菌）	第一、二代头孢菌素[3]±[5]甲硝唑，或克林霉素＋庆大霉素
颌面外科（下颌骨折切开复位或内固定，面部整形术有移植物手术，正颌手术）	I	金黄色葡萄球菌，凝固酶阴性葡萄球菌	第一、二代头孢菌素[3]
耳鼻喉科（复杂性鼻中隔鼻成形，包括移植）	II	金黄色葡萄球菌，凝固酶阴性葡萄球菌	第一、二代头孢菌素[3]
乳腺手术（乳腺癌、乳房成形术，有植入物如乳房重建术）	I	金黄色葡萄球菌，凝固酶阴性葡萄球菌，链球菌属	第一、二代头孢菌素[3]
胸外科手术（食管、肺）	II	金黄色葡萄球菌，凝固酶阴性葡萄球菌，肺炎链球菌，革兰阴性杆菌	第一、二代头孢菌素[3]
心血管手术（腹主动脉重建、下肢手术切口涉及腹股沟、任何血管手术植入人工假体或异物，心脏手术、安装永久性心脏起搏器）	I	金黄色葡萄球菌，凝固酶阴性葡萄球菌	第一、二代头孢菌素[3]，MRSA感染高发医疗机构的高危患者可用（去甲）万古霉素
肝、胆系统及胰腺手术	II、III	革兰阴性杆菌，厌氧菌（如脆弱拟杆菌）	第一、二代头孢菌素或头孢曲松[3]±[5]甲硝唑，或头霉素类
胃、十二指肠、小肠手术	II、III	革兰阴性杆菌，链球菌属，口咽部厌氧菌（如消化链球菌）	第一、二代头孢菌素[3]，或头霉素类
结肠、直肠、阑尾手术	II、III	革兰阴性杆菌，厌氧菌（如脆弱拟杆菌）	第一、二代头孢菌素[3]±[5]甲硝唑，或头霉素类，或头孢曲松±[5]甲硝唑
经直肠前列腺活检	II	革兰阴性杆菌	氟喹诺酮类[4]
泌尿外科手术：进入泌尿道或经阴道的手术（经尿道膀胱肿瘤或前列腺切除术、异体植入及取出，切开造口、支架的植入及取出）及经皮肾镜手术	II	革兰阴性杆菌	第一、二代头孢菌素[3]，或氟喹诺酮类[4]

手术名称	切口类别	可能的污染菌	抗菌药物选择
泌尿外科手术：涉及肠道的手术	II	革兰阴性杆菌，厌氧菌	第一、二代头孢菌素[3]，或氨基糖苷类＋甲硝唑
有假体植入的泌尿系统手术	II	葡萄球菌属，革兰阴性杆菌	第一、二代头孢菌素[3]＋氨基糖苷类，或万古霉素
经阴道或经腹腔子宫切除术	II	革兰阴性杆菌，肠球菌属，B组链球菌，厌氧菌	第一、二代头孢菌素（经阴道手术加用甲硝唑）[3]，或头霉素类
腹腔镜子宫肌瘤剔除术（使用举宫器）	II	革兰阴性杆菌，肠球菌属，B组链球菌，厌氧菌	第一、二代头孢菌素[3]±[5]甲硝唑，或头霉素类
羊膜早破或剖宫产术	II	革兰阴性杆菌，肠球菌属，B组链球菌，厌氧菌	第一、二代头孢菌素[3]±[5]甲硝唑
人工流产－刮宫术引产术	II	革兰阴性杆菌，肠球菌属，链球菌，厌氧菌（如脆弱拟杆菌）	第一、二代头孢菌素[3]±[5]甲硝唑，或多西环素
会阴撕裂修补术	II、III	革兰阴性杆菌，肠球菌属，链球菌属，厌氧菌（如脆弱拟杆菌）	第一、二代头孢菌素[3]±[5]甲硝唑
皮瓣转移术（游离或带蒂）或植皮术	II	金黄色葡萄球菌，凝固酶阴性葡萄球菌，链球菌属，革兰阴性菌	第一、二代头孢菌素[3]
关节置换成形术、截骨、骨内固定术、腔隙植骨术、脊柱术（应用或不用植入物、内固定物）	I	金黄色葡萄球菌，凝固酶阴性葡萄球菌，链球菌属	第一、二代头孢菌素[3]MRSA感染高发医疗机构的高危患者可用（去甲）万古霉素
外固定架植入术	II	金黄色葡萄球菌，凝固酶阴性葡萄球菌，链球菌属	第一、二代头孢菌素[3]
截肢术	I、II	金黄色葡萄球菌，凝固酶阴性葡萄球菌，链球菌属，革兰阴性菌，厌氧菌	第一、二代头孢菌素[3]±[5]甲硝唑
开放骨折内固定术	II	金黄色葡萄球菌，凝固酶阴性葡萄球菌，链球菌属，革兰阴性菌，厌氧菌	第一、二代头孢菌素[3]±[5]甲硝唑

注：

[1] 所有清洁手术通常不需要预防用药，仅在有前述特定指征时使用。

[2] 胃十二指肠手术、肝胆系统手术、结肠和直肠手术、阑尾手术、II或III类切口的妇产科手术，如果患者对β-内酰胺类抗菌药物过敏，可用克林霉素＋氨基糖苷类，或氨基糖苷类＋甲硝唑。

[3] 有循证医学证据的第一代头孢菌素主要为头孢唑啉，第二代头孢菌素主要为头孢呋辛。

[4] 我国大肠埃希菌对氟喹诺酮类耐药率高，预防应用需严加限制。

[5] 表中"±"是指两种及两种以上药物可联合应用，或可不联合应用。

附录二　特殊诊疗操作抗菌药物预防应用的建议

诊疗操作名称	预防用药建议	推荐药物
血管（包括冠状动脉）造影术、成形术、支架植入及导管内溶栓术	不推荐常规预防用药。对于7天内再次行血管介入手术者、需要留置导管或导管鞘超过24小时者，则应预防用药	第一代头孢菌素
主动脉内支架植入术	高危患者建议使用1次	第一代头孢菌素
下腔静脉滤器植入术	不推荐预防用药	
先天性心脏病封堵术	建议使用1次	第一代头孢菌素
心脏射频消融术	建议使用1次	第一代头孢菌素
血管畸形、动脉瘤、血管栓塞术	通常不推荐，除非存在皮肤坏死	第一代头孢菌素
脾动脉、肾动脉栓塞术	建议使用，用药时间不超过24小时	第一代头孢菌素
肝动脉化疗栓塞（TACE）	建议使用，用药时间不超过24小时	第一、二代头孢菌素±甲硝唑
肾、肺或其他（除肝外）肿瘤化疗栓塞	不推荐预防用药	
子宫肌瘤－子宫动脉栓塞术	不推荐预防用药	
食管静脉曲张硬化治疗	建议使用，用药时间不超过24小时	第一、二代头孢菌素；头孢菌素过敏患者可考虑氟喹诺酮类
经颈静脉肝内门腔静脉分流术（TIPS）	建议使用，用药时间不超过24小时	氨苄西林/舒巴坦或阿莫西林/克拉维酸
肿瘤的物理消融术（包括射频、微波和冷冻等）	不推荐预防用药	
经皮椎间盘摘除术及臭氧、激光消融术	建议使用	第一、二代头孢菌素
经内镜逆行胰胆管造影（ERCP）	建议使用1次	第二代头孢菌素或头孢曲松
经皮肝穿刺胆道引流或支架植入术	建议使用	第一、二代头孢菌素，或头霉素类
内镜黏膜下剥离术（ESD）	一般不推荐预防用药；如为感染高危切除（大面积切除，术中穿孔等）建议用药时间不超过24小时	第一、二代头孢菌素
经皮内镜胃造瘘置管	建议使用，用药时间不超过24小时	第一、二代头孢菌素
输尿管镜和膀胱镜检查，尿动力学检查；震波碎石术	术前尿液检查无菌者，通常不需预防用药。但对于高龄、免疫缺陷状态、存在解剖异常等高危因素者，可予预防用药	氟喹诺酮类，或SMZ/TMP，或第一、二代头孢菌素，或氨基糖苷类
腹膜透析管植入术	建议使用1次	第一代头孢菌素

诊疗操作名称	预防用药建议	推荐药物
隧道式血管导管或药盒置入术	不推荐预防用药	
淋巴管造影术	建议使用 1 次	第一代头孢菌素

注：1. 操作前半小时静脉给药。

2. 手术部位感染预防用药有循证医学证据的第一代头孢菌素主要为头孢唑啉，第二代头孢菌素主要为头孢呋辛。

3. 我国大肠埃希菌对氟喹诺酮类耐药率高，预防应用应严加限制。

特殊使用级抗菌药物临床应用管理及会诊制度

为加强特殊使用级抗菌药物临床应用管理工作，根据国家卫健委《关于进一步加强抗菌药物临床应用管理遏制细菌耐药的通知》《关于持续做好抗菌药物临床应用管理有关工作的通知》和医院《全程医疗服务质量考核方案》《医院抗菌药物临床应用考评细则》等文件要求，现结合医院实际，对抗菌药物分级管理的特殊使用级抗菌药物的临床使用规定如下：

1. 严格落实抗菌药物分级管理制度，特殊使用级抗菌药物不得在门诊使用；特殊使用级抗菌药物应由相应处方权限医生开具处方；接受特殊使用级抗菌药物治疗的住院患者抗菌药物使用前微生物送检率不低于 80％。

2. 特殊使用级抗菌药物的选用应从严控制。临床应用特殊使用级抗菌药物应当严格掌握用药指征，经医务部认定的符合要求的会诊人员会诊同意后，按程序由具有相应处方权的医师开具处方。

3. 各临床科室对严重、难治性感染性疾病及用药出现严重不良反应、二重感染等，应及时向医务部或抗菌药物临床应用多学科工作小组（以下简称"AMS 专家组"）提出会诊申请，由至少 1 名医院认定的具有会诊资质的人员会诊同意后方可使用特殊使用级抗菌药物。自身有会诊资质人员的临床科室，可在其指导下应用并做好相关病志记录。

4. 担任特殊使用级抗菌药物会诊人员基本条件与资格认定：

（1）由具有抗菌药物临床应用经验的感染性疾病科、呼吸科、重症医学科、检验科微生物室、药学部门等高级专业技术职务任职资格的医师或抗菌药物等相关专业的临床药师担任。

（2）严格遵守抗菌药物临床应用原则、管理制度和政策法规。

（3）熟知特殊使用级抗菌药物的药理学特点、适应证和不良反应的防治。

（4）掌握本院和本地区细菌、真菌等病原学分布和耐药的变化趋势与控制方法。

（5）能及时了解有关感染病诊断和治疗的高质量新证据。

（6）人员和资格由医务部和 AMS 专家组负责认定并公示全院。

5. 下列情况之一（紧急情况）可考虑越级应用特殊使用级抗菌药物：（1）感染病情严重者；（2）免疫功能低下患者发生感染时；（3）已有证据表明病原菌只对特殊使用级抗菌药物敏感的感染，紧急情况下必须使用特殊使用级抗菌药物，使用前应完善血常规及降钙素原、病原微生物送检 3 种检查中至少 2 种，并经科主任审核同意后，允许使用 24 小时，并做好相关病例记录，并于 48 小时内办理会诊批准手续。

6. 对未经申请擅自使用特殊级抗菌药物的科室及个人，按医院相关奖惩措施予以处罚。

7. 须会诊后特殊使用的抗菌药物如下：

（1）第四代头孢：头孢噻利。

（2）其他 β-内酰胺类：氨曲南。

（3）碳青霉烯类：亚胺培南/西司他丁、美罗培南、比阿培南。

（4）糖肽类及其他：万古霉素、去甲万古霉素、利奈唑胺、替考拉宁。

（5）抗真菌药：伏立康唑、两性霉素 B（含脂质体）、卡泊芬净。

（6）甘氨酰环素类：替加环素。

（7）其他：医院抗菌药物品种目录以外的抗菌药物。

8. 特殊使用级抗菌药物会诊人员由具有抗菌药物临床应用经验的感染性疾病科、呼吸内科、重症医学科、临床微生物室、临床药学室等部门高级专业技术职称任职资格的医师、药师或具有抗感染资质的临床药师担任。

重点监控药品管理制度

为贯彻落实《关于控制公立医院医疗费用不合理增长的若干意见》（国卫体改发〔2015〕89号）等文件精神，加强医疗机构药品使用管理，有效控制医疗费用不合理增长，促进临床合理用药，减轻群众医药费用负担，建立并规范临床用药管理机制，结合本院实际情况，特制定本制度。

（一）重点监控药品的定义及分类

重点监控药品是指临床上使用量大、合理使用率低、价格较昂贵的品种，主要包括辅助用药、质子泵抑制剂与中药注射剂。

其中，辅助用药指是指有助于增加主要治疗药物的作用或通过影响主要治疗药物的吸收、作用机制、代谢以增加其疗效的药物。常用于预防或者治疗肿瘤、肝病以及心脑血管等重大疾病的辅助治疗，包括增强组织代谢类、活血化瘀类、神经营养类、维生素类、电解质类、自由基清除剂、免疫调节剂、肠内外营养类药、肝病辅助治疗药、肿瘤辅助治疗药。

（二）重点监控药品合理使用基本原则

1. 医生在应用重点监控药品时不得随意扩大药品说明书规定的适应证、用法用量及疗程等，原则上不允许出现超说明书用药情况，若有充分循证依据（指南）支持某一药品可超说明书用药，应提供相应循证依据，进行必要的备案后方可使用，否则视为不合理使用。

2. 医师在用药过程中应考虑药物成本与疗效比，可用可不用的药物坚决不用，可用低档药的不用高档药，降低药品费用，用最少的药物达到预期的目的。

（三）管理组织

参考本院抗菌药物合理应用专项整治工作相关经验，由医院药事委员会专家组和抗菌药物临床应用管理小组成员承担"重点监控药品"的管理和日常工作，其职责如下：

1. 制定医院"重点监控药品"使用的目标和要求。

2. 对"重点监控药品"临床使用情况进行检查和评价。

3. 向临床科室反馈"重点监控药品"临床应用中存在的问题。

4. 定期公布全院"重点监控药品"的使用情况。

5. 根据检查结果提出对科室及个人的处罚决定。

（四）"重点监控药品"管理办法

1. 根据本院实际情况确定"重点监控药品"住院部、门诊患者总使用金额比例目标和合理使用要求，每月将"重点监控药品"使用情况排名并公示。

2. 临床医生开具"重点监控药品"时，必须在病历中详细记录使用理由，临床应用疗程超过7天或2种及以上"重点监控药品"联用，必须经科室主任批准，并在病历中详细记录使用理由。

3. 药事委员会专家应每月对各临床科室使用"重点监控药品"品种进行统计和评价，依据药品说明书和相关制度，重点对以下内容进行检查：（1）超出说明书适应证范围用药；（2）超剂量用药；（3）超比例应用；（4）给药频次不当；（5）溶媒选择不当；（6）疗程不当；（7）有用药禁忌；（8）联合应用2种以上"重点监控药品"或疗程超过7天且病历中无正当理由和主任审批意见。

4. 药事委员会每季度对医院所有药品销售金额进行统计分析，对"重点监控药品"品种月用量环比增长超过50％的，或连续3个月排名进入前20位的品种，进行限量、限科使用或暂停采购。

（五）奖惩措施

1. 各临床科室主任为本科室合理用药的第一责任人，负责对本科室"重点监控药品"的使用进行管理。

2. 对检查中使用不超比例且应用合理的病区或医师给予适当奖励并公示。

3. 对存在不合理使用"重点监控药品"的科室及个人，根据医院《全程医疗质控细则》相关文件进行处理和扣罚；多次超比例（包括单品种超比例）、超品种数（2种以上）和不合理使用，由医务和质控部门对科主任和当事人进行诫勉谈话。

以上处理意见作为绩效考核、评先、晋升的参考依据。

药品不良反应与药害事件监测报告制度与程序

为加强安全医疗、安全用药，规范药品不良反应报告和监测的管理，根据《中华人民共和国药品管理法》《药品不良反应报告和监测管理办法》，经药事管理委员会研究，制定本制度与程序。

1.全院实行药品不良反应（ADR）报告和监测制度，医务人员应按规定报告所发现的药品不良反应。

2.本院 ADR 监测领导小组负责《药品不良反应报告和监测管理办法》的组织实施，负责全院 ADR 监测的宣传、培训、指导工作。

3.药品不良反应监测的日常工作由药学部临床药学室承担，负责对本院全体医务人员进行药品不良反应监测工作的咨询指导；组织对临床药品不良反应监测工作中的问题进行讨论、解答；对某些药物在使用中可能出现严重药品不良反应的信息及时提供给临床医师，以便其做好防范措施；并由专人承担全院药品不良反应报告资料的收集、评价、反馈和上报工作。

（1）对突发、群发、影响较大并造成严重后果的药品不良反应组织调查、确认和处理，对收到的 ADR 信息进行分析、评价并及时报告给湖南省 ADR 监测中心。

（2）督促医务人员及时报告可能与用药有关的不良反应，认真填写 ADR/事件报告表。

（3）及时向有关部门反馈 ADR 监测信息的同时，向报告人反馈报告表的质量和评价结果，提高报告人的积极性。

（4）通报和总结全院药品不良反应报告和监测情况；定期或不定期公布药品不良反应的相关信息，对严重 ADR 的药品信息反馈给药学部、医务部和质控科，为药品采购提供参考；通过医务部、质控科将严重的 ADR 病例在院内通报，避免 ADR 的重复发生，提高医疗质量。

4.药品不良反应（ADR）监测报告程序：

（1）ADR 实行逐级、定期报告制度，必要时可以越级报告。

（2）各科室指定专（兼）职人员负责本科室 ADR 报告和监测工作，发现可能与用药有关的 ADR 应详细记录、调查、分析、评价、处理，并填写 ADR/ 事件报告表交临床药学室集中管理，严重、罕见或新的药品不良反应须随时报告药学部临床药学室。在外单位使用药物发生不良反应后来本院就诊的病例也应上报。

（3）本院实行不良反应"全报告"制度，即各科联络员将本科室收集的所有药品不良反应报告表（包括一般的、新的、严重的）按规定交于药学部临床药学室，临床药学室将每年度的报告情况上报给药品不良反应监测领导小组。

5. ADR/ 事件报告表的填报内容应真实、完整、准确。

6. 发现群体不良反应应立即向所在地省级药品监督管理局、卫健委以及 ADR 监测中心报告。

7. 个人发现药品引起的新的或严重的不良反应可直接向省级 ADR 监测中心或药品监督管理局报告。

8. 药品不良反应实行逐级、定期报告制度。死亡病例、防疫药品、特殊药品出现的不良反应群体和个体病例，须立即报告；严重、罕见和新的不良反应病例，须在 15 个工作日内报告；可疑以及一般不良反应，须 1 个月内报告。临床药学室按规定进行网上上报，纸质报表留底备查。

9. 临床科室有下列情况之一者，医院根据相关规定给予相应的处罚：（1）无专职或兼职人员负责本科室药品不良反应监测工作的；（2）未按要求及时报告药品不良反应的；（3）发现药品不良反应匿而不报的；（4）隐瞒药品不良反应资料的。

中药饮片调剂制度

1. 中药士及以上职称的中药人员方有资质进行中药处方的配置。

2. 医院调剂用计量器具应当按照质量技术监督部门的规定定期校验，不合格的不得使用。

3. 中药饮片调剂人员在配置处方时，应当按照《处方管理办法》和中药饮片调剂操作规程的有关规定进行审方和调剂，对存在"十八反""十九畏"、妊娠禁忌、超过常用剂量等可能引起用药安全问题的处方，应当由处方医师确认（"双签名"）或重新开具处方后方可配置。

4. 方剂中如有需先煎、后下、另煎、烊化、冲服等工序的药材，必须单包并注明煎服方法；需临时炮制的药材，应当按处方要求进行加工；配方必须保证药品质量，凡伪劣、霉变、虫蛀药品不得配发。

5. 处方配置完毕后，应先自行核对无误后签名，再交核对人员复核，应当由主管中药师以上专业技术人员负责调剂复核工作，符合率应当达到100%。

6. 医院应当定期对中药饮片调剂质量进行抽查并记录检查结果，中药饮片配置每剂重量误差应当在 ±5% 以内。

7. 配置含有毒性中药饮片的处方，每次处方剂量不得超过 2 日极量，对处方未注明"生用"的，应给付炮制品，如在审方时对处方有疑问，必须经处方医师重新审定后方可配置，处方保存 2 年备查。

8. 罂粟壳不得单方发药，必须持有麻醉处方权的执业医师签名的专用处方方可配置，每张处方不得超过 3 日用量，连续使用不得超过 7 天，成人一次的常用量为每日 3 ～ 6 g，处方保存 3 年备查。

门诊中药房工作制度

1. 处方配置严格执行"四查十对"，确保患者用药安全。

2. 工作人员应着装整齐、洁净，并佩戴好工作牌。不得在工作时间从事与工作内容无关的行为。

3. 严格遵守劳动规律，落实各类人员岗位职责，积极主动，认真负责地做好中药饮片的调剂工作，保证各项任务的完成。

4. 严格执行中药处方调剂操作规程，防止差错事故的发生。对违反操作规程，造成事故者，除给予一定经济处罚外，应酌情给予行政处罚。

5. 药房内陈设合理、摆放有序，所有药品和物料必须规范标示、科学存放，及时整理。

6. 加强进出药房的药品质量和数量管理。定期清理药斗，做到先进先出，防止虫蛀、霉变等。按月分类做好药品进销存统计、核算，保证存放药品账物相符。

7. 当天的处方必须当天完毕。

8. 非工作人员未经许可不得进入工作区域，认真做好安全巡查。

门诊西成药房／中心药房工作制度

1. 处方调剂严格执行"四查十对"，确保患者用药安全。

2. 工作人员应着装整齐、清洁，并佩戴好工作牌。不得在工作时间从事与工作内容无关的各种行为。

3. 严格遵守劳动纪律，落实各类人员岗位职责，积极主动、认真负责地做好门诊药品的供应工作。

4.严格执行调剂操作规程，防止差错事故的发生。对违反操作规程，造成事故者，除给予一定经济处罚外，应酌情给予行政处罚。

5.有计划的请领、储备药品，既要防止因积压增加库存或过期失效造成损失浪费，又要保证临床用药需要。尤其是抢救药品、特殊患者的临购药品，必须及时领入或备有一定的库存。

6.药品按性质、剂型和给药途径分类保管，定位存放，设有标志，急救药品应设专柜集中存放，便于应急使用。

7.定期检查药品质量，发现问题及时处理或报告相关部门负责人，定期检查存放药品的效期，不得发出有质量问题或过期失效的药品。

8.麻醉药品、精神药品、医疗用毒性药品的使用、保管、储存，必须严格执行相关的管理规定。

9.按时完成药品盘点、核算及统计工作，按要求及时统计上报。

10.保持室内设施、用具、药品等的清洁、整齐，物品摆放有序，无关人员不得进入药房。

急诊药房工作制度

1.急诊药房设 24 小时值班员，负责值班时间内的急救药品供应工作。由具有药师以上职称人员轮流担任。

2.树立以"病人为中心"的思想，对病人热情主动，对工作认真负责。处方配置严格执行"四查十对"，确保患者用药安全。

3.严格遵守劳动纪律，坚守工作岗位，按时交接班，值班人员不得私自调班。工作区禁止吸烟、喧哗、会客等，非工作人员未经许可不得入内。

4.上班着装整齐，佩戴好胸卡。保持药房清洁、整齐，药品及配置筐固定放置，用后及时放回原处。当班必须用自己的身份信息发药，处方必须双签名。交接班前必须把多出、多配、未发出的药品归位。

5.各班必须及时补充智能存取机内药品，上药必须遵守先进先出的原则，效期较近的药品须放在贮药抽屉的前端先用，防止药品过期失效。

6. 麻醉药品、毒性药品、精神药品必须按有关制度严格管理。

7. 私人物品（包括食品、饮料等）一律不得存放在储药冰箱。

煎药中心煎药质量控制制度

1. 为加强煎药中心规范化、制度化建设，保证中药汤剂煎煮质量，煎药工作人员应当根据本单位的实际情况制定相应的煎药室工作制度和相关设备的标准化操作程序（SOP），并严格执行。

2. 煎药室负责人每天应对煎药工作质量如浸泡时间，煎煮时间，煎出的药液量与方剂的剂数相符性，分装剂量的均匀性，特殊要求中药饮片的煎煮操作，煎药机的常压状态及温度，内服药与外用药有无使用不同的标识区分等进行监测。并配合监察科定期征求医护人员和住院病人意见，建立质量控制、监测档案。

3. 调剂室主任每季度组织相关人员对煎药质量进行检查，内容包括煎药室和煎药设备、容器的清洁、定期消毒，洗涤剂、消毒剂品种的效期，浸泡时间，是否二煎，是否煎透，煎出的药量，分装剂量的均匀性，特殊要求中药饮片的煎煮操作，煎药机的常压状态及温度，内服药与外用药有无使用不同的标识区分等。

4. 因违反本制度导致的煎药质量问题，根据医院相关规定给予工作人员及直接负责人相应处罚。

临床药学室工作制度

（一）临床药师查房制度

为贯彻落实《医疗机构药事管理规定》，根据卫健委和国家中医药管理局三级医院评审办法与实施细则及本院全程医疗质控管理的有关规定及要求，建立适合本院实际情况的医、药、护互相协作模式，提高医疗质量的工作方式，规范临床药师工作模式，特制定本制度。

1. 临床药师深入临床参与查房，参与临床药物治疗方案设计与实施，协助临床医师选药和合理用药。

2. 参加医师查房，在查房讨论中提出科学合理的用药建议。

3. 为提高临床药师业务水平，每位临床药师应根据专业方向每年选择 4～6 个临床科室进行轮岗，参与临床科室早交班和临床查房每周至少 3 次，对重点病人建立药历，并做好查房记录。

4. 对患者用药进行指导，询问和观察用药后的情况，包括药物疗效、不良反应、药物相互作用、药物和食物相互作用等方面，保证合理、安全用药，记入药师查房记录。

5. 对患者用药后是否需要进行血药浓度监测提出意见，并对血药浓度监测结果进行分析，根据参数制定和调整给药方案。

6. 对特殊人群患者或危重患者进行重点药学监护，参与危重患者的抢救。

7. 临床药师深入临床了解与收集有关 ADR 情况，协助临床预防严重 ADR 的发生，参与 ADR 病例的救治处置。负责 ADR 报告因果评定分析，整理统计入档后按时向省 ADR 监测中心报告，并及时向临床反馈 ADR 的有关信息。

8. 向医生、护士以及患者提供药物咨询。

（二）临床药师会诊制度

临床药师进行药物治疗学会诊（简称"药学会诊"）已经成为医疗机构临床药师日常工作的重要内容之一。为建立适合本院实际情况的医、药、护互相协作模式，加强会诊工作中临床药师的管理，规范会诊过程中临床药师的行为，明确临床药师在会诊中的职责和责任，特制订本制度。

1. 药学会诊是指临床科室或医院其他部门因为患者疾病治疗原因要求临床药师现场给予药物治疗学建议或药学帮助的情况，分为急会诊、普通会诊、全院会诊。

2. 会诊药师资质和责任：参与会诊的药师由副高及以上职称药师或专职临床药师担任。会诊临床药师须提出合理用药的方案，排除不合理用药的情况，为临床提供重要的参考。

3. 临床药师参加药学会诊原则上参照《医院会诊制度》进行，接到会诊通知后，全院大会诊按时（通知）到位，急会诊 30 分钟内到位，一般会诊 24 小时内完成。药师提供抢救治疗用药方案的建议，经会诊组讨论通过后方可执行。

4. 会诊临床药师应仔细阅读病历，全面了解患者疾病状况和药物治疗情况，科学严谨地对现有的药物治疗方案进行分析和评价，实施药学查房，并根据患者临床实际情况提出合理的用药建议。

5. 对会诊后的病人进行跟踪查房，对其给药方案的有效性和安全性进行观察，协助医生制定合理给药方案。

临床药学研究室工作制度

1. 认真执行临床药学研究室操作规程，确保临床检查质量和安全。

2. 收标本时严格执行查对制度，对不能立即检验的标本要妥善保管。

3. 认真做好实验记录。检测报告要仔细核对，签上姓名，及时发出。临检结果与临床不符或可疑时，应主动与临床医生联系，重新检查。对不能及时检验的标本要妥善保藏。标本不符合要求者，应重新采集。

4. 检测结束后，要及时清理器材、容器，经清洗、干燥、灭菌后放回原处，污物及检查后标本妥善处理，防止污染。废弃物处理应按国家有关规定执行。

5. 所有标本保留至检测报告发出后 7 天。

6. 原始检验记录、检验报告按批号装订成册保存 3 年。

7. 定期检验试剂状态和核对仪器灵敏度，不得使用不合格的试剂和设备。

8. 研究室内应保持整洁、卫生，实验物品、仪器设备摆放有序。禁止存放私人生活物品，禁止私自带人进入。

9.加强临床药学研究室安全管理和防护，做好生物及化学危险品防护、防火等安全工作，遵守安全管理规章制度。

10.化学易燃、易爆、强腐蚀试剂要严格管理，专门存放。

11.强化环境保护意识,对研究室的"三废"要有妥善的存放及处理办法。

静脉药物配置中心工作制度

（一）安全与环保管理

1.静脉药物配置中心（PIVAS）应配备品种、数量充足的消防设施，包括消防栓、干粉及泡沫灭火器。工作人员应熟练掌握消防器材的使用方法。

2.易燃、易爆物品应设置符合消防要求的专库进行保管。使用场地应有禁明火标志。使用中应注意避免洒落地面或流入下水道。使用后剩余物品应放回专库。

3.配置危害药品时，操作者应重视职业防护，严格按照《危害药品混合配置操作规程》和《生物安全柜操作规程》操作。

4.毒性药品使用应按特殊药品相关管理办法执行。

5.严格按照《废弃物处理操作规程》处理中心各类废弃物，对玻璃制品及易损伤人体皮肤的物品在处理和使用时应小心，并有防护措施。

6.危害药品的溢出、包装、贮存和运输按《危害药品溢出处理操作规程》和《危害药品包装、贮存和运输操作规程》操作。

7.任何人不得私配药库钥匙，负责人持有二级库钥匙，按时开关，不得将钥匙交与他人保管。

8.对水、电、空调等设备的开关,除清场时检查外,还应有专人负责检查。

9.工作结束离开工作场所时，应检查门窗是否关严、锁好。

10.个人物品应妥善保存，不得随意存放，更不得带入洁净区。

（二）质量管理

1.静脉药物配置质量管理是指对静脉药物加药混合配置过程进行规范化

质量管理，应是全面、全程、全员、全方位的质量管理，建立持续自查与改进制度。

2. 静脉药物配置中心应建立专门的质量管理领导小组负责全面质量管理。

3. 质量管理领导小组由中心主任担任组长，成员包括处方审核、摆药贴签、静脉用药配置、成品核对、成品包装、成品运送、二级库管理各岗位主管。

4. 质量管理领导小组负责中心内具体质量管理细节的制定和管理措施的落实，定期全面审查静脉用药配置操作规程（SOP）实际执行情况和配置后的输液质量情况，自查中心配置操作规程和质量管理制度的执行与改进。

5. 质量管理领导小组负责组织配置中心质量管理的有关技术性、规范性、制度性文件的定期审查。

6. 定期检查药品效期管理情况、不合格药品管理情况和高危药品（或特殊药品）的使用管理情况。

7. 对合理用药情况进行监管，包括药物配伍合理性、相容性分析讨论，医嘱用药情况分析等。

8. 对配置中心净化系统运行情况进行监督。对洁净台质量管理进行评估，检查设备工作状态、温度、湿度是否达标，并每月定期检测洁净区空气菌落数。

9. 对药品的贮存和养护情况进行检查监督，确保所用注射剂符合《中国药典》的质量规范。

10. 每月召开1次例会，讨论研究配置中心工作质量情况，进行工作质量评析、差错事故分析，处理存在的问题，并做好记录。

11. 持续组织配置中心质量管理教育和开展业务学习、岗位技术培训；对有关药品质量、合理用药、新药介绍、操作技能再培训等方面进行学习和讨论，并做好记录。

12. 质量管理领导小组负责新进人员的岗前专业培训和考核，建立质量管理考核制度，包括差错登记、清场登记、合理用药登记、用药分析、打包送药登记等记录，并定期检查考核。

（三）交接班管理

1.PIVAS 工作人员实行轮岗制，值班人员应严格遵照排班表值班。

2.每班次必须按时交接班，接班者提前 10 分钟到岗，掌握当日各工作环节情况，在接班者未到之前，交班者不得离开岗位。

3.值班者必须在交班前完成本班的各项工作，遇到特殊情况，必须做详细交代，与接班者共同做好工作方可离开。交班者必须写好书面交班记录，处理好用过的物品，为下一班次做好用物准备。

4.交班时要具体到各个细节，不得有遗漏，交班过程中发现药品、物品交代不清，应立即查问，接班时发现问题，应由交班者负责，接班后如因交班不清发生差错事故或物品遗失，由接班者负责。交班内容包括：

（1）审方药师交接班主要内容：①当班工作状况、异常状况、需下一班次人员注意的事项，如工作改动及药品动态信息；②未及时解决的问题，如不合格医嘱反馈情况。

（2）摆药及贴签人员接班，交接内容主要包括：①工作改动及其他异常情况，并需下一班次注意的问题；②如有缺药，排药人员应告知明日配药人员及审方班，以便及时调药；③核对人员发现数量不对时，应告知摆药人员，再次核实数量是否准确；④贴签出现问题时，应及时解决，不允许留给下一班次，解决问题后还应提醒次日配置人员注意核对标签。

（3）配置人员交接班主要内容：①本班次有无遗留至下一班次问题；②配置间内用物准备情况、工作改动及新的注意事项；③预配/溶解药品工作事宜、退药特殊状况；④各环节问题的记录。

（4）成品复核人员交接班主要内容：①本班次有无遗留至第二天的问题；②成品输液或者物流小车有异常情况时须与审方班交接。

5.各项表格文字记录应由具有职业资格的人员书写，如进修或实习药师（护士）书写交接班时，应由带教老师负责修改并签名。

6.交班内容应全面客观真实、该班次发生或所遗留的问题要详细交接，不得隐瞒实情，以免延误问题的处理或给下一班次造成重大隐患。

7.晨会交接班由主任、护士长主持，全体人员应当严肃认真听取各班次的交班内容。必须做到交班记录要写清，口头要讲清，各环节现场要看清，所有问题必须交接清楚，交接不清不得离岗。

8.给予监督机制、质量控制小组适时监督，发现问题及时指正，防止交接班流于形式。

9.工作人员对重点内容做详细记录。

（四）职业防护管理

1.PIVAS 职业损伤的危险因素

（1）机械性因素：主要是配置过程中被配置药物的针头刺伤、玻璃安瓿割伤而引起的损伤。

（2）化学性因素：主要在配置细胞毒性药物的过程中，会出现药物溢出，形成含有毒性微粒的气溶胶或气雾，通过皮肤、呼吸道、消化道被动吸收细胞毒性药物，形成潜在的身体危害，经常接触可能引起白细胞减少，自然流产率增高，而且有致畸、致突变的潜在危险。

（3）心理性因素：在 PIVAS 工作的压力中有心理压力、工作负荷及工作危险等。

（4）由于长时间采用同一姿势高强度地工作，可能带来腱鞘炎、肩周炎、颈椎病等疾病的潜在危险。

（5）工作环境对工作人员造成的损伤：相对密闭的工作环境、机器发出的噪音等给工作人员心理、身体造成一定的压力，从而造成一定的损害。

2.防护对策

（1）强化职业安全教育：定期加强 PIVAS 工作人员的职业安全教育，提高健康防护意识是减少职业损伤的关键。

（2）加强规范化管理：管理者从决策上重视安全防护，有相应的监督机制，组织和制定严格的防护方案，定期为工作人员进行体检，合理安排休息、休假，保护工作人员合法权益。

（3）完善防护设施：设有百级层流生物安全柜、垂直层流台，提供防护用品和设备，把对工作人员的损害减少到最小。

（4）实行人性化管理：合理配置工作人员，体谅工作人员工作的繁重，减少工作人员工作超负荷现象，妥善处理人际关系，营造良好的工作氛围，从而减轻工作人员压力。

（5）自我心理调适：定期组织工作人员学习心理健康知识，或进行心理指导，学会调整自身心态，寻求应对压力的有效方式。

3. 教会工作人员掌握正确自我防护技术

（1）避免机械性损伤：教育工作人员在工作中要注意力集中，操作规范熟练，并对使用过的针器、锐器做安全处理，不要将针头套回针帽；使用过的针器、锐器应尽快投入锐器盒，容器外表应有醒目标志；出现针刺伤时，立即用肥皂水和流动的水冲洗伤口，挤出伤口的血液，然后用 0.5% 碘伏、75% 酒精消毒后包扎。

（2）避免化学性损伤：

①配药前准备：配置细胞毒性药物需在百级层流的生物安全柜内进行，生物安全柜按要求进行年检，配药前 30 分钟开启风机。使用防护屏障，穿一次性防护服，戴双层口罩、帽子、两副乳胶手套，戴护目镜或防护面罩；操作室要分清洁区和污染区，操作台覆盖一次性防渗漏防护垫。

②配药操作规程：严格按照无菌技术操作原则进行各项操作；在操作台中央部位进行配药操作；配置细胞毒性药物时，避免正压或强负压操作，防止产生气雾，应推入等量空气，将药液吸出；打开玻璃安瓿药物配置时，应轻敲其顶部和颈部，使用无菌纱布包裹瓶颈，如药液为粉剂应将溶媒沿瓶壁注入瓶底，待药液浸透后再混匀；抽取药液量不能超过注射器容量的 3/4，防止注射器活塞脱出；手套破损时及时更换；若不慎将药液溅到皮肤上，应立即用肥皂水和大量清水局部冲洗至少 15 分钟；药液配置好放在防渗漏无菌巾上备用；若配置过程中发生大、小剂量溢出，应遵循大、小剂量溢出处理原则。

③配药后废物处理：立即对废物进行分类、收集，化疗药物性医疗废

物应与其他医疗废物严格分开；配置后产生的废物及污染的物品放入双层黄色医疗垃圾袋中，粘贴"药物性医疗废物"标签，并以红色胶带封口以警示，针头、玻璃安瓿分别放入锐器盒中，3/4满时封口，当班推送出配置间，与物业交接并做好记录；操作完毕后，脱去手套用洗手液及流水彻底洗手；操作结束后，风机继续运转30分钟后关闭。

细胞毒性药物配置实行轮班制，女职工怀孕及哺乳期间不参与此类药品配置。

（五）处方审核管理

1.中心审方药师应当具有药学专业本科以上学历，5年以上临床用药或调剂工作经验，药师以上专业技术职务任职资格。

2.审方药师应当按《处方管理办法》和《静脉用药集中配置操作规程》有关规定，审核用药医嘱中静脉用药混合配伍的合理性、相容性和稳定性。审核处方中药品的用法用量，包括用药途径、剂量、用药时间、稀释溶媒、给药要求（如滴入速度、遮光或避光给药等）、药品间相互作用及配伍等是否符合要求。

3.经审核适宜的医嘱，打印成输液标签，输液标签内容应当符合相关规定，用药信息应完整、清晰。

4.处方或用药医嘱存在错误的，应当及时与处方医师沟通，提出修改意见，请其立即修改。因病情需要的超说明书用药，应与医师再次确认，并签署相关文件。拒绝配置用药错误或不能保证成品输液质量的处方和医嘱。

5.根据患者治疗需要，按药品性质、用药时间统一安排好输液顺序、药品种类，以便下一环节工作。发现不规范处方应置于指定位置，统一反馈。

6.及时接听电话，解决临床医护人员反馈的相关用药疑问。与临床医护人员沟通时，注意使用文明礼貌用语。

（六）查对制度

1.摆药时查对

（1）查看摆药单，拿取下一班次用药。

（2）拿取药品时，应遵守"先进先出，近期先出，从左往右"原则拿取。

（3）查对药品的有效期及药品质量，如有药品过期、标签不清晰、变质、铝盖松动、漏液等现象，均不得使用。

（4）仔细核对药品通用名、商品名、规格、厂家、批号、性状、效期、数量。

2.贴签时查对

（1）查看大输液摆药单，拿取对应的大输液总数。注意核对大输液的品名、规格、厂家、效期、性状、数量。

（2）核对配置台的标签是否正确、完整、有无脱落页码。

（3）核对标签对应的大输液信息，注意核对大输液的品名、规格、厂家、效期、性状、用量。

（4）核对标签对应的药品名，核对医嘱是否合理。

（5）遵守"一种药一个筐"原则。

（6）核对批次用药，正确使用相关批次对应颜色的筐子。

（7）核对下一班次所需用药，并按批次分装，核对药品的通用名、商品名、规格、厂家、批号、性状、效期、数量。

3.配置时查对

（1）核对退药签所对应的配置台、数量、批次。

（2）查对退药签信息，按退药签完成退药。核对退药签患者信息：病区、姓名、条形码编号、大输液品名、规格、数量，药品的用名、商品名、规格、厂家、数量。

（3）辅配摆台时查对：查对标签对应的大输液及用品名、规格、厂家、效期、性状、用量，检查无菌物品的效期及完好性。

（4）辅配摆药时查对：查对药品的有效期及药品质量，标签对应药品的通用名、商品名、规格、厂家、批号、性状、数量、用量。

（5）主配配置时查对：配置前检查无菌物品的效期及完好性，查对药品的有效期及药品质量，标签对应的药品的通用名、商品名、规格、厂家、批号、性状、数量、用量。配置中再次核对药品信息及大输液信息（品名、规格、用量、效期），配置后查看成品输液的性状。

（6）辅配再次核对：核对标签对应的大输液信息，包括药品的通用名、商品名、规格、厂家、批号、性状、效期、数量、用量。核对成品质量、查看成品输液性状，如有无絮状物、漏液、异物等。

（7）辅配确认无误后，在成品药液标签上签双代码，出配置间后，巡回班再次复核。

4.复核包装时查对

（1）核对标签对应的大输液是否正确，药品名称和成品颜色是否符合，不全量大输液、药品是否正确标记，主配辅配是否签双代码。

（2）核对成品质量：查看成品有无絮状物、漏液、异物等。

（3）包装时注意看标签上的病区，确保每袋为同一病区成品并在袋子上标记为该病区。

（七）废弃物处理

1.中心的废弃物主要包括感染性废物、药物性废物、损伤性废物和生活垃圾。感染性废物是指注射器针头、纱布、手套、棉签等。药物性废物是指过期、淘汰、变质或者被污染的废弃药品，包括废弃的一般药品、危害药品和血液制品等。损伤性废物是指能够刺伤或者割伤人体的废弃的医用锐器，包括注射器、玻璃安瓿等。生活垃圾是指日常办公、生活所产生的垃圾，分可回收和不可回收生活垃圾。

2.专用包装物、容器标准和警示标识

（1）黄色包装袋：盛放药物性废物、感染性废物。

（2）黄色锐器盒：盛放所有针头、刀片、玻璃安瓿等锐器。

（3）灰色包装袋：盛放未被污染的各种输液袋（瓶）、可回收的生活垃圾。

（4）黑色包装袋：盛放不可回收的生活垃圾。

（5）黄色包装袋和锐器盒外表面应贴医疗废物标签，有警示标识。

3.中心的各类废弃物由专人负责统筹管理。

4.中心设立医疗垃圾登记表，由专人负责填写，工作人员与医院废弃物处理部门进行交接，登记交接记录并签名。

5.中心各岗位工作人员均须按要求各司其职，医疗废物、生活垃圾按规定分类放置、分类处理。废弃物集中处理流程：

（1）感染性废物：配置普通药品的一次性输液器和注射器（去掉针头）、棉签、纱布→装入贴有警示标识和警告语的黄色包装袋内→按规定时间整理好包装袋，注明部门名称、重量、时间、垃圾种类→专业人员与负责工人交接、登记→后勤保障部门按规定集中运送、集中处理。

（2）损伤性废物：废弃的一次性针头、刀片等医用锐器→装入贴有警示标识和警示语的黄色锐器盒→密封包装，注明部门名称、重量、时间、垃圾种类→专业人员与负责工人交接、登记→后勤保障部门按规定集中运送、集中处理。

（3）药物性废物：配置细胞毒药物的一次性输液器和注射器（去掉针头）、棉签、纱布→装入贴有警示标识和警告语的黄色包装袋内，用红色胶带扎口以警示→按规定时间整理好包装袋，注明部门名称、重量、时间、垃圾种类→专业人员与负责工人交接、登记→后勤保障部门按规定集中运送、集中处理。

（4）可回收生活垃圾：未被污染的各种输液瓶袋（瓶）、可回收的生活垃圾→装入灰色包装袋内→注明部门名称、重量、时间、垃圾种类→专业人员与负责工人交接、登记→后勤保障部门按规定集中收集、集中处理。

（5）不可回收的生活垃圾：不可回收的生活垃圾→装入黑色包装袋内→注明部门名称、重量、时间、垃圾种类→专业人员与负责工人交接→后勤保障部门按规定集中收集、集中处理。

制剂中心人员与机构管理制度

医院制剂质量管理小组管理制度

1. 为加强本院制剂配制质量管理，在主管院长的领导下，制剂中心成立医院制剂质量管理小组。管理小组由制剂中心主任、各制剂生产班组长、药库和药检室负责人组成。切实执行制剂中心各项规章制度和操作规程。

2. 贯彻上级药品和制剂质量管理工作的政策和法规，对制剂原料、辅料、包装材料及制剂全过程进行质量监督管理。

3. 按相关药品管理法规制定制剂质量管理小组的工作职责，加强对原辅料、包材的采购、验收和制剂、包装、贮藏、使用等各环节的管理。

4. 原料、辅料、包装材料入库时，要核对品名、数量、批号、生产厂家、检验报告等信息，无误后按批号逐条录入。

5. 药检室对制剂原料实行全检，合格后方可投料生产。对半成品、成品，按质量标准进行检验，合格后方可进入下一道工序。

6. 制定各类标准操作规程，依据规程检查配料原始记录和检验原始记录的规范性、真实性、完整性，发现问题及时解决。

7. 生产负责人审核成品发放前的全部生产记录，药检室负责人审核全部检验记录，制剂中心主任决定成品是否放行。

8. 制订水、电、汽、净化空调等公用设施质量标准，定期检查、日常维护和运行情况，合格后方可使用。

9. 加强洁净室管理，做好个人卫生，按规程对设备及车间进行清洁与消毒，同一车间不得同时配制两种制剂，内服与外用制剂生产线分开。

10.对近效期的原、辅料及药品，提前半年挂牌警示，对过期的原、辅料及药品按流程审核报废。

11.制剂质量管理小组每月进行一次质量自查与评价，每季度进行一次科内质控评价反馈。

12.加强制剂人员素质培养，制订年度培训计划，把药品管理规范、制剂标准操作规程作为培训的重要内容，建立考核标准和办法。

人员培训考核管理制度

（一）培训管理制度

1.培训的基本原则

（1）制剂管理人员、生产人员，及与生产活动有关的维修、清洁、仓储、服务等人员，均应按照《医疗机构制剂配制质量管理规范》（以下简称《规范》）等法规、文件接受培训教育。

（2）培训教育方案应根据不同的岗位要求分别制定。注重普及与提高，理论与实践相结合。

（3）培训教育工作要制度化、规范化。个人培训记录要归档保存，培训结果要定期考核、评比。

（4）在编制本中心培训计划时，应将《规范》培训教育纳入计划，配备一定的任教人员，且任教人员的知识储备、培训内容应不断更新，提高培训质量。

2.培训的基本内容

根据岗位确定培训教育的内容，制定教育方案及培训教育需达到目的和要求。培训教育的基本内容包括有关法规、规定、制度的培训，如《药品管理法》《医疗机构制剂配制质量管理规范》（GPP）、《医疗机构制剂配制监督管理办法》《医疗机构制剂注册管理办法》等，以及各制剂品种工艺规程和岗位操作规程。

3.培训对象

制剂中心全体工作人员。

4.培训的目的与要求

（1）通过培训使全体员工了解到药品生产、经营等各个方面都已经进入法制化的阶段。

（2）药品是特殊商品，药品质量关系着人民的生命安全，使全体员工确立质量第一的原则。

（3）使各级负责人有高度的管理责任意识，懂得实施《规范》的意义和内容，掌握实施《规范》的有关知识、方法和评价的基本原则。

（4）使全体员工掌握医院与科室的各项规章制度。

（5）对技术、管理人员进行专业知识和管理知识的培训，使其在各自的岗位上认真实施《规范》所规定的本岗位职责及活动内容。

（6）对各岗位操作人员进行全面的《规范》相关内容学习、药品生产专业知识的培训和本岗位的操作规程、制剂工艺规程、岗位责任的学习，使其了解本岗位的质量责任。

（7）对全体员工进行清洁卫生教育，使其养成良好的卫生习惯。

（8）对洁净区净化设施管理人员、设备维修保养人员进行《规范》知识、技能和方法的培训，使其明确本岗位的质量责任。

（9）对从事生产的各类人员进行符合本岗位要求的专业技能、操作方法、仪器操作与清洁规程，及与本岗位有关《规范》知识的培训，明确本岗位的质量责任。

5.培训的方式

（1）科室派遣有关人员参加院外的各类培训班与研讨班，使他们成为科室培训的业务力量。

（2）科室实行脱产、半脱产及现场培训的培训方式。

（3）采用二级培训制：科室集中培训、各生产部门单独培训。

（4）组织有关人员到有关制药厂参观、学习、进修等。

（5）邀请生产设备厂家的培训人员，就生产设备的操作、清洁与维护进行现场培训。

（二）考勤、考核管理制度

1. 培训考勤制度

（1）凡是列入科室的内部培训，受训人员不得无故缺席。

（2）不能按时参加培训时须提前请假，事后请假无效。如遇特殊情况须向生产部门负责人报备，由科室领导批准，通知培训负责人备案。

（3）准时到达培训地点，受训人员需要在培训开始前10分钟到达培训地点，期间不得大声喧哗、抽烟、吃零食等。

（4）严格遵守培训纪律，将手机调至静音或震动，不准交头接耳、大声接听手机、睡觉和闲谈。尊重培训讲师，有问题举手发言。

（5）培训不得迟到和早退。迟到、早退按考勤制度规定处理，由培训负责人统一记录。

（6）不得代他人签到。

（7）培训中途不得擅自离开。

2. 考核管理制度

（1）新进员工必须参加科室组织的安全教育及科室规章制度、纪律的培训。新员工到岗后，要对其进行岗位安全、SOP等岗位技能培训，培训考核合格后方能上岗。培训考核不合格者，不予上岗，应继续对其进行岗前培训。

（2）各生产岗位或生产部门之间转岗，必须由调入部门对调入新岗位的员工进行岗位安全、SOP等岗位技能培训，培训考核合格后方能上岗。经培训考试不合格者，不予转岗。

（3）属于职称晋升的考核由员工自行准备，国家或省市相关部门进行统一考核。

（4）员工的考核可用多种形式进行，如笔试、口试、实际操作等，对考核结果进行综合评价。

（5）由上级主管部门组织的培训或院外培训班与研讨班的相关培训，由上级主管部门或组织单位统一考核，并发合格证或学分证。科室内部培训由科室组织考核。

（6）考试不合格者应重新进行培训，数次不合格者，视情节严重程度给予相应处理。

（7）不得无故缺考。不请假缺考或无故缺考者成绩为零，视情节严重程度给予相应处理。

（8）考试一律不得作弊，如有发现，一律按不合格处理，并取消其考试资格，同时视情节严重程度给予相应处理。

制剂厂房与设施、设备管理制度

洁净区管理制度

1.进入洁净厂房人员的管理

（1）个人健康：①进入洁净厂房的工作人员应身体健康，体检合格后方可进入；②在工作期间，每年必须体检1次，体检合格后方可继续留在洁净厂房工作；③在工作中，如有身体不适或外伤，要及时到医疗部门检查，一旦发现患有传染病、精神病、外伤、皮肤病等，要及时上报领导，调离工作岗位；④因病离岗的工作人员在疾病痊愈，身体恢复健康以后，要持有医生开具的健康合格证明方可重新上岗。

（2）个人卫生：①随时注意个人清洁卫生，勤理发、勤剃须、勤剪指甲、勤换衣物；②不允许化妆，不涂含有粉质的护肤品，不允许戴饰物、手表；③进入洁净厂房应严格执行规定的人员净化程序；④每日上岗前必须按规定洗手、消毒，穿戴好清洁、完好的洁净工作服和工作鞋，戴好口罩。⑤进入洁净区的人员应每年进行微生物基础知识、卫生知识、洁净作业培训1次。

2.洁净工作服的卫生

（1）洁净服要求：不脱落纤维，不产生静电，不黏附粒子，具有良好的过滤性，保证人体和衣物的尘粒不透过，且耐腐蚀。

（2）洗涤后平整、柔软，穿着舒适，操作方便。

（3）不同级别洁净区服装的特征、颜色分明，易于区别。

（4）洁净服线条简单，不设口袋，接缝处无外露的纤维，帽口、领口、袖口、裤口要加松紧带。

（5）洁净服统一由洗衣房按相应的清洗、消毒规程或标准操作规程进行清洁。

（6）洁净工作服的清洗、干燥、消毒、贮存要求在洁净区内进行。洁净级别不同的工作服必须分开洗涤，工作服与工作鞋应分开洗涤。

（7）洁净服要编号（或标明操作人员姓名代号），专人专用、专人保管、专人发放。

（8）凡沾有粉尘、有毒、有害物质的工作服应分别存放，清洗、干燥、消毒时应不发生交叉污染并有明显标识。

3. 进入洁净厂房原辅料的卫生管理

（1）进入洁净厂房的原辅料、内包装材料、容器及工具均须在拆包室内对外表面处理，或剥去污染外皮，采取有效的消毒措施，再通过传递窗或气闸进入洁净区。

（2）进入洁净区的使用物料应控制在最低限度，洁净区内不能存放多余的物料及与生产无关的物料。

（3）洁净区内的原辅料、内包装材料、容器、工具必须放在不影响或者较少影响气流的规定位置。

4. 生产过程卫生管理

（1）洁净区的清洁工作一般必须在生产操作结束后进行，如有必要，应在生产前再次进行清洁。生产操作必须在净化空调系统开机运行达到自净规定时间以后，方可开始进行。

（2）对于进入洁净室的人员要严格控制和监督，严格控制进入洁净区的人数，参观人员、非洁净区人员不得入内，人员进出洁净区应遵守相应的洁净区进出及更衣程序。

（3）不允许未穿洁净工作服或剧烈活动后的人员进入洁净区。洁净室内操作人员在工作过程中的动作要稳、轻、少，尽量减少不必要的活动和交谈。

（4）更换药品品种或每日工作结束后，必须将地面、台面、工具擦拭干净，采取消毒措施，接触药品的容器、器具洗涤清洁。

（5）不准将与生产无关及容易产尘的物品，如书籍、铅笔、橡皮等带入洁净区，记录用纸选用不易产尘的纸张。

5. 设备卫生管理

（1）洁净区使用的设备、容器、管路在进行清洁时，应使用清洁规程规定的工艺用水冲洗干净，并采取有效的消毒措施。

（2）气闸或传递窗的门应联锁，不能同时打开。

（3）洁净区清扫工具宜采用不掉纤维的材料。

6. 器具、洁具卫生管理

（1）应严格控制不必要的器具、洁具进入洁净室，对于必须使用的器具、洁具应控制在最低限度，且所用器具、洁具不产灰尘。

（2）生产专用的器具、容器应该使用表面光滑、耐清洗消毒的材料，应避免使用易碎、易脱屑、易发霉器具。直接接触物料的器具、容器应使用食品级不锈钢材质。

7. 洁净区消毒管理

（1）洁净区的表面消毒按清洁标准操作规程执行。

（2）洁净环境的消毒按验证确认后的方法执行。

①紫外灯消毒，一般照射 30 分钟以上，每天 1 次。

②空调系统消毒，按"空调系统消毒标准操作程序"进行，每周或停产三天以上再生产前消毒 1 次。

8. 净化空调系统的运行管理

（1）在启用净化空调系统进行生产前，应根据系统本身自净时间及温、湿度达到恒温、恒湿的时间，来确定提前开机的时间。

（2）为保持洁净室内压力正常，净化空调系统开机运行时必须先开空调送风系统，后开排风系统，停机则相反。

（3）空调宜连续运作。非连续运作的洁净室，可根据工艺、生产要求在非生产班次时，空调系统作值班运行，使室内保持正压并防止室内结露。

9. 净化设备的管理

过滤器应经常进行检测，一般情况下，初效过滤器应 1 个月清洗 1 次，中效过滤器 3 个月清洗 1 次，且初、中效过滤器滤材视情况及时更换。高效过滤器每半年应检查风量，风量为设计风量的 70% 时，或出现无法修补的渗漏应及时更换。

10. 洁净室的检测

定期对洁净室温湿度、风量和风速、空气压力、尘埃粒子数、菌落数进行监测，确保洁净室的净化环境和洁净度。监测按《洁净区监控管理制度》执行，若监测发现异常，按生产异常处理程序处理。

11. 维护

（1）制订洁净室安全措施综合系统，设置火灾报警、排烟、消防、事故照明等设施，对生产中使用化学药品、气体的洁净室，还应根据腐蚀、爆炸、可燃、自燃、有毒等物品性质采取相应的安全措施。

（2）建立洁净室计划检修制度，对洁净室空调系统和洁净室的空气净化设备实行定期检修、保养。

（3）洁净室的维护管理制度，包括空气净化系统和生产中使用的物料、设备和洁净室操作人员的管理制度，并记录执行情况。

设备管理制度

1. 各生产部门设备，按生产工艺情况、设备结构复杂程度、自控程度等分为三类：重要设备、次重要设备、一般设备。

2. 重要设备指在生产过程中，生产工艺复杂、技术含量高、整个生产过程中起关键作用的核心设备，具有不可替代性。对重要设备管理的要求：

（1）各使用部门设备管理人员，日常巡检的任务重点为本部门的重要设备。

（2）经常组织重要设备操作人员学习设备操作规程、使用规程、维护规程，交流使用、维护经验，加强设备的日常维护、保养工作。

（3）重要设备由维修骨干专门负责其日常维护保养、一保、二保，对其保养状况，必须详细填写维护保养单，交设备管理人员按月汇总，报设备管理部门分析、统计，归入设备档案。

（4）设备管理部门管理人员，日常巡检的主要任务是由设备使用部门设备管理人员协助，对该使用部门的重要设备进行全面、仔细地检查、督导，并做记录。

3.次重要设备指生产工艺较复杂、技术含量较高、整个生产过程中起次重要作用的设备。对次重要设备管理的要求：

（1）设备管理人员，对次重要设备进行日常巡检。

（2）对次重要设备的日常维护保养、一保、二保，由专人负责，并填单记录。

（3）设备管理部门管理人员，应将次重要设备的维护保养、使用状况纳入日常巡检内容。

4.一般设备指生产工艺一般、技术含量一般、生产过程中起一般作用的设备。对一般设备管理的要求：

（1）设备管理人员，对一般设备进行日常巡检。

（2）对一般设备的日常维护保养、一保、二保，由一般维修人员负责，并填单记录。

（3）设备管理部门管理人员，对一般设备维护、保养、使用状况进行抽检并记录。

5.对制剂设备实施责任制管理，责任人职责：①安排、指导、监督设备操作人员严格执行设备操作规程、清场清洁规程、维护保养规程并做好相应记录；②如遇设备维修，全程参与维修过程，熟悉设备性能、构造以及故障原因，做好维护保养记录；③发现设备异常及时上报，对设备状态进行风险评估。

设备的保养维护、检修和校验管理制度

设备的保养、维护、检修、校验要填写"设备保养、维护、检修、校验记录"并由设备使用部门专人管理。

（一）设备的保养

1. 日常保养：每班 1 次，由设备操作人员负责进行。

（1）班前保养：

擦拭设备外表面和各滑动面；检查各操作手柄和电器开关，确保位置正确无松动，动作灵活；检查各紧固件，保证无松动；检查各安全装置是否完整，确保其安全、灵活、准确、可靠；开动设备前应先进行空转，确认声音正确、润滑良好、动作准确，方可正常操作。

（2）班中保养：

严格执行操作规程；操作中要观察设备有无异常声音、气味，振动及运转是否正常，发现问题及时处理。

（3）班后保养：

清扫药料、药粉、药渣、异物，认真擦拭外表面和各滑动面；做到操作手柄、开关都放在关闭的位置；残留药料、包装物必须清理干净，避免造成设备事故和混药；下班后拉闸、断电。

2. 一级保养：保养周期为每 2 个月 1 次。

3. 二级保养：保养周期为每半年 1 次。

（二）设备的维护

1. 操作人员每天使用前要对使用的设备进行检查。检查温度、润滑、仪表是否正常及安全。

2. 车间设备维修人员每天对车间使用设备进行巡回检查至少 2 次。

3. 设备管理部门设备管理员每周巡检 1 次以上，随时掌握设备情况，发现问题及时解决。问题严重的设备，应列入检修计划。

4. 设备管理部门管理人员、车间维修人员对巡检中发现的事故隐患，应

采取积极措施，根据巡检情况对设备故障的部位、原因、周期等进行系统分析并记录，为设备保养、检修提供依据。

（三）设备的检修

1.设备运行过程中出现的设备故障或安全隐患，设备维修人员要及时进行检修。

2.设备使用部门每年年底编制本部门设备第二年的大修申请计划，报设备管理部门，设备管理部门负责编制年度或季度的设备检修计划，报主管领导批准后实施。

3.设备大修由设备管理部门负责按计划进行，不得影响生产的正常进行和产品的质量。

（四）设备的校验

1.为了保证检测仪表检测正常、计量设备计量准确，设备使用人员应经常检查检测仪表是否完好；计量器具应无卡塞现象，不偏不靠，运行可靠。

2.检测仪表、计量设备在运行过程中出现异常时应立即联系设备维修人员鉴定，经鉴定不合格时应立即校验并做好相应记录。

3.经校验后，任何个人或使用部门不得擅自更改相关参数，确保检测、计量准确。

4.校准后的计量设备,由校验人员标示。合格者用绿色"合格证"标识牌。

5.检测仪表、计量设备应严格按照各个设备校验周期进行校验。

6.经生产部相关人员鉴定,不合格的计量设备出具黄色"降级使用"牌，经抢修后仍不合格者，出具红色"禁止使用"牌，并停机检修。

7.始终保持检测仪器仪表、计量设备上标识清晰、明显，易于识别。

设备的报废和更新制度

1.符合下列条件之一时，方可申请设备报废更新：

（1）经过预测、继续大修后技术性能仍不能满足工艺要求和保证产品质量的。

（2）设备老化，技术性能落后，耗能高，效率低，经济效益差的。

（3）使用年限已满，丧失使用效能，无修复价值的。

（4）使用年限未满，但缺乏配件无法修复使用的。

（5）大修理虽能恢复精度，但不如更新经济的。

（6）因磨损、腐蚀、事故或其他灾害使设备遭受严重损坏无修复价值的。

（7）严重污染环境，危害人身安全与健康，进行改造又不经济的。

（8）国家明文规定淘汰的。

2. 设备报废的审批

（1）固定资产类设备的报废，一般应达到或超过该设备的折旧年限方可考虑报废。

（2）低值易耗品的报废，由使用部门到设备会计处填写"报废申请单"，科主任签字后，由设备管理部门维修人员鉴定并签字，并把需报废设备交设备仓库，由保管员签字，设备管理部门负责人审批后，方能到设备会计处办理报废手续。

（3）固定资产类设备万元以下设备的报废，执行上一条中所有审批程序，再报分管院长审批后，方能到设备会计处办理报废手续。

（4）固定资产类设备万元以上设备的报废，由使用部门书面申报并详细说明报废原因，由设备管理部门负责人会同技术人员对申报的设备进行技术鉴定后，报分管院长，经院长办公会讨论通过，方能到设备会计处办理报废手续。二万元以上的大型设备，还需要报市国资局审批。

（5）各部门报废设备时，必须将旧品送设备管理部门审核，不交旧品，一律不办理报废手续。

（6）未经批准报废前，不得拆卸、挪用其零部件和进行自行报废处理。

3. 设备的销账

（1）设备经报废后，设备资产的账、卡及其他随机资料应随报废申请表注销。

（2）设备管理部门负责收集、整理、建档报废设备各类资料，并做好上报工作，使用部门应做好报废设备的登记工作。

（3）已批准报废的设备，应由设备管理部门做好残值回收工作。

4.设备报废审批过程中，报废处置的管理

（1）设备报废审批过程中，必须注明该设备的状态，并明确责任人，由设备管理部门负责监督检查。

（2）对已批准报废的设备由设备管理部门制定报废方案，明确责任机构、职责、过程执行明细、安全措施及报废后的上报、注销工作，经上级领导批准后执行。

5.设备的更新

（1）制剂中心：组织编制医院年度设备更新计划，包括①组织更新项目的方案讨论及前期工作；②参与设备采购招标工作，组织开展技术论证工作，组织编制设备采办的技术协议；③负责组织更新项目的施工和验收；④负责报废设备的技术监督组织及审定工作。

（2）财务部：负责年度设备更新预算费用的上报审批工作。

（3）资产装备部：①组织设备的购买工作；②负责报废设备的回收及处理工作。

（4）使用部门：①负责编写更新项目方案；②负责编报更新项目计划和费用，提出项目启动申请，参与设备购买工作；③负责设备安装方案的编制工作；④按照《固定资产管理办法》要求，办理资产登记；⑤负责更新项目现场施工管理工作；⑥负责本部门更新项目的验收等管理工作。

6.设备更新的原则

（1）以技术性能先进、经济节能环保的设备取代原型旧设备，提高综合管理水平。

（2）设备更新应本着需要与可能相结合的原则进行，既要积极采用先进的技术，又要量力而行，二者均不可偏废。

（3）设备选型符合通用化、标准化、系统化和先进性、可靠性、维修性、经济性，即"三化四性"结合的原则，符合节能与环保的要求。国家已公布的淘汰型设备一律不得选用。

7. 设备更新的程序

（1）办理更新设备手续时，必须先将旧设备报废。

（2）低值易耗品报废后的更新，由各生产班组申请，并附上已办理的"报废申请表"，由资产装备部主任审批后以旧换新。

（3）固定资产设备报废更新，需按新购设备的各种审批程序来办理。

（4）重大更新项目必须成立组织机构，就计划方案制定、物资落实、施工、验收、试机投用、资料整理归档总结等各项工作进行分工。

（5）更新的设备投入生产后的 1 个月内，应对该设备进行建账、建卡和建档工作。

净化系统维护检修保养制度

1. 日常保养

日常保养是设备维护的基础，是预防事故发生的积极措施，通常在每天上班后、下班前 15 ～ 30 分钟，由操作人员进行，通过对机器的检查、清扫、擦拭，使设备处于整齐、清洁、安全、润滑良好的状态。

（1）检查设备完好性，部件、配件是否缺失。

（2）检查紧固螺栓，防止在运行中脱落。

（3）检查转动皮带是否完好，松紧是否适度。

（4）检查配电箱内电器元件是否完好，操作是否灵活可靠。

（5）检查各种控制阀门和开关是否灵活，开动风机前必须打开空调机组及机房内的新风阀、回风阀、送风阀、防火阀；该机送风区域内的所有风阀应处于正确的位置（即风量经调整平衡后该送风区域内风阀不允许调整），不然会产生局部风阻过大或局部风速过高，致使空调机组壳体变形损坏，以及送风区域内产生房间的损坏。

（6）检查机电：三角带松紧和磨损情况，过松予以调整，磨损严重则予以更换。电机地脚螺栓是否松动。

（7）检查风机：用手盘动风机查看运转是否自如，并检查风机轴承润滑情况。

（8）检查初、中效过滤器：检查框架是否完好，框架与空调机内壁之间是否密封良好，检查过滤器滤尘情况。

（9）认真检查各连接部件是否牢固，水、电、风机各控制阀门是否灵活，各种管道是否通畅，有无跑、冒、滴、漏现象。

（10）严格按设备标准操作规程使用设备，运行中要经常巡回检查，通过听、看、闻等方法观察设备的运转情况，发现问题及时处理。

（11）操作岗位要做到"一平""二净""三见""四无"。即工房周围平整；玻璃、门窗干净，地面通道干净；轴见光、沟见底、设备见本色；无油垢、无积水、无杂物、无垃圾。

2. 一级保养

一级保养定为3个月1次，除电器部分由电工维修外，其余保养由操作人员进行，设备维护员辅助和指导保养内容。

一级保养后应达到：外观清洁、呈现本色，润滑良好，事故隐患排除，操作正常灵活，保持完好的状态。

3. 二级保养

二级保养定为半年1次，以设备管理部门和设备维护员为主，操作人员参与进行。

二级保养后设备应达到完好程度，提高设备的使用率。

4. 及时填写设备维修保养记录，要求字迹清晰、内容真实、数据完整，并由操作人及复核人签名。

5. 注意事项

（1）机组正常运行时不允许打开检查门。

（2）生产过程中空调机组不允许停机，但机组出现故障时应及时停机，无论什么原因造成的突然停机都要及时通知生产车间，并做好记录。

（3）当对空调机组进行维护保养时或需要操作、维护人员进入风机段进行检查时,要求有人监护或在总电源、汽源、水源等处悬挂"禁止开启"警示牌,在确保风机完全静止后,才能打开进入风机段;在关门之前要检查是否有人留在机内,操作人员离开风机段,门关闭后,方可启动风机,确保操作安全,严防人身事故。

制剂室管道标识管理制度

1.管道内容物及流向由带颜色的箭头标示。

(1)基本色用于识别管道内流体的种类和状态。

(2)箭头方向用于识别管道内流体的流向。

(3)室内、室外地沟内的管道不涂色和不加识别符号。

(4)不锈钢、有色金属、非金属材质的管道以及保温管外有铝皮(或不锈钢)保护罩时,均不涂基本识别色,但应有识别符号。

(5)洁净室管道不涂色,但必须注明内容物及流向,流向用箭头"→"表示。

(6)管道布局清晰、明确,便于生产操作。

(7)较多管道排列的阀门必须挂相应的标牌,注明管道的内容物。

(8)蒸气管的保温层,表面必须平整、光滑,不得有颗粒。

2.内容物识别色,详见表 12。

表 12　内容物识别色

饮用水	纯化水	蒸气	天然气	压缩空气	真空管道	排污废水	药液
蓝色	紫色	红色	橙色	黄色	白色	黑色	绿色

3.标识符号

(1)标识为矩形带尖角,指向尖角为 90°,尖角指向流体流向。

(2)箭头大小

①管径 ≤ 40 mm 时,箭头宽 25 mm,箭头长 100 mm。

②管径 ≥ 40 mm 时,箭头宽 35 mm,箭头长 120 mm。

4.管道识别符号应涂刷在所有管路交叉点,阀门和穿孔两侧的管路上,以及其他需要识别的部位。

制剂物料管理制度

原辅料管理制度

1. 原辅料的验收

（1）原辅料到货后，仓库管理员对其进行初验，检查原辅料的外包装、标签是否完好，所标示的品名、规格、数量、批号、供货单位等是否整齐规范，原辅料的包装是否有受潮、受损、虫蛀、鼠咬、霉变等现象。凡不符合要求的，仓库有权拒收，并及时通知供货单位进行处理。

（2）初验合格后，同意收货的原辅料，仓库先统一编码，无批号的原辅料由仓库自编批号。对进库的原辅料外包装进行清洁除尘，按指定的仓库、区域和货位摆放，填写"物料验收入库记录"。

（3）入库的原辅料，用黄色绳围栏，设置黄色待检牌标明待验，并及时填写"请验单"，交药检室。

2. 原辅料的检验

（1）药检室接到"请验单"后，派药检人员按取样规则取样，取样后重新封好，做好清洁工作、贴上取样证，并填写"原辅料取样记录"。取样所用容器及取样工具要保持清洁，防止交叉污染。样品应贴上"取样标签"，将样品及请验单、供货单位的检验报告单交药检室。

（2）药检室要按照原辅料相关质量标准及检验标准操作规程，对原辅料进行逐项检验，并根据检查（或检验）结果，发放原辅料检验报告书。

3. 原辅料的贮存

（1）检验合格者，仓库管理员去掉货位前的黄牌及黄绳，移入合格区换成绿色合格标牌，填写"原辅料库存货位卡"和"原辅料分类台账"，记录收发结存情况，货位卡置于规定的位置上。

（2）检验不合格者，仓库管理员去掉待验牌及黄绳，放入不合格区，换成红色不合格标牌及红色围绳。按"不合格物料的处理标准操作规程"妥善处理，由药检室作出限定性使用或退货处理的决定，并建立"不合格品总台账"。

（3）原辅料分区存放。

（4）毒麻类原辅料、贵重原辅料，设置专柜专库存放，并坚持双人双锁的监督复核制度，记录清楚、明确，保证账、卡、物相符。

（5）货物堆放要离墙、离地，货行间必须留有一定距离，以便执行先进先出、易变先出的发货原则。

（6）每天监测仓库温湿度，并做好记录。当温湿度不符合要求时，及时进行降温排湿处理。

4.原辅料的发放

（1）仓库按"领料单"计量发放。所发原辅料必须是合格品，不合格原辅料不得发放。

（2）仓库按"领料单"备料，发放时做到先进先出。发放原辅料必须包装完好，称重计量。

（3）领料人员与仓库保管员核对实物确认无误后，按"领料岗位标准操作规程"领料，仓库管理员和领料人员均须在"领料单"上签字。

（4）每次发料后，仓库保管员要在"货位卡"上填写货物去向及结存情况。发料时要复核存量，如有差错，需查明原因。

（5）怀疑原辅料质量有变化时，仓库保管员及时填写"原辅料请验单"请求复验，复验合格的收回，不合格的按"不合格物料的处理标准操作规程"处理。

（6）原辅料根据物料性质，由药检人员制定有关贮存期的规定，易受微生物污染、易变质和已超过贮存期限的原辅料，经复检合格后，方可发放。

（7）主要原料按规定留样，留样保存至有效期后一年，无有效期要求的原料保存三年。

5.原辅料的退库

由于特殊原因退库者，仓库管理员根据"退库单"核对物料，初验合格者放置相应货位，怀疑有质量问题者，填写"请验单"复验，根据检验结果作出处理。

包装材料管理制度

1.包装材料的基本要求

（1）药用包装材料必须符合相应的标准。

（2）凡直接接触药品的包装材料必须从持有营业执照、在国家药品监督管理局药品审评中心登记公示的厂家采购。

（3）直接接触药品的包装材料必须无毒、与药品不发生化学作用、不发生组分脱落或迁移。

（4）包装材料必须确保包装合格的药品在保质期内不变质。

（5）各类包装材料必须符合其药品的理化性质要求。

（6）凡直接接触药品的包装材料不准重复使用。

2.包装材料的文字要求

（1）文字清晰，粗细均匀，色泽一致。

（2）文字内容与标准文字稿及留样一致，不得有错字或漏字。

（3）标签、使用说明书等应与药品监督管理局批准的内容一致。

（4）标签、说明书的内容应包括品名、批准文号、批号、规格、有效期、生产单位、功能主治、用法用量、注意事项等。

3.包装材料的规格尺寸应符合相应规定。

4.包装材料不得有残缺、破损、漏胶、粘连、受污染等现象，同类包装材料中不得夹杂其他包装材料。

5.包装材料的验收

（1）包装材料到货后，仓库管理员对其进行初验，检查包装材料的外包装、标签是否完好，所标示的品名、规格、数量、批号、供货单位等是否整齐规范，包装材料的包装是否有受潮、受损、虫蛀、鼠咬、霉变等现象。凡不符合要求的，仓库有权拒收，并及时通知供货单位进行处理。

（2）初验合格后，同意收货的包装材料，仓库先统一编码，无批号的包装材料由仓库自编批号。对进库的包装材料外包装进行清洁除尘，按指定的仓库、区域和货位摆放，填写"物料验收入库记录"。

（3）入库的包装材料，用黄色绳围栏，设置黄色待检牌标明待验，并及时填写"请验单"，交药检室。

6.包装材料的检验

（1）药检室接到"请验单"后，派药检人员按取样规则取样，取样后重新封好，做好清洁工作、贴上取样证，并填写"包装材料取样记录"。

（2）药检室要按照包装材料相关质量标准及检验标准操作规程，对包装材料进行逐项检验，并根据检查（或检验）结果，向仓库发放包装材料检验报告书，以及合格证或不合格证。

7.包装材料的贮存

（1）检验合格者，仓库管理员去掉货位前的黄牌及黄绳，移入合格区换成绿色合格标牌，填写"包装材料库存货位卡"和"包装材料分类台账"，记录收发结存情况，货位卡置于规定的位置上。

（2）检验不合格者，仓库管理员去掉待验牌及黄绳，放入不合格区，换成红色不合格标牌及红色围绳。按"不合格物料的处理标准操作规程"妥善处理，由药检室作出限定性使用或退货处理的决定，并建立"不合格品总台账"。

（3）包装材料分区存放。

（4）货物堆放要离墙、离地，货行间必须留有一定距离，以便执行先进先出的发货原则。

（5）每天监测仓库温湿度，并做好记录。

8. 包装材料的发放

（1）仓库按"领料单"计量发放。所发包装材料必须是合格品，不合格包装材料不得发放。

（2）仓库按"领料单"备料，发放时做到先进先出。发放的包装材料必须包装完好。

（3）领料人员与仓库保管员核对实物确认无误后，按"领料岗位标准操作规程"领料后，仓库管理员和领料人员均在"领料单"上签字。

（4）每次发料后，仓库保管员要在"货位卡"上填写货物去向及结存情况。发料时要复核存量，如有差错，需查明原因。

（5）怀疑质量有变化，或超过复验期的包装材料，仓库保管员及时填写包装材料请验单请求复验，复验合格的收回，不合格的按"不合格物料的处理标准操作规程"处理。

9. 包装材料的退库

由于特殊原因退库者，仓库管理员根据"退库单"核对物料，初验合格者放置相应货位，怀疑有质量问题者，填写"请验单"复验，根据检验结果作出处理。

标签及说明书管理制度

1. 药品的标签及说明书必须与药品监督管理部门批准的内容、式样、文字相一致。

2. 标签、说明书必须经生产部门负责人、药检部门核对无误，科室领导批准后方可印制。

3. 标签、说明书的设计、印刷应制定详细的操作程序。

4. 标签、说明书必须在具有相应资格，有质量保证的定点厂家印刷。

5. 要与印刷厂家订有标签、说明书防外流合同并对该厂家进行防外流抽查。

6.标签及说明书的验收

（1）标签、说明书到货后，仓库管理员对其进行初验，检查其的外包装是否完好，标签、说明书的包装是否有受潮、受损等现象。并用抽样法核对数量。凡不符合要求的，仓库有权拒收，并及时通知印刷厂家进行处理。

（2）初验合格后，同意收货的标签、说明书应专库或专柜存放，有专人管理，填写"物料验收入库记录"。

（3）入库的标签、说明书，设置黄色待检牌标明待验，并及时填写"请验单"，交药检室。

7.标签及说明书的检验

（1）药检室接到"请验单"后，派药检人员按取样规则取样，填写"取样记录"。

（2）药检人员以监督管理部门批准的标签、说明书以及留样为标准进行核对，对文字、内容、式样、颜色、图案、数量、外观等进行逐项检验，并根据检查结果，向仓库发放标签及说明书的合格证或不合格证。

8.标签及说明书的贮存

（1）检验合格者，仓库管理员去掉货位前的黄牌，移入合格区，换成绿色合格标牌，填写"库存货位卡"和"分类台账"，记录收发结存情况，货位卡置于规定的位置上。

（2）检验不合格者，仓库管理员去掉待验牌，放入不合格区，换成红色不合格标牌。按"不合格物料的处理标准操作规程"妥善处理，并建立"不合格品总台账"。

（3）标签及说明书应专库或专柜存放，有专人管理。

9.标签及说明书的发放

（1）仓库按"领料单"限额发放。并填写发放记录，仓库管理员、领料人均应签名。

（2）领料人员与仓库保管员核对实物确认无误后，按"领料岗位标准操作规程"领料后，仓库管理员和领料人员均在"领料单"上签字。

（3）生产部门如遇到限额发放的标签、说明书不够情况，需超额领用时，首先要认真检查原因，确认生产过程无异常的情况下，经生产部门负责人审核后，填写超额领料单，方可发放。

10.标签及说明书的退库、报废和销毁管理：

（1）生产结束，剩余的没有打印批号的标签及说明书应及时退库，退库时应清洁完好，由生产部门填写"退库单"，仓库管理员检查退库标签及说明书的外观、核对剩余数量，检查无误者，放回相应位置，并及时入账。

（2）由于初验不合格、检验不合格、批准文号或内容变化而不能继续使用的在库标签、说明书，由仓库管理员提出报废申请，由药检室审核，科室主任批准报废，统一销毁。

（3）由于生产过程中污染、残损或印有批号的剩余标签，直接按"不合格物料的处理标准操作规程"进行销毁处理。

（4）批准报废的标签、说明书应及时销毁。

（5）销毁时应由药检人员进行监督并计数销毁，做好销毁记录。

（6）说明：标签、说明书的发放、使用、销毁过程应有台账与记录。印有与标签内容一致的外包装管理规程同标签管理。

特殊药品管理制度

1.生产指令的下达

将经科室主任批准的"生产指令单""批生产记录"一同下发至各生产岗位。

2.生产前的准备

（1）必须同时两人以上方可进入车间的生产岗位，不允许一人单独上岗操作。

（2）每批药品生产前，必须核查各工序清场情况，将"清场合格证"粘贴在批生产记录内相应位置，确保药品生产工艺卫生。

（3）核查设备运行状况，容器、用具清洁状态应符合要求。

（4）计量器具的称量范围与物料称量相符，计量器具完好，"计量合格证"应在校验有效期内。

（5）生产所用各种物料（包括：原辅料、中间产品、包装材料）应检查其名称、数量、质量是否符合生产需要，并与生产指令吻合。

（6）检查与生产品种相适应的工艺规程，指令性文件、SOP 等是否齐全。

（7）生产人员均持有"上岗证"，符合个人卫生管理规程的规定。

3. 物料的管理

（1）物料的接收和发放：生产工序交接应当实行两人复核制。物料接收、发放时，应有专人验收、记录并办理交接手续。注意核对物料名称、编码、批号、数量、合格证（或质量检验报告单）、加工状态及工序名称。

（2）配料与核料：①仓库管理员根据"领料单"上物料名称、数量等备料；②严格执行库房与车间特殊药品原料药的交接制度，制剂车间应当坚持"领料不停产，停产不领料"的原则；③仓库管理员将原辅料和内包装材料整装发放，填写"领料单"相关内容，领料人员将原辅料和内包装材料交洁净区接料人员，洁净区配料人员按"配料指令"进行配料，填写"配/核料单"，仓库管理员如数配发外包装材料，外包工序生产人员将外包装材料转运外包间；④特殊药品的投料必须有双人及质检人员监督；⑤特殊药品原料药需要在车间暂存的，要设特殊药品原料药专库（柜），生产过程中要按需发料，余料要及时退货，成品及时入库，专库、生产车间暂存库（柜）实行双人双锁管理；⑥特殊药品专库以及生产车间暂存库（柜）要建立专用账册，详细记录领发日期、规格、数量并有经手人签字，必须做到账物相符，专用账册保存期限应当自药品有效期期满之日起不少于 5 年。

（3）物料平衡的核算：①从配料工序开始到包装入库都需进行物料平衡收率计算，各生产车间内包材料、产品外包装岗位的包装材料也需进行物料平衡的核算；②凡物料平衡收率在合格范围之内，经药检部门检查，可以递交下一工序；凡物料平衡收率高于或低于合格范围，应立即贴示"待查"标志，不能递交下一工序，立即通知生产车间负责人及药检人员进行调查，应查明原因，得出合理解释，确认无潜在质量事故后，方可按正常产品处理，并详细记录。

（4）中间产品贮存条件和时间限制：生产过程中，为保证产品的质量，各工序均应按产品工艺规程的规定控制中间产品的贮存条件和时间。

（5）每批生产结束后，将成品移交成品库，剩余包装材料退库处理。

4. 生产过程

（1）严格按各生产区"设备操作、维护保养、清洁"规定进行操作，清洁各类生产设备。

（2）生产现场须悬挂工序状态标志，设备和物料应有状态标记。各固定管道应标明内容物名称及流向。

（3）执行各生产区卫生管理制度，保证生产现场、设备设施清洁，防止安全事故发生。

（4）严格按照各工序标准操作规程及工艺规程要求准确操作，及时记录。严格控制规定的工艺参数，不得擅自变更，生产中发现异常情况或质量隐患时，应及时处理。

（5）不允许在同一操作室内进行不同品种、不同规格产品的生产。有数条包装线的不同产品品种、规格的生产操作在同一生产操作间进行时，必须采取有效的隔离措施。

（6）生产过程、各种物料的传递和加工、文件的填写和流转都必须接受质检人员的严格监控。

5. 生产结束

（1）生产结束后按清场、清洁操作规程规定对生产现场进行清场与清洁。

（2）生产中产生的具有活性成分的残渣残液，由生产车间登记、造册，向药检部门申请销毁，在质检人员的监督下进行销毁并做记录。

（3）在该批产品生产或包装结束之后的 3 个工作日内，生产部应完成该批产品的批生产记录的内部审核，交质量部进行产品生产过程的评价。

（4）对过期、损坏的特殊药品应当登记、造册，及时向省药品监督管理部门申请销毁，药品监督管理部门应当于接到申请后5日内到现场监督销毁。

6. 特殊药品的仓储管理

（1）特殊药品的原料购买应做好年度计划，按规定逐级申报，经卫生行政部门批准后，到指定的具有相应合法资质的医药公司采购。

（2）入库时应按最小单位包装逐个验收，并做好验收记录。必须实行双人验收、发货、复核，双锁保存。

（3）特殊药品的原料药必须按要求实行专库专柜，双锁保存，专人保管，并有专用账册记录。

（4）特殊药物的原料药、成品进出要逐笔记录，内容包括：日期、领用部门、品名、规格、单位、数量、批号、有效期，领用人与仓库保管员双签名，做到账、物、卡相符。

不合格品管理制度

1. 凡不合格的原辅料、包装材料不得投入生产。

2. 经仓库管理员初验不合格、经药检部门检验或复验不合格的原辅料、包装材料，由药检部门发放不合格报告书，红色不合格状态标志。

3. 仓库管理员收到不合格物料检验报告单后，立即将不合格品移至不合格品区，挂上红色的不合格标志，并用红色绳围栏。

4. 必须在每个不合格品的包装件上挂上标牌，注明品名、规格、批号、件数、第几件、来源、不合格项目、日期等内容。

5. 处理程序见"不合格物料的处理标准操作规程"。

6. 凡不合格的中间产品、半成品不得流入下道生产工序，不合格的成品不得入库和发放。

7. 生产过程中的不合格中间产品、半成品的管理

（1）内包装过程中，检查装量不合格的药品，应拆开包装，将药物倒出，

重新进行包装，或重新灭菌后进行包装。

（2）生产过程中，除装量不合格外，剔除的不合格品应用专用箱装好，送往车间的不合格品存放处存放。堆放整齐，并在每件专用箱上做好不合格品的状态标记，内容应包括品名、批号、规格、数量等。

（3）每批药品生产完后，将不合格品及时报质检人员处理，可返工的按回收产品处理方法处理，不能回收的应在质检部门的监督下销毁。

（4）若不能及时处理的不合格品，每批存放应留有一定距离。

8. 整批不合格成品的管理

（1）应立即转移至不合格品仓库存放，挂红色不合格标示牌，用红色绳围栏，并贴上不合格品的标志，内容包括品名、批号、规格、数量、件数、第几件等。

（2）应由生产部门负责写书面报告，内容包括质量情况、事故或差错原因，应采取的补救方法等，由质检部门审核，经科室主任批准后执行。

9. 不合格中间产品、半成品、成品的处理程序，按"不合格成品的处理标准操作规程"操作，需要销毁的应在质检人员的监督下进行。

成品管理制度

1. 生产车间成品入库时，应放置在仓库管理员指定的位置，并由仓库管理员核对生产部门填写的入库单，包括品名、规格、数量、批号、包装等，对入库成品的外观、清洁程度等进行初验。

2. 将待验的成品贴上黄色待验标志，并用黄色绳围栏。

3. 经药检部门检验合格的成品，取下黄色待验牌及围栏，移至合格品区，贴绿色合格标志、产品合格证，并填写"成品库存货位卡"和"成品入库总账"。

4. 不合格成品，放置不合格品区，按"不合格成品的处理标准操作规程"进行处理。

5. 成品库贮存场地划分为贮存区和搬运通道，贮存区应编号，划出标识线。

6. 标识管理

（1）贮存区分别设合格品区和不合格品区，做出标识。

（2）成品入库后放置于合格品区，但要挂"待检"标识牌。检验合格后，撤掉"待检"牌。若检验不合格，将其移至不合格品贮存区，并做出标识，挂"不合格"牌。

7. 批号管理

（1）同批号的产品按区位号顺序码放。

（2）不同批号的产品不得混放，应留有一定距离，且遵循先进先出的原则。

8. 质量监控

（1）仓库管理员须每天巡查，对贮存成品实行有效的监控，做到标识明确。

（2）配合质检人员不定期的监督抽查。

9. 贮存防护

成品库管必须做好贮存成品的防护工作，落实防冻、防雨、防虫、防鼠及通风措施，严禁丢失。

10. 成品盘存

（1）每月对库存情况进行盘点，提供给生产部门负责人，以此为依据制订生产计划。

（2）每季度对账、物、卡进行盘存，并做好记录。

（3）盘点出现账物不符时，不得私自调账，须查明原因，提交书面报告，经上级领导审核，批准后方可调账。

11. 成品报损

（1）库存清理出的质量问题成品，每季度盘点时做1次报损处置。

（2）凡经批准报损的质量问题成品，仓库管理员须及时按"不合格成品的处理标准操作规程"进行报废处置和登账。

12. 成品的发货管理

（1）出库依据：产品合格证书、检验报告单、发货单。

（2）仓库管理员接到"发货单"后，须进行审查，确保无误。按"产品检验报告单"的先后顺序，确定出库成品品种、批号。

（3）出库准备就绪后，仓库管理员通知搬运人员按要求开始搬运作业。仓库管理人员和搬运人员在对出库成品进行核对后，均应在"发货单"上签名。

（4）必须严格执行成品未经检验或不合格成品不出库的原则。

13. 记录台账管理

（1）仓库管理员对成品入库、贮存、发货都需及时准确地填写各项记录，登记和更换标识。

（2）各种标识用后收回，妥善保管，各种记录、记账完好保存，装订备查。

（3）保证账、物、卡相符。

仓库退货、收回产品管理制度

1. 产品退货的原因

包括质量原因退货、非质量原因退货。

（1）在产品有效期内，患者或医生提出产品有质量问题或发生质量变化，经药检部门复核确认达不到相应的质量标准时，出具不合格检验报告书，报告科室负责人，指派专人与患者或医生进行沟通，处理相关事宜。

（2）在产品有效期或负责期内，患者提出非质量原因退货时，应慎重，必要时向生产负责人、科室负责人提出申请，经质检部门审核后方可办理。

（3）购买时或遵医嘱使用期间，超出药品有效期，应及时联系患者退货。

2. 不予退货的情况

（1）非质量原因、药品购买时间过久、超过遵医嘱使用期间、超出药品有效期者，不予退货。

（2）由于患者原因造成的产品质量变化。

（3）退回的药品无法清点接收的。

（4）混有假药的退货。

3.产品的回收原则

（1）患者在临床使用过程中发现有质量问题且经权威部门检验确认的产品。

（2）产品的工艺、包装等发生变化或更新，使用后发现异常反应或其他原因由监督管理部门发出收回指令的产品。

（3）药检部门在产品留样观察期间，发现有质量问题或出现质量变化的产品。

（4）药检部门在回顾性验证时发现产品存在质量隐患，即生产过程中出现差错等情况的产品。

（5）在有效期内患者因质量问题退货，该批次药品尚有其他患者使用的产品。

（6）上述回收产品涉及其他批次的产品时。

4.质量原因退货的回收程序

（1）生产部门负责人或其他有关人员，填写"请验单"，将样品送药检室请验。

（2）药检部门经复核确认达不到相应的质量标准时，出具不合格检验报告书，报告科室负责人，经批准后，予以退货、收回。

（3）退货或收回的产品，运至成品仓库的不合格区，仓库管理员按"不合格成品的处理标准操作规程"进行销毁，并填写相关记录。

5.非质量原因退货程序

（1）非质量原因的退货应慎重，必须由调剂部门提出申请，经质检部门初步审核，经制剂中心主任批准后，方可办理。

（2）生产部门负责人或其他有关人员，填写"请验单"，将退货样品送药检室请验。

（3）药检部门经复核确认符合相应的质量标准时,出具合格检验报告书。

（4）包装未破损的产品，即可履行入账手续。包装破损者，由生产部门按需要调换包装后办理入账手续。调换包装时，不得更改包装批号。

6.产品的退货或收回的每一道程序都应有记录，记录内容包括品名、规格、批号、数量、退货原因、退货日期、处理意见、处理过程复核及监督、处理日期等。

危险品仓库管理制度

1.易燃、易爆等危险品实行专库贮存、专人管理。

2.易燃、易爆等危险品验收

（1）仓库管理员凭订单和送货单进行实物验收。

（2）对不能计量的物资必须计量后方可入库验收。

（3）领料人员不得自由进出危险品仓库，需要进入仓库领料时，仓库保管员必须全程陪同，禁止领料人员单独、自由地在货架上拿取物资。

（4）对危险品的包装不符合要求的，拒绝验收入库。

（5）做好危险品出入库登记台账。

3.易燃、易爆等危险品贮存

（1）危险品入库前要进行严格检查，入库后要进行定期检查，保证其安全和质量。

（2）每天应做好仓库内的温湿度检查记录。库内应保持通风、干燥，避免阳光直射。

（3）危险品仓库管理员必须经过专业培训，实行持证上岗。

（4）禁止在危险品仓库贮存区域内堆放可燃性废弃物。

（5）危险品贮存时，商标和说明应朝外，确保其产品标识、检验标识清晰，账、物、卡应相符。

（6）危险品的堆码严禁超载，堆垛稳固，谨防堆垛倒塌。

4.各种在库设备、设施、器具、清洁工具等均应实行定点放置管理，使用后归位，摆放整齐，标志明显。

5. 安全管理

（1）严禁火种入库及在库区内动用明火。必须有严格的审批手续，办动火证，方能进行施工。

（2）严禁穿带钉子的鞋进入危险品库，带手机者一律关机。

（3）危险品库须具有防爆、防火功能。

（4）按照国家有关消防规定，配备灭火器、沙箱、防火锹等设施，做到安全、有效。消防器材设备严禁圈占、埋压、挪用。库区、库房消防通道保持随时通畅。

6. 状态标志：危险品库必须有明显的状态标志，其标志须符合国家有关规定。

7. 进入危险品库人员必须登记。

药品外包装、标签、说明书的设计印刷管理制度

1. 药品包装、标签、说明书应严格按照国家药品监督管理局《药品包装、标签和说明书管理规定》的要求，由生产部门负责人设计，质检部门审核，制剂部门负责人批准。

2. 包装、标签、说明书的设计应新颖、美观大方，并尽量避免可能的混淆。版面布置要求简洁、色彩明快，材质、形状、尺寸大小应与产品装量及内容性质相适应。

3. 药品包装、标签、说明书的内容必须与药品监督管理部门批准的内容、文字相一致。药品的标签应当以说明书为依据，其内容不得超出说明书的范围，不得印有暗示疗效、误导使用和不适当宣传产品的文字和标识。

4. 产品药品包装必须按照规定印有或贴有标签。

5. 药品包装、标签、说明书的文字表述应当科学、规范、准确。文字应当清晰易辨，标识清楚醒目，不得有印字脱落或粘贴不牢等现象，不得以粘贴、剪切、涂改等方式进行修改或补充。

6. 药品包装、标签、说明书应当使用国家语言文字工作委员会公布的规范化汉字，增加其他文字对照的，应当以汉字表述为准。

7. 药品说明书应当包含药品安全性、有效性的重要科学依据、结论和信息，用以指导安全、合理使用药品。药品说明书的具体格式、内容和书写要求由药品监督管理局制定。

8. 药品说明书对疾病名称、药学专业名词、药品名称等的表述，应当采用国家统一颁布或规范的专用词汇，度量单位应当符合国家标准的规定。

9. 药品说明书获准修改后，应当将修改的内容立即通知相关部门，并按要求及时使用修改后的包装、标签、说明书。

10. 药品说明书应当充分包含药品不良反应信息，详细注明药品不良反应。

11. 药品标签是指药品包装上印有或者贴有的内容，分为内标签和外标签。药品内标签是指直接接触药品的包装的标签，外标签指内标签以外的其他包装的标签。

12. 用于运输、储藏的包装标签，至少应当注明药品通用名称、规格、贮藏条件、生产日期、产品批号、有效期、批准文号、生产单位，也可根据需要注明包装数量、运输注意事项或者其他标记等必要内容。

13. 同一药品，药品规格和包装规格均相同的，其标签内容、格式和颜色必须一致；药品规格或包装规格不同的，其标签应当有明显区别或者规格项有明显标注。

14. 对贮藏有特殊要求的药品，应当在标签的醒目位置注明。

15. 药品标签中的有效期应当按照年、月、日的顺序标注，年份用四位数字表示，月、日用两位数字表示。其具体标注格式为"有效期至××××年××月"或者"有效期至××××年××月××日"；也可以用数字和其他符号表示为"有效期至××××.××"或者"有效期至××××/××/××"等。药品有效期的标注自生产日期计算，有效期若标注到日，应当为起算日期对应年月日的前一天；若标注到月，应为起算月份对应年月的前一月。

16. 药品说明书、标签中注明的药品名称必须符合国家药品监督管理局公布的药品通用名称和商品名称的命名原则，并与药品批准证明文件的相应内容一致。

17. 药品通用名称应当显著、突出，其字体、字号和颜色必须一致，并符合相关要求。

18. 麻醉药品、精神药品、医疗用毒性药品、放射性药品、外用药品等国家规定有专用标识的药品，其说明书和标签必须印有规定的标识。

19. 质检部门对设计好的标签、说明书和已印刷好的包装材料的设计底稿进行审核，经科室主任批准予以印刷。

20. 生产部门负责人将批准的设计底稿交付已审计批准的印刷厂家，由印刷厂家提供设计清样。

21. 由生产部门负责人和质检部门负责人对印刷清样进行核对、检查，确认其印刷质量后，由科室与印刷厂家签订合同。

22. 将批准的标签、说明书及印刷包装材料的样本由质检部门分发给质检人员、仓库管理员等，作为验收及核对的标准依据，并由专人妥善保管。

23. 标签、说明书及印刷包装材料等的印刷残损率应符合规定。

24. 应与印刷厂家签订合同，标签、说明书及印刷包装材料等样稿或模板应严格保管，不得外泄，严禁未经批准随意印刷。

25. 标签、说明书及印刷包装材料等不使用或更换样稿、模板时，原设计样稿、模板应收回或销毁，并做记录。

26. 对印制不合格的标签、说明书及印刷包装材料等应坚决予以销毁，销毁应有记录，应有监销人签字。

27. 质检人员应定期对印刷厂家进行走访，了解印刷厂家的生产过程及印制残次品的销毁情况。

药品外包装、标签、说明书退库管理制度

1. 生产车间未用完的包装、标签、说明书应 100% 退回仓库。

2. 没有打印批号、清洁完好的包装、标签、说明书，应清点好数量，由生产部门填写"退库单"，注明产品名称、产品批号、物料名称、数量、规格、日期等信息，并有退料人签名。

3. 仓库管理员应严格检查包装、标签、说明书的卫生状况、损坏状况及其他有损包装、标签、说明书的情况。核对剩余数量，检查无误者，办理退库手续，放回相应位置，并及时入账。

4. 由于生产过程中污染、残损或印有批号的包装、标签、说明书，应由仓库管理员直接按"不合格物料的处理标准操作规程"进行销毁处理，销毁过程由质检人员进行监督，并做好销毁记录。

原辅料、直接接触药品的包装材料采购入库管理制度

1. 原辅料、包装材料的供货厂家，必须是通过医院招标、竞标成功的，具有相应资质的厂家。

2. 生产负责人根据生产计划，提前制订采购计划，经科室主任审核后，交由采购人员。

3. 采购人员在收到采购计划后，按计划与供货厂家签订采购合同，一式两份，一份给供应商，一份自留存档。内容包括采购物品名称、规格型号、数量、生产企业或供应商名称、质量要求、价格、供货时间等。

4. 采购人员应严格按采购计划或采购合同中规定的内容进行采购，如有特殊情况，须经生产部门负责人同意，制剂部门负责人批准后，方可改变采购计划。

5. 采购人员应随时了解供货物料的准备情况、发运情况，掌握计划执行情况，保证采购物品按时到货。同时，坚决避免采购活动中的任何违法行为。

6. 采购人员应建立供应商信息资料库，及时索取和留存合格供应商的营业执照、生产许可证、检验合格证等相关资质证明材料。

7. 采购人员必须提前一天告知到货时间、来货单位等，以便于安排仓库管理员、药检人员验货。如遇特殊情况（如晚上到货）应在次日通知库管员、药检人员验货。

8. 物料检验报告书、送货单应随货同行。物料到位后，采购人员取货时应核对订货单、检验报告书，确认无误后填写入库单中的有关项目，送交至仓库。做好核查和登记工作。

9. 物料送至仓库后，按"原辅料、包装材料的接收标准操作规程"进行验货，数量与质量确认无误后库管员方可办理交接手续。

10. 物料按"原辅料、包装材料的请验标准操作规程"进行请验，质检部检验合格并出具合格报告书后，库管员方可办理入库手续。

11. 经仓库管理员验收或质检部门检验不合格的物料，以及生产使用过程中发现的不合格物料，应按照"不合格物料、成品的处理标准操作规程"进行处理。

12. 临时增加采购计划的，由生产部门发出请购单，采购人员按请购单的要求进行采购，其步骤同前。

原辅料、直接接触药品的包装材料退库管理制度

1. 来料不合格的退料：

（1）来料在验收和检验时，不能件件拆包，存在领用拆包后出现物料破损和品质异常的情况。

（2）通知质检人员现场确认，领料人员填写"物料退库单"，注明退料的名称、批号、数量、退料日期、退料原因等。

（3）"物料退库单"由生产部门负责人、质检人员签字确认，将不合格物料退回仓库。

（4）仓库保管员按"不合格物料的处理标准操作规程"进行处理，并填写相关记录。

2.生产过程中，因生产异常所造成的不良品，可经过返工使用的物料的退料：

（1）通知质检人员现场确认，领料人员填写"物料退库单"，注明退料的名称、批号、数量、退料原因等。

（2）"物料退库单"由生产部门负责人、质检人员签字确认，将不合格物料退回仓库。

（3）仓库保管员按"不合格成品的处理标准操作规程"进行处理，并填写相关记录。

3.称量用剩余物料的退料：

（1）由仓库管理员到现场负责核对和监督。

（2）领料人员清点称量后剩余物料的名称、数量、批号和编号，对已开封的零件包件的物料，应将包装复原，严密封口，贴上标签和封条。标签上注明品名、批号（批次）、数量、日期、经手人，由复核人签字后，送回仓库。

（3）仓库管理员应确认物料无污染、无混杂、数量准确，生产上可继续使用，方可办理退库手续。

4.停产、检修、更换品种、更换剂型或生产结束时，车间暂存的所有结存物料（原辅料、包装材料）的退料：

（1）由领料人员按物料类别分开填写"物料退库单"，内容包括：退库日期、物料名称、规格、批号（进厂编码）、数量、退库原因等。

（2）将结存物料按洁净要求包装好，封口严密，送回仓库。

（3）仓库保管员凭"物料退库单"逐一核对退料的名称、规格、批号、数量、退料日期等；检查是否需要申请复验，确认无误后，在退料单上签字，办理退库手续。

5.退料的具体操作程序，按"退料标准操作规程"进行。

药品仓库管理制度

1. 色标管理

（1）为了有效控制药品储存质量，应对药品按其质量状态分区管理，为杜绝库存药品的存放差错，必须对在库药品实行色标管理。

（2）药品质量状态的色标区分标准为：合格药品——绿色；不合格药品——红色；质量状态不明确药品——黄色。

（3）按照库房管理的实际需要，库房管理区域色标划分的统一标准是：待验药品库（或区）、退货药品库（或区）为黄色；合格药品库（或区）、中药饮片零货称取库（或区）、待发药品库（或区）为绿色；不合格药品库（或区）为红色。三色标牌以底色为准，文字可以白色或黑色表示，防止出现色标混乱。

2. 搬运和堆垛要求

应严格遵守药品外包装图式标志的要求，规范操作。怕压药品应控制堆放高度，防止造成包装箱挤压变形。药品应按品种、批号相对集中堆放，并分开堆码，不同品种或同品种不同批号药品不得混垛，防止发生错发、混发事故。

3. 药品堆垛距离

药品货垛与仓间地面、墙壁、顶棚、散热器之间应有相应的间距或隔离措施，设置足够宽度的货物通道，防止库内设施对药品质量产生影响，保证仓储和养护管理工作的有效开展。药品垛堆的距离要求为：药品与墙、药品与屋顶（房梁）的间距不小于30 cm，与库房散热器或供暖管道的间距不小于30 cm，与地面的间距不小于10 cm。另外仓间主通道宽度应不少于200 cm，辅通道宽度应不少于100 cm。

4. 分类储存管理

应设有适宜药品分类管理的仓库，按照药品的管理要求、用途、性状等进行分类储存。可储存于同一仓间，但应分开不同货位的药品有：药品与食品及保健品类的非药品、内用药与外用药。应专库存放、不得与其他药品混存于同一仓间的药品有：易串味的药品、中药材、中药饮片、特殊管理药品以及危险品等。

5. 温湿度条件

应按药品的温、湿度要求将其存放于相应的库中，各类药品储存库均应保持恒温。对每种药品，应根据药品标示的贮藏条件要求，分别储存于冷库（2℃～10℃）、阴凉库（20℃以下）或常温库（0℃～30℃）内，各库房的相对湿度均应保持在45%～75%之间。

对于标识有两种以上不同温湿度储存条件的药品，一般应存放于相对低温的库中，如某一药品标识的储存条件为：20℃以下有效期3年，20℃～30℃有效期1年，应将该药品存放于阴凉库中。

6. 中药材、中药饮片储存

应根据中药材、中药饮片的性质设置相应的储存仓库，合理控制温湿度条件。对于易虫蛀、霉变、泛油、变色的品种，应设置密封、干燥、凉爽、洁净的库房；对于进入量较小且易变色、挥发及融化的品种，应配备避光、避热的储存设备，如冰箱、冷柜。

对于毒麻中药应做到专人、专账、专库（或柜）、双锁保管。

制剂配制管理制度

制剂配制管理制度

1. 医疗机构制剂是指医疗机构根据本单位临床需要而常规配制、自用的固定处方制剂。

2. 配制及包装容器的处理

（1）不锈钢药筛的处理：使用《中国药典》规定的药筛，使用后用软毛刷刷净药筛，必要时用水冲洗干净并及时晾干或烘干。

（2）不锈钢容器的处理：将不锈钢容器，用2%～3%的碳酸钠溶液刷洗2次，用常水冲净，沥水，并冲洗内外壁，再用纯化水冲洗2次，用75%乙醇擦拭。将粉碎机、胶囊填充机用75%乙醇擦拭。

（3）其他制剂包装材料的处理：所用空心胶囊应符合《中国药典》的规定。包装用口服固体药用高密度聚乙烯瓶符合《中华人民共和国药品管理法》和《药品包装用材料和容器管理办法》（暂行）的规定。

3. 配料

（1）称量和过筛：①称量操作：投料前经二人核对原料准确无误后，方可投料，配料前应按处方计算投料量，并经他人核对无误后，方可进行称量，称量前应首先除去外包装；②过筛：供制胶囊的药物粉碎，药物应干燥、疏松、均匀。

（2）配制：将药物以散剂形式混匀备用。

4. 包装

（1）包装：将胶囊按标示装量准确、清点数量，装入塑料瓶中，立即旋好瓶盖防止受潮。

（2）贴签：采用不干胶标签，按标签的使用管理办法，进行标签的领取，打印生产日期、产品批号、有效期。贴签时，应将标签贴在包装的中部，注意贴正，边角要贴严；同时检查批号打印（漏印及字迹是否清楚）、使用（是否混批号）情况。

5. 检验

待检：包装后的产品，按产品批次送至成品待检品库，按成品检验程序，送药检室待检。

6. 注意事项

（1）制备胶囊剂应严格执行操作技术，保证制剂质量：①制备时应注意卫生，操作时应戴上手套或指套；②胶囊的装量差异应符合《中国药典》的规定；③胶囊应整洁，不得有黏结、变形、破裂或异臭等现象，胶囊剂除另有规定外，均应密封贮存。

（2）制剂用原料、辅料必须符合药用标准。

（3）配制制剂时应将所需的原料、辅料集中放置在制剂台上，根据处方的药名、用量、规格仔细称量，确认无误后监督投料，按照操作规程进行配制。配制完毕由配制人和核对人共同签字，并取样送交药检室检验，经药品质量检查合格发证后方可使用。

（4）配制人员必须穿戴工作衣帽，严格执行卫生制度。

（5）凡受热不稳定而不能用加热灭菌者，或药液黏稠带有结晶性颗粒无法用滤过法除菌者，均须通过无菌操作技术制得。无菌操作室或柜的卫生要求及消毒处理、结构和设备均应符合要求，以保证无菌制剂的质量。

（6）对配制药物所用的容器应保持清洁，衡器保持精确（如天平经常检查灵敏度）。配制内服、外用、毒药的量具、容器，均应严格分开，不能混用。灭菌制剂所用的玻璃瓶、眼药瓶、橡皮塞等器具的质量应符合规定要求。

（7）为避免发生混淆差错，在同一室内不得同时进行两种制剂的制备。凡两种以上制剂同时灭菌消毒时，应有明显标志，以示区别。已消毒与未消毒的药剂应严格区别开，绝不可混淆。

（8）制剂成品的包装和标签的书写（印字）应正确、清晰，并标明品名、含量、规格、装量、生产日期、生产批号、有效期等。标签须严格保管，剩余标签应清点销毁。

（9）配制规程和标准操作规程不得任意修改。如需修改时必须按制定时的程序办理修订、审批手续。

（10）在同一配制周期中制备出来的一定数量常规配制的制剂为一批，一批制剂在规定限度内具有同一性质和质量。每批制剂均应编制制剂批号。

（11）每批制剂均应按投入和产出的物料平衡进行检查，如有显著差异，必须查明原因，在得出合理解释，确认无潜在质量事故后，方可按正常程序处理。

批号管理制度

1.术语

（1）物料编码：以简短的文字、符号或数字、号码来代表物料、品名、规格或类别的一种管理工具。

（2）批：在规定限度内具有均一性质和质量，并在一定生产周期内生产出来的一定数量的产品。

（3）批号：用于识别"批"的一组数字或字母加数字。用之可以追溯和审查该批药品的生产历史。

2.批划分的基本要求

（1）制剂产品以一个配料罐1次配料量或同一台混合设备的1次混合量为一批。

（2）纯化水以一天制备的数量为一批。

3. 原辅料物料编码的编制原则

原辅料的物料编码由三部分构成：物料代码；该种原辅料编码；该种原辅料批号或接收日期（年月日）。

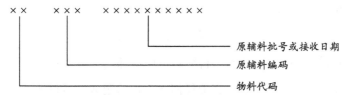

图 1　原辅料物料编码的编制

例：① 2016 年 3 月 10 日仓库管理员接收的原料药黄芪饮片，物料编号为 JY018-20160310。

②批号为 20151108 的辅料糊精，物料编号为 FL009-20151108。

4. 中间产品物料编码的编制原则

中间产品的物料编码由三部分构成：物料代码；该种中间产品编码；该种中间产品投料日期（年月日）。

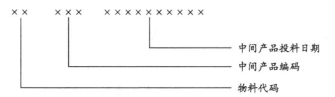

图 2　中间产品物料编码的编制

例：2016 年 2 月 9 日投料的鳖龙软肝片制得的中间产品鳖龙软肝片干膏粉，物料编号为 ZJ011-20160209。

5. 成品批号的编制原则

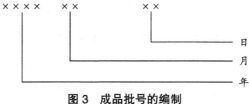

图 3　成品批号的编制

6. 注意事项

（1）成品的批号通过生产部门负责人给定，批号一旦给定，必须严格执行，并记录在案，其他任何人不得给定或任意修改。

（2）在入库、领料、生产、包装、灭菌、储存等环节中，都必须正确标明批号，批号与产品始终相随，任何部门和个人不得随意改动批号。

（3）原辅料、中间产品的物料编号由质检部门统一给定，编码一旦给定，必须严格执行，并记录在案，其他任何人不得给定或任意修改。

（4）各部门批号登记记录以及原辅料、半成品物料编码记录必须保存至产品有效期后一年，以备追溯。

制水管理制度

1. 制水操作人员必须持健康证、培训证上岗，并按时进行体检，有传染病者一律不准进入制水间。

2. 操作人员进制水间之前，必须要换工作服、帽、鞋方可入内，不准将工作服、帽、鞋穿出制水间，要保持工作服清洁。

3. 纯水制水间属机房重地，严禁闲杂人员进入，更不能擅动机房设备。纯水制水间负责向制剂中心供应去离子水（纯水），根据各车间的要求及时提供合格的纯水。

4. 制水间实行两班制，值班人员必须坚守岗位，不经请假随意脱岗者，作旷工处理，视情节轻重给予相应处罚。

5. 按有关规定定时检测水质电导率，并做好记录。发现水质电导率大于 1.5 μm 时，必须停止向车间送水，待查明原因并解决后，方可向车间内送水。

6. 每月 25 日由当班操作人员将记录送设备管理部门汇总。

7. 按时进行纯水房系统的再生清洗和酸碱处理，定时按有关操作规程进行贮水罐和管路系统的清洗灭菌，并做好清洗或再生记录。

8. 每班至少进行 1 次操作间环境卫生清扫，操作间内不得有杂物。

9.设备的管理

（1）设备由设备维修员归档管理，建立"设备设施台账"。

（2）组织维修人员进行设备的安装调试，调试合格后，才能交付使用。

（3）所有设备必须有合格证及使用说明书，合格证和使用说明书由设备维修组统一归档管理。

（4）所有设备的接收均须安装调试运行正常后，方可由设备处签字验收合格。

（5）每次生产前对设备进行检查调试，生产结束时进行彻底清理、维修和保养。

（6）操作人员应严格按设备使用说明书操作。

清场管理制度

1.清场规定

（1）为了防止混药，混批事故的发生，不论是更换品种时，还是同品种更换规格、同规格更换批号时，中途停产一个工作日以上，都要彻底清理作业场所。

（2）清场有效期：D级清场有效期为 72 小时，并进行臭氧灭菌。

2.每批产品的每一生产阶段完成后，必须由生产操作人员进行清场，并填写清场记录。

3.按照本岗位"清场标准操作规程"对本岗位进行清场，重点清除现场遗留物、标志物、废料，清理设施设备。

4.清场范围与要求

清场范围：必须将操作现场、所有设备、工具容器、台面、地面及四壁彻底清理。

清场要求：

（1）地面无积水、无积灰、无污垢，门窗、室内照明灯、风管、墙面、开关箱外壳无积灰，室内不得存放与生产无关的杂品。

（2）使用的工具、容器应清洁、无异物，无前次产品的遗留物。

（3）非专用设备、管道、容器、工具应按规定拆洗或消毒。

（4）设备内外无上次生产的遗留药等。

（5）直接接触药品的机器、设备及管道工具、容器应每天或每批清洗或清理。同一设备连续加工同一非无菌产品时，至少每周或每生产三批后，要按清洗规程全面清洗1次。

（6）包装工序调换品种时，多余标签及包装材料应全部按"药品包装、标签、说明书退库管理规程"处理。

（7）固体制剂工序调换品种时，对难以清洗的用品，如烘布、布袋，应予调换。

5.清场应有专用的记录，将清场过程中检查事项要求和结果详细记录，操作者应按记录表格内容要求详细填写。"清场记录"应包括工序、清场前产品的品名、规格、批号、清场日期、检查项目、检查结果、清场人、复核人等。

6.当清场结束，记录填写完毕，经质检人员检查合格发给"清场合格证"后，方可将下一个产品进入生产场所，未领得"清场合格证"不得进行下一个产品的生产。

7."清场记录"应纳入本批生产记录，"清场合格证"作为下一批生产许可的凭证纳入下批生产记录。

8.包装工序清场，填写清场记录（正副本），经质检人员检查合格，在清场记录（正副本）签字，清场记录（正本）纳入本批包装记录，清场记录（副本）作为下一批包装许可的凭证纳入下批包装记录。

9.操作人员必须持健康证、培训证上岗，并按时进行体检，有传染病者一律不准进入车间。

10.操作人员进车间之前，必须要按产品洁净要求换相应的工作服、帽、鞋方可入内，不准将工作服、帽、鞋穿出相应洁净区域，要保持工作服清洁。

生产过程中物料平衡及偏差处理制度

1.物料平衡是产品或物料实际产量或实际用量及收集到的损耗之和与理论产量或理论用量之间的比较，并考虑可允许的偏差范围。正常偏差值是根据同品种的行业水平和本制剂部门历史水平、技术条件制订的。

2.物料平衡的计算是为了防止物料误用和非正常流失。

3.每个品种各关键生产工序的批生产记录（批包装记录）都必须明确规定平衡的计算方法，以及根据验证结果和生产实际确定的平衡限度范围。

4.物料平衡

（1）计算：

$$物料平衡 = \frac{产出量 + 废品量 + 剩余量 + 其他}{投入量} \times 100\%$$

投入量：领料的净量。

产出量：为生产过程中实际产出量，包括合格产品和不合格产品。

废品量：过程抛撒受污染后收集的扫地料及检测后不能再使用的产品或料粉。

在生产过程中如有跑料现象，应及时通知生产部门负责人及质检人员，并详细记录跑料过程及数量。跑料数量也应计入物料平衡之中，加在其他的范围之内。

（2）物料平衡计算单位：①中间产品、成品：中间产品、成品采用重量单位（kg）；②包装材料：如 PVC、铝箔及其他包装卷材，可采用重量单位（kg）；说明书、包装袋、包装盒、包装箱及瓶等，分别采用"张""只""套""个"计算。

（3）结果处理：①凡物料平衡在规定平衡限度范围之内，经质检人员检查确认后，产品可以递交下工序；②凡物料平衡超出规定平衡限度范围的，应立即贴示"待验"标志，产品不得递交下工序，操作人员应及时通知生产部门负责人及质检人员按"偏差处理规程"中有关偏差处理程序进行调查，采取处理措施，并详细记录；③每个关键工序必须进行物料平衡计算，物料平衡计算是避免或及时发现差错的有效方法之一，因此每个品种各关键生产工序的批生产记录都必须明确规定物料平衡计算的方法，以及根据验证结果确定物料平衡合格范围。

5. 物料平衡检查

（1）生产必须按照处方标示量的 100% 投料。

（2）每批产品在生产作业完成后，及时填写"中间站物流卡"并做物料平衡检查。如有显著差异，必须查明原因，在得出合理解释、确认无潜在质量事故后，方可按正常产品入库。出现偏差时，要及时作出偏差处理管理制度意见。

6. 生产过程中偏差范围及处理原则

（1）物料平衡超出允许的正常偏差。

（2）生产过程时间控制超出工艺规定范围。

（3）生产过程工艺条件发生偏移、变化。

（4）生产过程中设备发生异常，可能影响产品质量。

（5）产品质量发生偏移。

（6）非工艺损失。

（7）标签实用数、剩余数、残损数之和与领用数发生差额。

（8）生产中发生其他异常情况。

（9）处理原则：出现偏差应及时进行调查，查明原因，判断偏差严重程度、是否会影响产品质量、影响程度如何，然后作出处理决定。同时应提出整改或预防措施，防止再次出现同样的错误。

7. 生产过程中偏差处理管理制度程序

（1）偏差发现人在采取措施仍不能将偏差控制在规定范围内时，立即停止生产并报告生产部门负责人。

（2）发现偏差时，生产部门负责人进行调查，根据调查结果提出处理措施，使偏差控制在规定的范围内。

8. 生产部门负责人进行调查，根据调查结果提出处理措施

（1）确认不影响产品最终质量的情况下可继续加工。

（2）确认不影响产品质量的情况下进行返工，或采取补救措施。

（3）确认影响产品质量的情况，则进行报废或销毁处理。

9. 各级处理程序

（1）由质检人员填写"偏差调查处理报告"两份，写明品名、批号、规格、批量、工序、偏差的内容，发生的过程及原因、地点、日期；"偏差调查处理报告"经填表人签名后送交生产部门和质检部门，质检部门认真审核偏差调查结果及需采取的措施，最后批准、签字。

（2）生产部门和质检部门派人到生产车间督促检查偏差处理情况。

（3）如调查发现有可能与本批前后生产批次的产品有关联，则必须立即通知科室主任、仓库管理员，采取措施停止相关批次的发货，直到调查确认与之无关方可放行。

（4）处理措施实施完成后，车间将偏差处理情况及相关资料汇入批生产记录。

（5）生产过程中出现重大质量事故和重大损失时，必须按事故报告制度向有关领导和上级领导部门及时报告。

工艺技术管理制度

1. 由生产部门负责人、制剂研发人员负责制剂工艺技术的制定。

2. 制剂研发人员负责年度工艺改进、技术革新计划的制定和组织实施。

3. 制剂研发人员负责监督各生产部门贯彻执行工艺规程、岗位标准操作规程的情况，指导各车间操作人员开展生产过程的技术管理工作，并根据实际需要不定期地组织进行工艺查证工作。

4. 制剂研发人员负责组织科室工艺、技术分析活动。

5. 制剂研发人员负责指导并协助车间开展工艺技术改进、降低物耗、提高产品质量等活动。

6.制剂研发人员协助生产部门负责人开展对操作人员的工艺技术和工艺纪律的培训，并协助人事部门进行专业技术人员培训工作。

7.各车间负责保证工艺规程、岗位标准操作规程的正确贯彻执行。

8.各车间对生产过程中发现的工艺技术问题要及时反映，并尽快组织解决，保证生产的顺利进行。

9.生产部门应积极开展技术创新、节能降耗、提高产品质量等活动。

工艺用水管理制度

1.工艺用水系统包括饮用水系统、纯化水系统。

（1）饮用水一般为非洁净生产区使用，即非洁净区生产工具、容器设备的清洗，药材的清洗、浸润、提取。

（2）纯化水系统主要用于洁净区生产容器、设备的清洗、生产工具的最终洗涤、制备纯蒸汽水的原水，口服制剂配料用水等。

2.应绘制各水系统网络图，并发至制水及用水部门，其内容应包括：制水机组、输送通道、管线、阀门、通气点、排水点、用水点、取样点、清洁点。

3.应制定制水系统标准操作规程，制水设备使用、维护、保养、检修的标准操作规程。

4.应制定制水系统清洁消毒标准操作规程。

5.根据生产工艺规程的要求，选择合适的工艺用水。

6.工艺用水系统必须经过验证，并根据验证的结果，规定纯化水系统的清洁消毒周期。

7.应建立水系统档案

（1）按设备档案相关规定建立制水系统的设备档案。

（2）安装厂家的有关资料附件。

（3）制水工艺规程及操作规程。

（4）记录表格。

（5）工艺用水的质量标准、检测操作规程、取样操作规程。

（6）取样指南、测试规程、验证方案。

（7）定期检查检测频率、项目。

8. 水系统储存及分配管理

（1）纯化水制备、储存和分配应能防止微生物的滋生和污染。

（2）储罐与管道系统所用的材料应无毒、无腐蚀，纯化水储罐设计与安装应避免盲管与死角。

（3）直接接触纯化水的所有管道或设备表面均为无毒性材料。

（4）纯化水管道应采用快装卡箍连接，安装应有一定的倾斜度与合适的排放管，以消除积水。

（5）从储水管到各用水点的供水管道按循环布置，回水返回储罐，去管路的死水段尽量短，不能长于管径的 6 倍。

（6）根据工艺需要，饮用水、纯化水在使用点前应设置 0.45 μm 或 0.22 μm 的过滤器。

9. 工艺用水防护与验证

（1）工艺用水管网不得和非工艺用水管网直接相连，并避免穿过垃圾堆或毒物污染区。

（2）室内给水管配水出口不得被任何液体或杂质淹没。

（3）饮用水的蓄水池必须保证水的流动，避免死角，便于清洗和透气，防止污染。

10. 工艺用水系统监控与维护

（1）水系统的监控工作由质检部门负责，应制定监测规程，负责定期对各种用水进行全项目检验，做好记录，发放检验报告单。

（2）制水岗位应配有理化检验的人员及仪器，按规定频次对各种用水进行必要的理化项目的快速检测，使其满足合格标准。

（3）制水岗位人员应对制水系统的压力、流速进行监控，防止阻塞，定期反洗、消毒，如出现制水量急剧下降情况，应考虑更换三级滤芯。

（4）纯化水储罐的空气呼吸器应安装疏水性除菌过滤器（滤径为 $0.22\,\mu m$）。

（5）制水系统及水系统过滤的滤器包括空气呼吸器必须制定清洗消毒周期，使用前作完整性、密封性检查，新的过滤器应先灭菌再使用。

（6）制作水系统取样点布置图，一般在制水机出口、出水口、回水口、储水罐出口，各用水点作为水系统检测的取样点。

（7）应制定各工艺用水的水质质量标准，检验操作规程及取样操作规程。

（8）偏差处理及对系统可靠性评估。

11. 纯化水在每次清洁消毒后，在有效期内下次使用之前应先将管道内的水排净。

12. 节假日或停产一段时间后，应按规定重新清洁消毒，开工之前应取样检验，符合规定后，才可使用。

13. 当设备更换关键零配件时应重新清洗消毒，检验合格后才能投入使用。

14. 发生异常情况或出现不符合规定情况，应查明原因，增加取样检验的频次。

15. 纯化水管道在新管使用前应对管路系统进行清洗钝化。

16. 工艺用水的使用应按工艺要求和各操作规程的要求执行。

17. 工艺用水系统的计量器具和检测仪器、仪表安全装置按规定进行定期校正。

18. 属于压力容器的应按照"压力容器管理规程"进行管理。

19. 应规定工艺用水水质的警戒线和纠偏限度，并设有处理措施。

易制毒化学品管理制度

1. 采购、存贮、使用易制毒化学品，必须遵守国家的有关法律法规。

2. 定期对易制毒化学品的采购、库管、使用等相关人员进行教育和培训。

3. 采购人员按当地公安部门的要求，负责办理购买易制毒化学品备案证明申请手续。严格按采购计划向有资质的供货方采购易制毒化学品，对采购信息进行登记。采购记录与原始票据、证明文件应保存2年以上备查。

4. 易制毒化学品必须有单独的仓库存放，实行双人双锁管理，出入库台账应登记清楚、全面、准确，无关人员不得进入易制毒化学品仓库。

5. 管理员每月盘点当月易制毒化学品的使用数量和库存数量。发生易制毒化学品丢失、被盗时，应立即向科室领导汇报，并由单位通知公安机关处理。

6. 严禁私自存贮、转让、买卖易制毒化学品。

7. 领用人应按使用计划领用易制毒试剂，多用多取、少用少取，不得随意领用，并在易制毒化学品使用记录上详细记载用量。

8. 使用易制毒试剂时，应严格遵守易制毒化学品废液处理方案，对废液进行回收和处理，不得将含有易制毒化学品成分的残液直接倾倒排放。

医院制剂不良反应报告制度

1. 报告范围：因制剂引起的所有可疑不良反应。

2. 报告程序和要求

（1）制剂中心对制剂的不良反应情况进行监测，加强对本机构所经营制剂不良反应情况的收集，一经发现可疑制剂不良反应，应当立即向质量管理部门和制剂中心质量负责人报告；质量管理部门应详细记录、调查确认后，填写制剂不良反应报告表，并向当地药品监督管理部门报告。

（2）制剂中心如发现制剂说明书中未载明的可疑严重不良反应病例，必须在24小时以内，以快速有效的方式报告当地药品监督管理部门。

（3）制剂中心所经营的制剂中发现制剂说明书中未载明的其他可疑制剂不良反应和已载明的所有制剂不良反应病例，应当每季度向当地药品监督管理部门集中报告。

3. 处理措施

（1）对药品监督管理部门已确认有药品不良反应的制剂，质量管理部门应立即通知销售和使用部门，停止该批号制剂销售和使用，就地封存，并报告当地药品监督管理部门。

（2）对已销售出去的部分制剂由质量管理部门发文要求用户退回或就地封存，并按药品监督管理部门规定方法处理。

4. 制剂中心对发现可疑严重制剂不良反应应报告而未报告的，或未按规定报送及隐瞒制剂不良反应资料的人员分别予以批评、警告，并责令改正；情节严重并造成不良后果的，依法承担相应赔偿责任。

5. 定义

（1）制剂不良反应：是指合格制剂在正常用法用量下出现的与用药目的无关的或意外的有害反应。

（2）可疑制剂不良反应：是指怀疑而未确定的制剂不良反应。

（3）严重制剂不良反应是指有下列情形之一者：①导致死亡或威胁生命

的；②导致持续性的或明显的残疾或机能不全的；③导致先天异常或分娩缺陷的。

检验仪器设备管理制度

1. 仪器设备的购置由药检室根据检验工作的需要提出专项请购报告，由医院相关部门采购。

2. 仪器安装必须有使用人员、设备维修人员到场，保证仪器安装环境及电流、电压符合要求。

3. 检验仪器应专人负责，建立档案，统一管理。内容包括仪器设备编号、品牌型号、购置日期、"使用说明书""操作手册""维修手册"等原始资料，并制定操作规程。仪器与仪器资料不分离，妥善保存，以便查询。维护、使用、保养必须有相应记录。

4. 检验人员上机前应经操作培训，熟练掌握仪器性能，并严格遵守仪器的操作规程，正确地进行操作。

5. 使用前应检查仪器是否完好、功能是否正常。操作中若发现异常或故障，应及时报告资产装备部检修，不得擅自乱动、乱修。使用后须检查仪器开关是否复位。清理好试剂瓶、操作台，填写好使用、维修记录。

6. 进修、实习人员须在带教老师的指导下使用仪器，不得任意操作。指导老师必须进行严格带教、监督，避免意外情况发生。外来人员参观须严格遵守相关规定。

7. 建立仪器设备检定和校准程序，按照仪器使用说明书的规定周期，使用配套校准品、校准仪器，按期进行检定。有检定、校准记录及检定合格的状态标识。

滴定液管理制度

1.药检室指定专人依据现行《中国药典》附录进行滴定液的配制、标定工作，并建立标定记录。

2.标定工作由初标者和复标者俩人组成，初标者负责配制和标定工作，复标者负责标定复核工作。

3.配制所用仪器与用具：分析天平的分度值应为 0.1mg 或小于 0.1mg，并经校正；滴定管应附有该滴定管的校正曲线或校正值；移液管其真实容量应经校准，并附有校正值；量瓶应符合国家 A 级标准，并附有校正值。

4.配制滴定液的试剂为"分析纯"化学试剂，配制前检查封口及包装情况，应无污染、在规定的使用期限内。

5.配制所用溶剂"水"为蒸馏水或去离子水，应符合《中国药典》"纯化水"项下的规定。

6.配制时可依据规定采用间接配制法或直接配制法。配制过程中应有核对人，并在记录中签名以示负责。

7.配制好的滴定液必须澄清，必要时可滤过；并按《中国药典》中各该滴定液项下的贮藏条件贮存，经标定其浓度后方可使用。

8.标定是指按规定的方法，用基准物质或已标定的滴定液准确测定滴定液浓度的操作过程。标定时应严格按照《中国药典》中各该滴定液项下的方法进行操作。

9.标定工作应由初标者和复标者在相同条件下各做平行试验 3 份；各项原始数据经校正后，根据计算公式分别计算，3 份平行试验结果的相对平均偏差不得大于 0.1%；初标平均值与复标平均值的相对偏差也不得大于 0.1%；标定结果按初、复标的平均值计算，取 4 位有效数字。

10.滴定液在配制后应按《中国药典》规定的贮藏条件贮存，一般宜采用质量较好的具塞玻璃瓶，同时在滴定液贮存瓶外贴上标签，填写滴定液名称及其标示浓度。

11. 滴定液经标定后，除另有规定外，可在 3 个月内应用；过期应重新标定。当标定与使用时的室温相差未超过 10 ℃时，除另有规定外，其浓度值可不加温度补正值；但当室温之差超过 10 ℃时，应加温度补正值，或重新标定。

12. 超过标定期限而未标定的滴定液不得使用，并贴上禁用标识；一些使用频率很低的滴定液可以在标定期限后暂不标定，在使用前再进行标定，鉴定其符合规定后方可使用。

13. 当滴定液出现混浊或其他异常情况时，不得再用。

培养基管理制度

1. 微生物限度检查应由具有一定的微生物学专业知识，并经过考核培训合格的检验人员操作。所使用的培养基均为脱水、干燥的商品培养基。

2. 检验人员根据培养基使用情况及剩余量提出采购申请，一次购入量不宜过多，且生产厂家尽量保持固定。购进培养基应核对品名、数量等，按要求于阴凉干燥处贮存，防止光照、受潮。

3. 培养基使用前均应检查灵敏度及检定菌对照试验，用于无菌试验及菌种保存的培养基，每次使用前均须做相应的无菌检查。

4. 在配制培养基时应先检查干燥培养基的外观性状。凡结块、霉变者不得使用。

5. 培养基的配制方法、消毒温度、消毒时间均应按培养基的标签要求进行。尽量现配现用，否则应置于 2 ～ 10 ℃冰箱内保存，配制好的基础营养培养基应在 2 周内用完；生化鉴别培养基应在 1 周内用完；选择性分离鉴别培养基制成平板后当日用完；未经配制的培养基保存至有效期。

6. 实验完毕后，被微生物污染的培养基均应经 121 ℃ 30 分钟灭菌处理后方可丢弃。

7. 注意事项：配制培养基不得用铁制或铜制容器，以免影响细菌的生长繁殖；灭菌次数不应超过 1 次，否则易变质变色，影响细菌发育；所使用的试剂必须是专用生物试剂；凡 pH 值＜ 4 或＞ 9 者，热压灭菌时间若较长时，易损坏培养基的营养成分。

试剂、试液管理制度

1. 实验室中所用试剂、试液应根据实际需要，合理选用相应规格的试剂，按规定浓度和需要量正确配制。

2. 试液的配制所用试剂无特殊要求时一般用分析纯，溶剂一般用蒸馏水。

3. 标准液、滴定液由专人按规定的操作标准称配，有专人核对并在配制记录上做好登记。标准液、滴定液瓶签要写明品名、浓度、日期、室温等。

4. 使用试剂、试液，要遵守操作规程，使用前要观察性状有无变化（色泽、澄明度、有无臭味），瓶签是否完整，浓度是否书写清楚。

5. 所有试剂、试液应有专人保管，均应贴有明显的标签，内容包括：品名、配制浓度、配制时间、失效期等。

6. 试剂、试液需按规定妥善保存，存放区要防热、防潮、通风、干燥，要避免阳光直晒，需要避光的试剂、试液要用黑色纸包装或棕色瓶盛装。

7. 实验后剩余试液及标准液不能倾回瓶中。

8. 未经允许，非药检室人员不准进行任何分析和化验。

标准品、对照品管理制度

1. 药检室在每年的年底根据检验需要作出各标准品及对照品的申购计划。内容包括：标准品及对照品的名称、规格、数量以及用途等。计划量要合理，做到既不浪费，又能保证正常的检验工作开展。

2. 标准品、对照品的采购计划，经审批后从中国食品药品检定研究院采购，特殊情况时，可从具有相关资质的厂家采购。

3. 接收标准品及对照品时，必须检查外包装是否完好、洁净，封口是否严密，标签是否完好、清楚，并复核与申购单的一致性，确保准确无误，填写好标准品及对照品的入库记录。内容包括：名称、规格、数量、购进日期、来源等。

4. 标准品及对照品应由专人负责管理。管理员应根据不同的标准品及对照品的理化性质、贮存要求的不同选择适宜的贮存条件。

5. 标准品及对照品由管理员负责发放。领用人员填写好领用记录（内容包括：品名、规格、数量、领用日期、领用者），管理员核对无误后予以发放，并及时做好台账。

6. 标准品及对照品按需取用，已取出的标准品严禁倒回原瓶中。剩余的标准品及对照品需密闭并按照标准品及对照品的储存要求进行保存。

7. 超过有效期的标准品及对照品应由管理员填写销毁申请单（内容包括：品名、规格、数量、销毁原因、申请人、日期等），经批准后予以销毁。

8. 批准销毁的标准品及对照品，对环境无污染的，直接处理；腐蚀性强或有毒的，按规定的程序处理。

9. 标准品及对照品一般不允许外借，特殊情况需外借的，必须经相关部门审批，并办理相关借用手续。

10. 科研课题、实习学生在药检室实验时需要的标准品及对照品，原则上要求自备。

留样管理制度

1. 留样的目的是通过留样观察，对产品质量进行稳定性考察，为改变工艺、延长药品的有效期和加强质量事故的处理提供科学依据。

2. 药检室应单独设有留样室，并按原料药、制剂成品分区管理。

3. 留样由专人负责。原料药经适当处理后按验收顺序，制剂成品按产品品种区分后依生产批号，有序存放，并填写"产品留样登记表"。

4.每批成品、原料药均应有留样，留样数量不少于按质量标准完成的 3 次全检量。

5.成品留样的包装形式应与药品市售包装形式相同，原料药的留样应每味饮片单独包装后，按单个制剂集成为中包装。

6.留样室内应有温湿度仪与排风设施，温湿度应符合品种项下规定的贮藏要求。

7.留样管理员每周对所留样品检查 1 次，若发现留样有异常情况，应及时报告，以便及时采取相应措施。

8.稳定性考察及重点观察应分别于 3 个月、6 个月、9 个月、12 个月、18 个月、24 个月、36 个月进行取样检验，并填写检验记录。

9.留样成品若有有效期则按贮存条件保存到有效期后一年，没有有效期的保存三年；原料药留样应至少保存至药品有效期后一年。

10.留样期间任何人不得动用和私自处理留样样品。

11.留样期满后 1 个月内，留样管理员填写"留样处理申请表"，注明品名、批号、数量、销毁原因、销毁方法等，报药检室负责人审核后，进行处理，并做好"留样处理台账"。

第五章　医技管理制度

一、医学检验与病理中心工作制度 ---------------- 450

门诊组（临床血液／体液室）工作
制度 /450

基因诊断室工作制度 /451

免疫室工作制度 /452

生化室工作制度 /452

临床微生物室工作制度 /453

化学试剂管理制度 /454

安全管理制度 /456

原始样品采集和运输管理制度 /457

病理中心工作制度 /460

二、超声科工作制度 ---------------- 464

科室工作制度 /464

超声介入诊断治疗工作制度 /465

禁止非医学需要的胎儿性别鉴定
制度 /468

三、高压氧科（室）工作制度 ---------------- 469

四、放射科工作制度 ---------------- 470

日常管理制度 /470

质量控制与安全管理制度 /473

应急预案与抢救制度 /475

工程技术网络安全制度 /477

放疗物理室工作制度 /480

放射治疗计划质量管理制度 /481

放疗仪器管理制度 /481

资料管理制度 /482

放射治疗设备的质量管理制度 /482

放射实验操作室工作制度 /483

放射性核素安全操作及防护制度 /484

放射诊疗安全防护管理制度 /484

五、放射科介入手术室制度 ----------------------------- 486

放射科介入管理规定 /486 　　　　　　介入手术室消毒隔离制度 /488
介入手术室管理制度 /487

六、放疗中心工作制度 --------------------------------- 489

七、核医学科工作制度 --------------------------------- 490

八、输血科（血库）工作制度 ----------------------------- 492

九、化学发光室工作制度 ------------------------------- 494

十、心电图室工作制度 --------------------------------- 495

十一、辐射防护和安全管理制度 --------------------------- 496

十二、PET-CT 应急预案 -------------------------------- 498

医学检验与病理中心工作制度

门诊组（临床血液／体液室）工作制度

1. 进入临床血液／体液室的任何工作人员都必须遵守临床血液／体液室的规则，非工作人员未经允许不得入内。

2. 实验室工作区不得从事与实验无关事宜，如聊天、饮食、吸烟等，室内禁用电风扇。

3. 养成在实验室手不触及口、脸、头发及躯体的习惯。操作中尽量少说话，以免口中飞沫污染标本；同时注意个人安全，如标本需打开盖子，应做好防护。

4. 个人物品不允许带入实验室工作区。

5. 热情接待病人及临床人员，做好优质服务，坚持质量第一，做好质量控制工作，保证检验结果的准确性。

6. 工作人员必须严格遵守各项标准操作规程，保证准确、及时发出报告。未经许可不得随意改动各种程序。

7. 检验结果报告必须完整，检测人和审核人必须双签名，并经实验室负责人、组长或组长任命有资质的人员审核后方可发出。

8. 保持实验室清洁，实验结束及时整理台面，做好安全防护工作，废弃标本及废弃一次性用品按要求处理及存放，由物业人员收集后交医院医疗废物处理站集中处理。

9. 每次完成工作和离开实验室前，应严格按照"七步洗手法"进行洗手，接触了致病菌类，须用消毒剂进行手消毒。

10. 当工作环境被污染时，必须严格按照消毒的标准操作规程进行消毒处理。

11. 每天下班前处理好废弃物品，检查各类仪器、水、电和门窗安全。

12. 不断加强业务学习，提高理论水平，善于总结工作中的经验教训，使工作能力不断提高，更好地服务于患者。

13. 保持室内清洁卫生，每日工作台面、地板用 500 mg/L 有效氯消毒 2 次。

14. 各种废物处理严格按消毒隔离制度要求进行。

基因诊断室工作制度

1. 实验室内必须保持安静、整洁，不得大声喧哗，维护良好的工作环境。

2. 本实验室专用于基因检测方面工作，不得在室内从事与实验无关工作。

3. 禁止与实验无关的人员出入。实验室来访人员须经负责人同意，穿鞋套（或专用鞋）和工作服后方可进入实验室内。

4. 本室工作人员须经临床基因扩增专业培训并取得相关资质。新进员工经组内培训并考核合格后方可上岗，在最初的 6 个月内进行至少 2 次能力评审。离岗 6 个月以上再上岗时，须再次进行能力评审，并保存评估记录。

5. 实验室各区域备有各自专用的实验设备和器材，包括一次性消耗品及办公用品等，各有明显的标志，禁止各区交叉混用。

6. 新开试剂和耗材做好验收工作。仪器设备定期检测、校正，并做好相关记录工作。

7. 实验室工作人员必须严格按照基因诊断室操作程序进行，并及时做好记录。涉及生物安全的，必须按照生物安全规范进行操作。

8. 实验结束后应及时做好清洁消毒工作，首先用 10% 次氯酸钠溶液消毒实验室台面，然后用 75% 酒精消毒实验室台面，并用紫外灯照射实验室。离开实验室前应关好门窗、水、电及不用的设备等。

免疫室工作制度

1. 认真执行院内及本科室的各项规章制度，以主人翁的态度完成免疫室各项检验工作。工作时要衣帽整齐，实验室内严禁打闹，下班离室前关好门窗水电，确保实验室的安全。

2. 严格按照样本接收和审核制度完成各项工作，不合格样本及时交于收样室并通知临床科室（登记退回工作由收样室完成）。

3. 按照《程序文件》《质量手册》《生物安全手册》《项目 SOP》《试剂 SOP》《仪器 SOP》进行各临床样本检验，填写好各种记录表格（包括纸质和电子表格）。样本检测完毕后置于冷藏柜中保存一周。

4. 严格按标准化操作规程进行仪器定标和室内、室间质控，并登记存档。

5. 定期校准移液器、离心系统、冰箱温度、仪器等。并登记存档。

6. 按《仪器 SOP》规定对仪器进行日、周、月保养并记录。

7. 严格按照《生物安全手册》对各实验用品、耗材、医疗废物进行处理。

8. 严格执行报告检验审核双签名制度、确保无误并经审核后方可发出报告。对异常难解释结果及时与临床联系交流。对一时不能处理的标本，要放置冰箱内保留，并做好登记工作。

9. 严格按生物安全的要求处理各实验过程中的医疗垃圾。未尽事宜按医院和科室实验室标准化管理程序和其他条例执行。

生化室工作制度

1. 认真执行院内及本中心的各项规章制度。本室负责全院病人的生化项目检验工作（包括体检人员的生化检验）。工作人员必须认真负责，文明服务，坚守工作岗位，按时完成任务。

2. 对申请单及标本要仔细查对，遇有填写不清或不符合要求时，可主动与临床联系。并做好标本签收工作，对急症或危重病人的检验要优先安排、及早报告结果。遇到不合格标本时通知相应临床科室重新采集样品,并在《不合格标本记录本》上登记。

3. 临床生化室生化报告的签发,应由资深的被授权的工作人员对生化报告仔细审核无误后确认,并在医院 LIS 检测系统上发送电子报告。

4. 加强责任心,严守操作规程,对各种试剂要定期检查、随时配制,尤其对标准品及质控品的溶解分装要准确。更要注意对试剂及仪器的检查,以提高检验工作的准确性。

5. 工作人员应按要求开展室内质控,在组长的带领下完成室间质评工作。

6. 工作人员应做好消毒隔离工作,防止交叉感染。

7. 对各种标本要在报出结果后保存一周备查。各种试剂的标签要字迹清楚。各种试剂和仪器要放置有序,精密和贵重仪器要设专人保管,定期检查和维修,仪器和药品不经领导批准不得外借,遇损坏或丢失应上报或查明原因。

8. 工作时要衣帽整齐,随时清扫室内卫生。实验室内严禁打闹,值班人员下班时应做好消毒清洁工作,并检查水源、电源及仪器完好情况。

9. 加强学习,不断提高理论与技术水平,开展新项目,配合临床和科研工作的需要。对一时不能处理的标本,要放置冰箱内保留。

临床微生物室工作制度

1. 认真执行院内及本中心的各项规章制度。工作人员必须认真负责,文明服务,坚守工作岗位,按时完成任务。

2. 进入试验区前,要确保必要的生物安全防护。重视微生物检验全过程的生物安全,建立毒(菌)种保藏管理制度,严格实行"双人双锁"、菌种转种和销毁制度。

3. 本室负责全院门诊及住院病人的细菌、真菌培养及部分血清学感染性指标的检验工作(包括体检人员的微生物检验),负责全院细菌耐药监测和上报工作,以及全院环境卫生学监测工作。

4. 指导临床依据相关标准正确采集和运送各类标本，如有需要，应到临床进行采样指导。对于不合格标本，应告知临床，并进行登记。

5. 加强责任心，严格遵守操作规程。对各种试剂要定期检查，对仪器设备要定期维护和保养，确保性能满足相关要求。

6. 按要求开展室内质量控制工作，并对失控结果进行分析。按要求参加省级和（或）部级临床检验中心的室间质量评价，并对回报结果进行分析。通过满足要求的室内质控和室间质评来保证检验质量。

7. 按照标准、指南或共识等的要求开展微生物检验工作，建立危急值报告制度，并有详细的登记。对法定传染病的管理，应满足政府、医院相关部门的要求。

8. 微生物检验报告的签发，应由被授权的工作人员对报告进行仔细审核无误后确认，并在医院 LIS 检测系统上发送电子报告。

9. 检验后的标本、培养基等医疗废弃物，应按要求进行消毒灭菌处理后再运出实验室，由医院统一处理。

10. 加强学习，不断提高理论与技术水平，开展新项目，配合临床和科研工作的需要。

化学试剂管理制度

1. 一般化学试剂管理

（1）一般试剂管理原则：固体与液体、氧化剂与还原剂、酸与碱要分开放置，易燃易爆药品要远离电源。

（2）试剂放置温度要根据试剂药品所要求的温度值，分为常温、4℃～8℃和 4℃以下。

（3）在贮存试剂时，要登记试剂的效期，并有试剂的出入库记录。

2. 危险性化学试剂管理

临床化学实验室存有许多腐蚀性、毒性、易燃和不稳定试剂，属化学危险物品。目前，广泛应用配制好的试剂和试剂盒，致使有些化学危险物品不易被识别，对这些试剂和试剂盒的成分应予复审并给予适当标记。实验室管理人员有责任向工作人员介绍化学危险物品，实验室技术人员有责任熟悉并向同事介绍化学危险物品和遵照以下制度安全操作。

（1）危险性化学药品有专人负责管理，标签必须完整清楚，以免拿错造成事故。对标签脱落、性质不明的药品应及时上交上级主管部门集中处理，不可随意丢弃。

（2）酸和碱、氧化剂和还原剂以及其他能相应作用的药品试剂，不能存放在一起，以防变质、失效或燃烧。

（3）挥发性药品应于阴凉避光处保存，严禁阳光直接照射。

（4）强氧化剂不宜受热或与酸类接触，否则会分解放出活性氧，导致其他物质燃烧或爆炸。

（5）易爆炸性的药品须放置在有缓冲液的容器内，以防撞击和剧烈震动而引起爆炸。

（6）在空气中易燃的药品（如黄磷）必须贮存在水中。

（7）放射性物质必须放置在铅盒内密封保存。

（8）易腐蚀试剂的使用规定：①使用有挥发性的酸、碱，以及有毒性的气体时，应在通风橱内开启瓶塞，如无通风橱时，应在空气流通处开瓶，人站在上风向，眼应侧视，操作迅速，用毕立即塞紧瓶塞；②对液体试剂应观察试剂名称、浓度、溶液的颜色、透明度、有无沉淀，以确定试剂是否变质；③取用液体试剂时，应将试剂倒入试管中吸取，原则上不能将吸管直接插入试剂瓶中吸取，用完剩余试剂不能倒回试剂瓶中；④倾倒试剂时，左手握住贴有瓶签的瓶体，右手拔出瓶塞，从瓶签的对侧倒出溶液，避免溶液腐蚀标签，瓶塞开启后将塞座放在桌上，塞心朝上不可与任何物品接触，以免污染试剂，更应注意不可使瓶塞"张冠李戴"。

3.受化学药品伤害的处理

（1）皮肤受强酸或其他酸性药品伤害时，先用大量清水冲洗，再用5%

碳酸氢钠冲洗，或用淡石灰水与 10% 氨液交替冲洗，最后用盐水洗净，并敷以碳酸氢钠溶液纱布条。

（2）皮肤受强碱或其他碱性药物伤害时，先用大量清水冲洗，再用 5% 硼酸或 2% 醋酸冲洗，重者可用 2% 醋酸湿敷。

（3）溴水伤害皮肤则以多量甘油按摩，使甘油渗入毛孔，再涂以硼酸软膏。

（4）酸性物质溅伤眼睛后，应立即用食盐水或大量干净水彻底冲洗眼睛至少 10 分钟，再用 4% 硼酸溶液冲洗，最后用生理盐水冲洗，并滴以抗生素眼药，防止感染。

（5）强酸溶液溅伤眼睛，迅速用清水冲洗（不可用酸性液体和碱剂），然后请眼科医生处理。

4. 废弃物处置：

（1）实验室应指定专人协调和负责处理实验室有害化学废弃物，并将其放置在指定的废弃物堆放场所。

（2）容器：化学废弃物应放置在密闭、有盖的容器中。

（3）标签：化学废弃物的包装应有标签，标签应包含以下内容：日期、来源、实验室来源、成分、物理性质（气体、液体等）、体积、危险性（易燃或易爆）。

安全管理制度

1. 医学实验室的安全包括生物安全、化学安全、放射性安全及一般用电、用火安全等，其中生物安全最具专业特点。加强本中心生物安全管理及本中心的安全管理，防止样品交叉污染，防止疾病传播及医疗检验事故、火灾触电事故等事件发生，利于保护环境，保障人体健康和安全等。

2. 本中心成立了生物安全组，由 5 人组成，安全小组成员任期三年。

3. 实验室生物安全水平：根据本中心实验室检验项目的危害等级，实验室确定安全水平为 BSL-2 级。

4. 区域隔离：本中心实验室由清洁区、半污染区和污染区组成，各分区之间设置地标线。清洁区包括办公室、休息室、值班室等，半污染区包括更衣室，污染区包括各专业组的工作区、标本存放区、洗涤室等。

5. 设备隔离：打印检验报告的打印机放在污染区内相对清洁的区域内，报告须经紫外线消毒后才可发出；离心机安放于污染区内通风处，且在盖好离心机盖子后才能启动；装标本（血、尿、痰等）或易燃液体的离心管，在管塞密封后方可离心；样品放于污染区。

6. 物品隔离：从污染区进入清洁区前必须脱掉工作服、口罩、帽子，洗手后，方可入内。清洁区内不允许带入来自污染区内的各种物品（包括书、报纸、杂志等）。清洁区使用完后，收拾整齐，并将所带入物品收回。清洁区设专人打扫，消毒并登记。

7. 按要求做好个人防护（穿戴帽子、护目镜、口罩、手套、防护衣、鞋等）。

8. 做好清洁和消毒工作，并定期检查。

9. 危险性化学药品专人管理，建立台账。

10. 开展化学药品伤害处理知识培训。

11. 制定样品处理流程、运送流程、检验流程及销毁流程。并按"废弃物管理"相关条例管理医疗垃圾和生活垃圾。

12. 制定措施保障用电安全、消防安全。

13. 制定安全应急预案：包括不明原因停电、停水、火灾、被盗等情形。

14. 制定职业暴露的管理流程。

15. 定期进行实验室生物安全的评估和检查。

原始样品采集和运输管理制度

1. 检验项目选择

临床医师根据患者病情和检验项目的敏感度、特异性正确选择检验项目。本中心咨询管理组人员可为其提供咨询，并监督检验项目选择的合理性。

2. 检验申请表

检验申请表属于合同性文件，本中心事先将所开展的检验项目、检验周期、适用性、申请表传递方式等事宜与临床医护人员协商取得一致，制成表格供服务对象选择。为适应医学检验技术的发展和社会需求的变化，申请表须定期评审。本中心检验申请单包括以下内容：

（1）患者的唯一性标识，如姓名、性别、出生日期或年龄、条形码、ID号、住院号、病区、床号等。

（2）申请人标识，如申请医师姓名、科室或申请人单位、联系人、地址等。

（3）患者的临床资料（申请人认为需要时），如病史、用药史、遗传史等。

（4）申请的检验项目和申请日期。

（5）原始样品类型和采集部位，如静脉血。

（6）原始样品采集日期和时间。

（7）实验室收到样品的日期和时间。

3. 患者的准备

为了使检验结果有效地应用于临床，临床医护人员和检验人员应了解样品收集前影响结果的非病理性因素，如饮食、样品采集时间、体位和体力活动、病人用药等对检测结果的影响。本中心咨询管理组须向服务对象说明与原始样品采集有关的各种影响因素，提醒采样人员注意，要求患者予以配合。采取切实措施，保证采集的样品符合疾病的实际情况。

（1）饮食对检测结果的影响：多数实验尤其是血液化学的测定，采血前应禁食12小时，因脂肪食物被吸收后可能形成脂血而造成光学干扰；同时食物成分也可改变血液成分，影响测定结果的准确性。

（2）原始样品采集时间对检测结果的影响：血液中不少有机物、无机物存在周期性变化。因此应该掌握样品采集时间，才能对每次结果进行比较。最好在同一时间采集样品，以减少由于不同时间采集样品所造成的结果波动。

（3）体力活动对检测结果的影响：运动会引起血液成分的改变。因此，必须嘱咐患者在安静状态下或正常活动状态下收集样品。

（4）药物和物理治疗的影响、药物对血/尿等成分的影响是一个十分复杂的问题。某些药物可使体内某物质发生变化，有些药物则干扰实验，因此为了得到正确结果，必须事先停止服用某些影响实验结果的药物。临床医师在选择与解释结果时必须考虑到药物的影响。

（5）以上影响因素及其他影响因素在《样品采集手册》中都有详细说明，本中心通过宣传、培训、监督等方式来保证原始样品采集质量得到有效控制。

4. 原始样品采集程序

（1）采样人员

采样人员必须经培训考核合格，持证上岗。如属于患者自行留取样品，则须经专业人员（如临床医师、护士或检验人员）指导。

（2）采样准备

在采样前，采样人员根据申请检验项目和要求，确定采样计划和方案。准备工作包括查看医嘱、核对患者和标识、准备器械和添加剂、打印粘贴条码、指导患者准备等。

（3）采样实施

采样人员根据申请书的要求、医嘱、采样计划和方案，在规定的时间实施采样。采样部位、采样操作、样品数量、容器、保存条件等都须符合规定。本中心对采样量须定期进行评审，如不合适则需加以调整。

（4）送检登记

采样结束后须尽快核对样品，登记确认，打印送检清单，记录采样人和采样时间。须注意原始样品标识必须与检验申请单标识一致。一般情况下，本中心不接收缺乏正确标识的原始样品。

（5）采样过程的监督

本中心监督员定期（如每3个月）对采样过程实施监督，以保证采样质量受到控制。详见《原始样品采集、包装、运送质量监控记录》。

5. 原始样品的采集和运输

医院外勤服务人员每天定时到门诊和各病房收集原始样品，收集后送到检验科，由实验室样品接收员核实登记。

医院外勤人员收集样品时须清点样品个数是否与送检清单相符，并用密封容器及时、安全送到实验室。运送过程中严防泄漏或溅出、避免剧烈颠簸晃动和阳光直射。当有温度限定时，须将样品置于保温箱内运送。特殊原始样品须由送样人和收样人共同验收，核实无误后签字确认。

6. 样品在实验室内的传输

本中心样品接收员收到原始样品后及时将原始样品分发到相应的专业组，专业组进一步核实是否正确无误，然后按申请表要求和工作流程及时检验。通常以采集原始管形式进行检验，如果需要分样，即从原始样品中分取部分样品（如血清和血浆），且该部分样品还须加以标识，表明其来源于何处。如需转到外单位检验，则须通知样品接收员收取剩余样品，剩余样品在回收前须按规定条件妥善保存。

病理中心工作制度

（一）病理送检制度

1. 送检活体组织标本，应及时用固定液固定，注明姓名、年龄及科别，并核对，连同病理申请单及时送病理中心。病理申请单上项目应逐项、仔细、认真填写。

2. 送检脏器和较大标本，不得任意切开和翻转，避免破坏解剖关系。对较小病灶应加以标记，不同部位的组织应分开包装，并加以说明。

3. 送检的体液、分泌物、穿刺标本必须新鲜，取材后立即送病理中心。

4. 活体组织检查一般于送检5个工作日后发出报告，特殊疑难少见病例适当延期。

5. 需做术中快速冷冻切片检查者，应提前一天与病理中心联系。各类普查及有关科研材料需做病理检查者，应事先与病理中心联系，共同协商解决。

6. 院内外借片，按《病理科资料管理制度》执行。

（二）活体组织收检，取材工作制度

1. 收检标本时，注意送检单所标明的标本是否与实物相符。如不相符，应立即与送检医师联系。符合要求的标本，方可进行编号登记。

2. 切取标本时，必须查对编号、姓名和标本，肉眼观察前，必须了解送检单上所记载的病史、标本采取的部位、手术范围和检验要求。

3. 新鲜手术标本，因组织较为松软，不易切取，可选切成较大组织块固定后修切。

4. 在每一标本切取完毕后，必须冲洗刀剪等用具，以免互相污染。全部切取后，必须整理台面，清洁用具，并放入消毒液中。

5. 切取的全部标本连同登记的组织块数，一并交技术室制片，并交接清点。

（三）活体组织病理检查报告制度

1. 病理医师收到切片后，应核对组织切片数目是否与切送组织相符，切片内容与送检组织是否相符。如不相符，应立即与技术室有关人员联系。

2. 镜检前应详细阅读送检单上的病人年龄、性别、病史、各种检查结果、手术发现和临床诊断，并复查肉眼观察描述，必要时再行大体标本观察。

3. 如该病例以前曾在本科做过病理检查，应复查原切片，并与本次切片的病变加以比较。

4. 综合切片中各种变化，结合肉眼观察及病史，由病理医师作出病理诊断并签名。

5. 对疑难病例，由上级医师进行复检，如仍有疑难问题不能决定时，待阅文献或进行讨论后再行决定。

6. 报告书所列各项内容，必须填写清楚。病理诊断的书写应准确无误，标点符号正确并签名。

7. 一般检查标本，在收到标本5个工作日后发出报告。对一些需做特殊处理（如脱钙，特殊染色等）的标本，不受此限。

8. 报告发出后，在登记簿上登记检查结果。全部送检单及切片每周由病理医师整理好，交资料室归档。

（四）技术室工作制度

1.热爱本职工作，加强责任感，严防差错事故的发生。

2.严格遵守操作规程，确保切片质量。

3.认真做好查对工作，防止乱号错号，发现标本有误时，应及时与送检医师取得联系。

4.正确使用和爱护实验室内一切设备仪器，做好仪器设备的清洁与保养工作。

5.全部蜡块整理好归档。

6.实验室内不得吸烟。每日下班前检查门窗、水、电是否关好。

7.工作人员应团结协作，共同完成工作任务。

（五）资料管理使用制度

1.病理中心档案资料主要供本科医疗诊断、科研使用。

2.文字档案资料，只限在病理中心查阅，概不借出科外。

3.因临床医疗工作需要复查的病理切片，由临床医师提出申请后，由病理中心值班医师在科内复查。

4.因临床科研协作需要复查的病理切片，由临床科室提出，经病理中心主任同意后，安排病理医师协作完成，并由病理中心医师负责办理借用手续和负责定期归还。

5.病理中心科内档案、组织块及病理切片，未经批准不得擅自提用。

6.本科医师科研借用资料及切片，用毕应及时归还。

（六）疑难病例会诊制度

病理中心医师遇有疑难病例应争取在科内或同行间进行会诊。会诊方式可以采取计算机远程会诊、邮寄切片会诊及读片会会诊等，切片和（或）蜡块由请求会诊的病理中心提供。会诊意见应记录或附贴于该例病理检查申请单后，一并归档。如会诊意见与原诊断不一致，由原诊断病理中心医师决定是否更改或补发病理诊断报告。应病人要求或经病人同意的会诊，其全部费用由病人负担。

对疑难病例，或病理诊断与临床诊断有分歧时，应争取与临床科室进行学术交流。

（七）借阅切片管理制度

切片是否借出及借出办法，由医院作出规定，可有以下两种处理方式：

1. 病员因转诊或外地会诊需要借片者，应填写借片单，按医院规定办理借片手续后，由病理中心复制所需之切片，并经原签发报告人和科主任核对后方可借出。一般情况下，原切片不予外借。蜡块为无法复制的重要档案，原则上不得外借。会诊单位确需作特殊染色或免疫组化时，可借出重切石蜡片（白片），或由会诊单位病理中心向原诊断单位病理中心直接商借，并由借方负责归还。

2. 如医院规定为不同意借出切片，则应由病理中心以彩色图文报告或会诊形式，满足病人的需要。

科室工作制度

1. 实行院长领导下的科主任负责制，健全科室管理，加强医德医风教育，树立全心全意为人民服务的思想，努力提高诊断质量。

2. 准确及时地完成门诊、急诊、住院患者需求的超声检查任务，开展部分超声介入工作，承担超声进修、规培、研究生及实习生带教工作。

3. 各项超声检查，须由临床医师逐项填写申请单。急诊患者随到随检，特殊检查应提前预约，以做好必要准备，危重患者必要时应由临床医师携带急救药品陪同检查或者床旁检查。严格遵守操作规程。

4. 认真按照核对制度进行检查，核对科别、床号、姓名、检查目的；诊断时查对姓名、编号、临床诊断检查结果；检查完毕，应及时准确书写、签发诊断报告。常规检查即时发报告，最迟不超过 30 分钟；疑难病报告延发时间不应超过一天；危急值报告马上电话通知临床医生，检查结束后立即书写及打印报告。超声诊断须密切结合临床。进修、规培、研究生及实习医师书写的诊断报告，应经上级医师签字。

5. 疑难患者应采取集体会诊，不断提高工作质量。积极开展新技术及人员分组承担新技术。做好医疗安全、质量控制、病例登记、病情随访工作。

6. 科室各级各类人员应遵守各项规章制度，坚守工作岗位，按相应职责进行工作。

7. 全科工作人员应积极参加医疗、科研、教学等工作，互相配合，努力完成各项工作任务。

8. 禁止非医学需要鉴定胎儿性别。

9. 超声仪器由专人维护、保养，定期进行清洁、检修并登记。

10. 密切注意用水用电安全，避免差错事故发生。

超声介入诊断治疗工作制度

1. 进行超声介入诊断治疗工作人员应具备高度的责任心，掌握丰富的专业知识，作风严谨，思维敏捷，反应灵活，有较强的应急能力。

2. 进入超声介入室的工作人员必须穿好工作服，戴好帽子、口罩，治疗前必须清洗双手。

3. 严格控制超声介入室内人员密度与流量，凡进入介入超声室的见习参观人员，必须严格遵守介入超声室的参观规定和接受治疗人的指导，不得到处走动，非值班人员不得擅自进入超声介入室，一切私物不得带入工作区。

4. 超声介入室内一切物品、仪器、药品等应分类、定位放置，专人保管，定时检查、检修，以保证实用，用后即时补充归还。

5. 超声介入室随时保持室内整洁，每日湿式清扫 2 次，操作前紫外线照射 1 次，每周彻底清扫 1 次，每月细菌培养 1 次。

6. 无菌物品与有菌物品严格分开放置，一切无菌物品用专用柜存放，标签清晰，放入有灭菌效果指示卡，物品灭菌后一周未用者，必须重新消毒，络合碘瓶每周消毒 2 次，操作前更换持物筒、纱布缸。

7. 超声介入室人员操作时严格遵守无菌操作规程，对于一切违反无菌消毒原则的现象立即纠正，即时采取补救措施。

8. 治疗时严格认真，不得闲谈，治疗过程中严格执行查对制度。

9. 操作程序：应先做无菌介入诊断治疗，再做有菌介入诊断治疗。

10. 介入超声是一项高风险工作，介入室必须配备常规抢救器械，及常规急救药品以便必要时使用，并有专人负责检查，保证器械、急救药品齐全，处于正常状态、有效期内，操作过程中有心电监护等，且器械状况良好。

11. 介入操作前要认真做好准备，包括患者、家属签字，出凝血时间检查和术前用药等，应充分考虑介入操作的风险，防患于未然。坚持有创检查签字制度。

12. 认真做好介入手术后处理工作，并记录清楚。

13. 资格认定：我科必须为主治医师以上人员方能从事引导操作。按介入难易程度，由不同级别医师执行操作。把握适应证、禁忌证，并请上级医师会诊。

14. 超声科抢救流程，详见图4。施行妊娠14周以上超声科检查工作流程，详见图5。

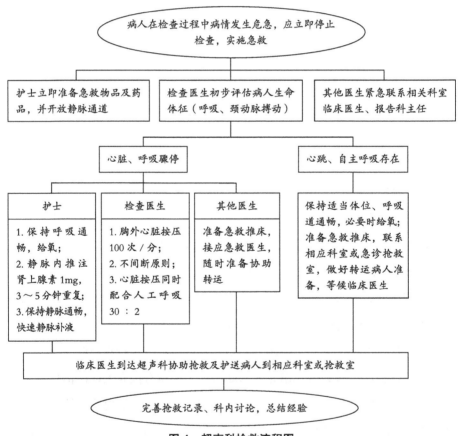

图4　超声科抢救流程图

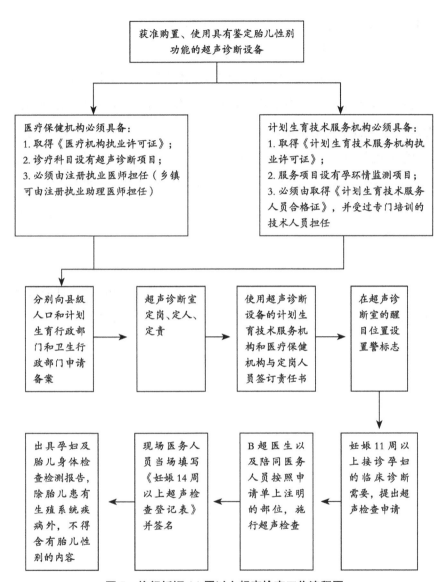

图5 施行妊娠 14 周以上超声检查工作流程图

禁止非医学需要的胎儿性别鉴定制度

1.贯彻落实《禁止非医学需要鉴定胎儿性别和选择性别终止妊娠条例》，设置禁止非医学需要鉴定胎儿性别和选择性别终止妊娠的醒目标志。

2.禁止非医学需要的胎儿性别鉴定，法律法规另有规定的除外。

3.根据《禁止非医学需要鉴定胎儿性别和选择性别终止妊娠条例》，非法为他人进行胎儿性别鉴定的，由卫生行政部门或计划生育行政部门，根据《中华人民共和国母婴保健法实施办法》和《计划生育技术服务管理条例》等有关法律法规的规定予以处理，构成犯罪的，依法追究其刑事责任。

4.健全完善超声使用监督机制。设立超声检查诊断室，超声操作诊断人员必须符合执业资格要求，无超声执业资格人员不准开展超声诊断和监测。建立完善长期的超声使用、诊断登记制度。

5.超声检查人员须认真执行《超声产前诊断技术规范》，认真书写产前超声诊断报告。死胎应由2名经审批认证的专业技术人员签发。

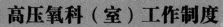

高压氧科（室）工作制度

1. 在主管院长领导下，实行科室主任负责制，健全科室管理制度，承担医院临床诊疗的高压氧治疗项目，须严格执行医技（辅助诊疗）科室基本工作制度。

2. 科室主任是高压氧治疗服务质量与安全管理的第一责任人，对本科室各项工作与持续改进、全院高压氧治疗项目全面负责。

3. 科室应定期组织讨论，制定在贯彻医院高压氧方面的质量方针并落实质量目标，协商解决质量指标存在的问题，提出改进意见与措施，并有反馈记录文件。

4. 凡需高压氧治疗的患者，由临床科医师提出申请，与高压氧治疗科医师一同会诊，严格掌握适应证和禁忌证，详细介绍病情，经临床科室与高压氧治疗室共同制定高压氧治疗方案，并形成完整的工作流程及记录。

5. 患者进行高压氧治疗，应有严格的患者识别规范，进舱前详细介绍进舱的注意事项，须更换符合条件的服装，严禁将易燃、易爆、怕压物品带入舱中。每次进舱前严格督促检查，以免发生意外。

6. 医用高压氧舱由经培训并具备相应资质的医师负责执行，操作人员、维护人员应取得相应的资格证书。

7. 按规定定期检查医用氧舱，舱内应备齐各种抢救物品、器械及常规用物，专人负责，定期检查、补充，定位放置，保持常备状态。制定紧急情况时的处理措施和方案，并定期演练。

日常管理制度

（一）核对制度

放射科核对制度是减少差错、保证医疗安全的重要措施，应把握各个检查环节的核对工作，确保受检者身份、图像和诊断报告正确无误。受检者应有唯一性的标识，如腕带、条码或预约凭条等。核对工作要包括以下环节和内容。

1.受检者身份核对：放射科登记人员、检查技师和医师均要核对受检者身份，包括姓名、性别、年龄、科室、床号和病历号。

2.检查目的和要求核对：检查目的和要求不清楚时应主动与临床开单医师联系。

3.医学影像检查前相关准备工作的核对：有无空腹、肠道清洁等情况。

4.检查禁忌证核对：核对做数字减影血管造影（DSA）、计算机断层扫描（CT）、磁共振成像（MRI）增强扫描或 X 线造影检查的受检者有无禁忌证。

5.收费核对：确保收费无误。

6.检查完成后技师对图像与检查目的和要求进行核对：明确是否符合临床要求和影像诊断要求。

7.诊断医师书写诊断报告前信息核对：确保申请单、图像与受检者信息一致。诊断报告书写完成后应再次检查。

8.报告发放窗口要对片袋、胶片和诊断报告再次核对。

（二）读片制度及病例随访制度

1.综合读片和疑难病例读片讨论制度

（1）设立专用的读片室或兼用读片室，最好配有投影设备或大屏幕显示器。

（2）放射科医师在日常诊断工作中遇疑难病例应提交科室进行疑难病例讨论，博采众长，体现科室综合诊断水平。

（3）科主任或高年资医师每天组织全科医师、进修医师和实习医师进行读片。

（4）读片医师应提前收集病史，准备读片内容。

（5）读片医师应汇报病史，分析影像，得出初步结论，并提出需解决或存在的问题。

（6）参会医师进一步分析病例，综合各种影像信息，结合临床资料，作出统一的诊断结论。如诊断有较大分歧，由科主任或高年资医师做归纳，提出科室讨论后的诊断意见。

（7）记录读片讨论结果，诊断报告要体现科室综合读片意见。疑难病例应进行随访，随访结果可以在下一轮读片时公布。

（8）对疑难介入手术病例应术前全科讨论，必要时邀请相关科室共同会诊，以便制订最佳手术方案，保障介入诊疗患者的安全。

（9）推荐定期或不定期与相关科室联合读片，积极参与不同学科、不同病种的多学科会诊，以提高诊断水平。

2.病例随访制度

（1）对放射科诊断报告应进行随访对照，统计影像诊断的正确率。

（2）由相关医师分工负责进行手术病例追查并做记录，或每周安排人员负责手术病例追查。

（3）有手术病理结果的应及时记录；无手术病理结果的，可以对照出院记录或通过电话、信访收集患者疾病转归情况。

（4）定期进行手术随访结果讨论，尤其是诊断不符合的病例，通过分析讨论不断提高诊断水平。

（三）放射防护工作制度

1.开展放射诊疗工作应具有符合国家相关标准和规定的放射诊疗场所和配套设施。

2.具有质量控制与安全防护专（兼）职管理人员和管理制度，并配备必要的防护用品和监测仪器。

3.放射装置场所必须设置放射性警示标志、必要的安全防护连锁装置、辐射报警装置和工作信号指示装置，并配备工作人员和受检者防护用品。

4.新安装、维修或更换重要部件后的放射诊疗设备，须由取得相关资质认证的服务机构进行检测，确认合格后方可使用。

5.严格执行操作规程，定期做好放射装置的维修保养、剂量监测和环境辐射监测工作，并建立检查记录档案。

6.切实加强放射源的管理，即专场地、专人、专锁、专账管理，做到账物相符，避免放射源被盗或丢失。

7.放射诊断工作人员必须按要求具备相应的资质，各级各类人员应熟悉放射设备的主要结构和安全性能，确保设备安全，防止意外放射事件的发生。

8.放射工作人员工作期间应佩戴个人剂量仪，接受专业技能及放射防护相关培训，定期进行健康检查，医院应建立个人剂量、职业健康管理和教育培训档案。

9.操作人员在放射检查前应关闭检查室门窗，无关人员不得进入检查室，确实因病情需要，必须陪同检查者，应给予必要的防护。

10.建立放射安全防护管理组织，切实做好放射安全防护工作，发生放射安全事故立即启动应急预案，并报上级主管部门。

质量控制与安全管理制度

（一）医学影像质量控制和评价制度

1.设立影像质量管理工作小组，组长由科主任或分管副主任担任，小组成员应包括高年资影像诊断医师、医学影像技师、设备工程师和护师等相关专业人员。设立影像质量评价小组，定期开展影像质量评价。

2.放射科常规 X 线、CT、MRI 和 DSA 实行统一管理，放射科主任全面负责影像质量管理和控制，根据影像质量评价标准，组织影像质量管理工作小组定期或不定期对放射科影像质量进行评价，发现存在的问题，提出改进意见（包括评价结果分析与持续改进措施），不断地提高放射科影像的质量。

3.每月开展 1 次医学影像技术质量控制活动。根据放射科技术质量标准和评价方法，评价 X 线摄影条件是否合适，体位是否标准，做到胶片尺寸和图像放大比例统一，不同时期检查的图像放大比例前后一致。评价 CT 和 MRI 成像质量，统计影像质量优良率，分析不合格片和差片原因，根据图像质量缺陷，对每一个成像环节进行核查，找到导致图像质量缺陷的原因，分析评价结果，提出持续改进的措施。

4.根据诊断报告书写规范要求，每月抽查 1 次诊断报告书写质量，统计诊断报告优良率，发现诊断报告书存在的缺陷，提出改进意见，不断提高影像诊断水平和诊断正确率。

5.重视影像检查过程各个环节的质量控制

（1）放射科登记人员：核对受检者姓名、性别、年龄、科室、床号、病历号、检查目的和要求，核实收费，正确登记编号，并将所有资料输入电脑。发放诊断报告时要再次核对。

（2）检查技术人员：严格执行操作流程，按操作程序开机，检查设备是否完好。仔细核对申请单、检查目的和要求，当目的和检查要求不清晰时主动与临床开单医师联系。核对受检者信息，准确无误后进行检查。完成检查后要观察影像质量是否良好，是否符合临床申请要求和影像诊断要求。

（3）诊断医师：核对检查目的和要求，核对申请单、影像资料和报告单资料是否统一，观察影像质量是否符合诊断要求，诊断报告书写完成后应再次检查相关信息。

6. 技师或医师日常工作中发现质量问题应及时逐级报告，上级技师或医师要及时处理。如质量问题较多，或出现严重质量问题，及时由影像质量管理工作小组研究解决。

7. 定期进行医学影像诊断与手术、病理或出院诊断随访对比，统计影像诊断与临床诊断的符合率，分析误诊、漏诊原因，不断总结经验，提高诊断正确性。随访工作每年一般不少于 6 次。

（二）放射科辐射安全管理制度

为加强放射科辐射防护安全管理，根据《放射诊疗管理规定》和《放射科 X 线辐射防护管理规定》，遵守医疗照射正当化和放射防护最优化的原则，制订放射科辐射安全管理制度。

1. 在分管院长和相关职能部门指导下，放射科主任负责放射科辐射防护管理，并设兼职放射防护管理人员，以协助科主任对放射科辐射防护的管理。

2. 放射科 X 线机房、CT 机房和 DSA 机房房门上设有电离辐射警示标志，并有醒目的工作指示灯和 X 线辐射的告示。

3. 对受检者进行检查应当按照操作规程严格控制照射剂量。对邻近照射野的敏感器官和组织应当进行屏蔽防护。对育龄妇女的腹部或骨盆进行 X 线检查前，应询问是否妊娠。对孕妇的 X 线检查应向受检者说明可能的危害，在受检者本人知情同意并在本人或直系亲属签字后方可实施此类检查。非特殊需要，对受孕后 8 ～ 15 周的育龄妇女，不得进行下腹部放射影像检查。

4. 技师要严格执行各种医学影像设备操作规程，以确保影像质量，避免重复照射。在不影响诊断的前提下，摄片、透视或介入诊疗等尽可能采用高电压、低电流和小照射野。

5. 各 X 线机房内配备必要的辐射防护用品，X 线检查过程中无关人员不得进入机房，确需陪同者，应采取预防辐射措施，并嘱陪同人员应尽量远离 X 线球管。

6. X 线机房、CT 和 DSA 机房应符合辐射防护要求。X 线诊断装置的防护性能和与照射质量有关的各项技术指标，应当符合有关标准要求，并定期检测。

7. 新参加工作的人员应进行健康检查，符合健康要求才能从事放射科工作，同时要接受辐射防护知识培训，取得放射工作人员资格证。

8. 工作人员在工作时间应佩戴个人剂量仪，接受个人剂量监测，并建立个人剂量档案。在岗期间每 2 年接受放射工作人员健康检查，并建立个人健康档案。

9. 工作人员要加强辐射防护意识，定期接受辐射防护知识培训。

应急预案与抢救制度

（一）放射科患者紧急意外情况的预防和抢救预案

危重病患者到放射科检查以及使用对比剂的受检者均有可能发生意外，为保证放射科受检者医疗安全和医学影像诊断质量，增强放射科工作人员的医疗安全意识，防患于未然，特制订放射科危重病患者抢救预案。

1. 放射科主任或指定专人负责应急预案的管理，组织科内人员学习和演练，也可请临床医师进行演练指导。

2. 放射科各级人员要熟悉危重患者抢救预案的内容，掌握危重病患者的一般处理方案，熟悉对比剂不良反应的临床表现，掌握对比剂过敏反应的应急处理方案，发生中度以上对比剂过敏反应须及时报告。

3. 危重病患者到放射科检查，应有相关临床科室医师陪同，以保证患者安全。

4. 在放射科检查和诊断性操作过程中，注意观察患者的生命体征，对于脊柱外伤的患者，摄片检查过程中，应正确搬动体位，避免脊髓损伤。颅底骨折禁止摄颏顶位片。

5. 受检者在检查过程中，发生意外或病情突然加重，应立即停止检查，同时实施现场急救。在 MRI 检查室内发生意外，应先将患者抬到 MRI 检查室外再实施抢救。

6.危重病患者抢救（心肺复苏）的基本流程：在与相关临床科室医师联系（有预定的联系电话）的同时，进行以下操作。

（1）评估意识：通过呼唤患者，轻拍肩膀，给予疼痛刺激，了解患者的生命体征（意识、呼吸、脉搏、血压），判断患者的意识是否清醒，并向陪同人员询问病史。

（2）开放气道：保持患者的呼吸道畅通，使患者头向后仰，防止呕吐物误吸。

（3）在心肺复苏全过程中始终要保持患者头呈后仰位。

（4）呼吸检查：通过观察、听和感觉是否有呼吸。

（5）检查脉搏：检查颈动脉有无脉搏。

（6）如 10 秒内不能确定有无脉搏，应立即进行心外按压，心外按压的具体位置为两乳头间胸部的中央，每分钟按压心脏 ≥ 100 次，每按压心脏 30 次，给予人工呼吸 2 次。

7.使用对比剂后发生意外，按照对比剂意外抢救流程进行。

8.护士定期检查急救药品和急救用品，始终保持药品齐备、在有效期内，抢救物品及设备能随时可用。

9.为使患者得到及时的心肺复苏，CT 室和 X 线造影室应配备急救用品和急救药品，急救用品和药品具有可及性和质量保证。基本配置包括：氧气瓶及其附件或管道氧气接口、吸引器或管道负压吸引装置、除颤仪、血压计、简易呼吸器、护士操作台、输液架、药品柜、各种注射器、输液器和消毒棉球纱布等。急救药品包括：地塞米松、肾上腺素、多巴胺、地西泮、异丙嗪、阿托品、生理盐水、10 % 葡萄糖注射液和 50 % 葡萄糖注射液等。

（二）放射科危急值报告制度

本制度所指的危急值是指在放射科影像检查中意外发现（临床已经诊断的除外）或超出预估的危急情况，如不给予患者迅速有效的处理，可能危及患者生命或引起严重不良后果的疾病。

1.放射科需要报告的危急值：

（1）严重急性脑干出血。

（2）颈、胸段脊柱爆裂骨折和（或）脱位成角。

（3）张力性气胸，肺动脉栓塞。

（4）肝、脾、肾等器官破裂。

（5）绞窄性肠梗阻。

（6）消化道穿孔。

（7）主动脉弓平面食管异物。

（8）大面积急性肺动脉栓塞。

（9）气管异物、损伤引起呼吸困难。

（10）胸腹主动脉夹层动脉瘤。

2.危急值报告流程和要求：

（1）电话通知。按照顺序，确保1人接到通知。通知顺序：开单医师，值班医师和护士（工作时间：主班护士；非工作时间：值班护士）。

（2）网络通知。有条件时开启网络短信通知，并要求被通知人回复。

（3）危急值报告记录，包括检查日期、患者姓名、住院号、床号、检查结果、通知方法、通知时间、报告人和接收人。

（4）技师在检查过程中发现受检者不适，经诊断医师诊断后根据患者病情轻重缓急采取相应措施。

工程技术网络安全制度

（一）PACS/RIS 信息安全管理制度

放射科 PACS/RIS 是保证放射科正常工作的重要系统，同时也关系到医院信息网络的安全。为确保放射科网络与信息安全，特制订放射科 PACS/RIS 信息安全管理制度。

1. 在放射科主任领导下，有专职或兼职工程技术人员维护和管理放射科PACS/RIS系统。定期与医院信息部门联系，发现问题及时协助信息部门处理。

2. PACS/RIS信息运行要设置防火墙，安装防病毒软件，限制输出端口，拒绝外来的恶意攻击和病毒感染。

3. 对操作人员的权限严格按照岗位职责设定，设置不同的访问权限、相应的密码及口令。严禁操作人员泄露自己的口令。系统管理员定期检查操作人员权限。

4. 保护受检者个人隐私，不得随意公布和拷贝与受检者有关的资料，无关人员不得随意浏览工作电脑。完成工作或暂时离开时要及时关闭工作电脑，或设定延时自动关闭功能，防止信息外露和被盗。

5. PACS机房建设要符合相关规定，应配备独立不间断电源、烟雾探测系统和消防系统。机房内保持合适的温度、湿度和环境整洁。无关人员不得进入机房，机房内严禁吸烟。定期进行电力、防火、防潮、防磁和防鼠检查。

6. 增强网络安全意识，自觉遵守信息安全管理有关法律、法规，不泄密，不制作和传播有害信息。

（二）设备维修保养及管理制度

1. 由设备使用人员进行维护和保养。专职人员负责对设备进行定期校正与维护，每台设备的维护与保养落实到人。要求设备的运行完好率＞95％。

2. 每日开机前确保机房环境条件（温度、湿度等）符合设备要求。开机后先检查设备是否正常，有无提示错误等，如有异常或报错必须先排除解决。

3. 严格遵守设备操作规程，使用中遇到异常情况应立即切断电源，请机修人员检查和维修。

4. 在使用CT前应先预热球管后才能工作。在使用MRI前应先查看液氦存储情况。

5. 每日工作完后，及时清洗设备上的污物和血迹等。

6. 每日记录设备运行状况。

7. 待维修的设备应放置警示标识告知他人，以避免误操作。

8.设备定期维护要做好记录，设备供应商对设备的检修维护应有留底。

（三）设备故障应急预案

1.发生放射科检查设备故障时，立即告知正在接受检查的受检者，MRI检查中发生故障应立即将受检者移出检查室，以保证受检者安全，同时做好解释工作。介入诊疗过程中发生设备故障时，应立即停止治疗。有多台设备者，可移至另一台设备继续进行介入诊疗。

2.通知维修人员，同时向科主任汇报。如果短时间内无法修复设备，科主任要向医院报告。根据排除故障所需时间长短，合理安排检查。

3.设备修复后，按操作规程恢复设备正常运转并做好相关记录。

4.通知受检者来科室检查，优先安排原已预约待检的受检者做检查。

（四）网络故障应急预案

目前医院和放射科信息化发展很快，一旦发生故障，将影响正常工作，必须做好应急预案。

1.放射科 PACS 最好设有系统双机热备份机制，一旦主系统遇到故障或受到攻击，保证备用系统能及时替换主系统提供服务。

2.放射科 PACS/RIS 必须配有不间断电源（UPS），以防停电引起数据丢失。

3.当 PACS/RIS 故障时，要采取措施，使其能够采用电脑单机登记并及时检查和出具诊断报告。也可采用手工登记和记账，及时检查和出具诊断报告。不能因为 PACS/RIS 发生故障而停止受检者的检查，尤其要优先保证急诊患者的检查。PACS/RIS 故障排除后，将手工记录的信息完整准确地输入计算机。

（五）停电应急预案

1.发生各种意外停电，首先要保证正在检查的受检者的安全，如 CT、MRI 检查中停电，要协助受检者离开检查床。

2.立即电话咨询医院当班电工，了解何时恢复。

3.根据发生停电时间长短，妥善做好等待检查的受检者的安置工作。

4.确认供电恢复正常后，按操作规程恢复所有应正常运转设备的电源。

5.发现因突然停电引起设备故障时，通知维修人员，同时向科主任汇报。短时间内设备无法修复，科主任应向医院报告。

6.有预告的停电，医院管理部门应提前告知放射科。放射科接到通知后做好相应准备，以保证受检者和设备的安全。

放疗物理室工作制度

1.工作前，检查电源及 UPS 设备情况，按常规程序开机，检查设备运行情况，尤其注意网络连接是否正常。

2.医师拿到患者资料后，首先核对患者资料，无误后输入到工作站进行图像处理。由放疗医师根据病变情况勾画靶区，确定治疗剂量，由物理师设计放疗计划。最终治疗计划应经过反复核对，确认无误后方可用于治疗，并应有医师及物理师签字确认。

3.工作时要本着严肃、科学、认真的态度，圆满完成每一位病人的治疗规划，每次操作都要严格按照操作规程进行操作。

4.工作站由专人负责操作管理，任何人不得在工作站上进行与治疗无关的操作，禁止安装无关软件，只能使用专用 U 盘传输数据，防止病毒侵入。

5.工作人员要注意保持室内卫生，禁止吸烟，禁止将食物带入工作间食用。

6.计划室的设施及程序出现问题时，要及时汇报科室领导并通知有关部门，征得同意后在专业维修人员的指导下进行维修。

7.物理计划室用于讨论病人治疗方案，规划患者放疗计划，严禁非工作人员进入物理室并逗留，保持室内整洁、安静。

放射治疗计划质量管理制度

1.严格掌握放射治疗适应证。实施放射治疗的病人应先经病理学或细胞学明确诊断，并经医生诊断确属放射治疗疾病。

2.合理制订放射治疗计划

（1）对接受放射治疗的病人，应明确治疗目的（根治性放疗或姑息性放疗），合理制订放射治疗计划，严格按计划执行治疗操作。

（2）制订放射治疗计划，必须有1名主治医师以上职称的人员参与，3年内住院医师开放射治疗单必须经中级职称以上医师签字。

（3）应由模拟机定位设计照射野。

（4）定位后摄CT断层片，根据照射台范围做好治疗计划，使照射等剂量曲线尽量合理。靶区应在85％～90％的等剂量曲线内。

（5）计算投照剂量应由放射物理师进行校对核实。

3.正确摆位，严密操作

（1）照射前技术员应认真阅读治疗单，核对病人姓名、诊断、照射剂量，并按医嘱正确摆位，做到一人开机，两人摆位，不得擅自修改治疗医嘱。

（2）对新设照射野或非常规照射野的首次摆位，或技术员在摆位过程中出现疑问，主管医师应亲自参加摆位。

（3）照射过程中，技术员应密切监视病人和设备运行情况，照射结束要检查病人体位移动情况，及时记录和提醒病人注意。

（4）发现摆位或剂量差错，应及时报告主管医师及技术组长，不得自行涂改或隐瞒不报。

放疗仪器管理制度

1.建立放疗仪器设备的账册，专人负责，做到账物相符。

2.每台仪器应有相应的操作规程，使用时严格按照规定步骤操作。新来人员和进修人员在未掌握使用方法前，不得单独操作仪器，可在有关技术人员指导下使用。

3. 各治疗设备、定位机实行定期专管专用，测量设备和修理仪器实行专管专用。

4. 操作机器设备、仪器、仪表，必须严格执行各仪器设备的操作程序，开机后要认真检查机器情况．运行中要集中精力，不得做私事，发现问题及时停机并向维修人员报告，尽快修理，并记录在案。确保病人和机器的安全。

5. 仪器技术档案（说明书、线路图、故障及维修记录）应保存良好。

6. 直线加速器室内温度应保持在 18 ℃～ 25 ℃；相对湿度 20 %～ 65 %，做到防寒、防热、防潮、防尘和防火。

7. 每周定期为机器保养，保持机器清洁。

8. 仪器、设备外借，应由中心领导批准后方可借出，交还时要认真检查。

资料管理制度

1. 放疗申请单项目应填写齐全（姓名、部位、物理条件、剂量），治疗结束后治疗单应保留归档。

2. 各种登记簿应保持整洁，项目填写齐全。每年度更换，妥善保存。

3. 模拟定位片、磁带要按规定地点存放。医师借阅模拟定位片应办理手续，经借医师应签名并按期归还。

4. 建立随访制度，由门诊护士负责随访，填写随访登记卡片，统计报告与疾病诊断的符合率。

5. 使用计算机管理数据、资料的，应当及时拷贝备份文件。

放射治疗设备的质量管理制度

1. 测量设备。参考剂量仪必须定期与国家一、二级标准进行比对，现场剂量仪只需与参考剂量仪作比对。两种剂量仪均应该用标钴源对其长期稳定性进行检查。电离室型剂量仪的测量灵敏度内气腔密度的影响，每次测量前，必须对气压和温度进行修正，治疗室内应具备由国家计量部门校对过的气压计和温度计。在正常情况下，剂量仪应定期送国家一级或二级实验室进行比对。对水箱扫描剂量仪的要求应与现场剂量仪相同，扫描装置的到位精度和重复性应每年进行检查。

2. 治疗机加速器的输出剂量、射线质量以及射线均匀性等物理特性应做定期检查，检查方法应按国家规定的标准进行，检查结果和频度应符合国家标准。

3. 治疗机加速器的电气、机械、光学性能应定期进行检查，检查项目及检查的频度、结果应符合国家标准。

4. 模拟定位机的电气、机械、光学性能如等中心、光野重合、旋转刻度等应定期检查，检查的频度、方法和要求应和治疗机相同。

5. 治疗计划系统：每月定期至少检查1次典型治疗计划（作为参考标准计划）的计量分布，并与体模内规定点的测量值进行比较，当硬件或软件更新后，应立即检查束流物理数据（如 PDD、TMR 等）和单野剂量分布等情况。所有检查应做好记录，以便进行比较。

放射实验操作室工作制度

1. 工作中严格按操作规程，注意避免可能发生的污染。

2. 工作结束应及时清理用具、清除污物，并对工作面和环境做有无放射性污染的检查。

3. 工作中使用的一次性物品按放射性废物集中处理。

4. 工作中使用的一般物品用合成洗涤剂反复洗刷即可。

5. 如不慎有放射性液体溅洒在工作台上，应立即用吸水材料吸干，再用湿布或棉球等由外向内反复擦洗，直至表面污染程度降至规定的控制水平以下为止。必要时可用合成洗涤剂、稀盐酸溶液等去污。

6. 皮肤表面的污染可立即用水冲洗，再用肥皂清洗。

放射性核素安全操作及防护制度

1.操作放射性药物应有专门场所，如给药不在专门场所进行时，则须采取适当防护措施。药物使用前应有屏蔽措施。

2.给药用的注射器应有屏蔽措施。难以屏蔽时应缩短操作时间。

3.操作放射性药物应在衬有吸水纸的托盘内进行。工作人员应穿戴个人防护用品。

4.放射性核素操作应在通风橱内进行，操作人员应注意甲状腺保护。

5.在控制区和监督区内不得进食、饮水、吸烟，也不得进行无关操作及存放无关物件。

6.工作人员操作后离开工作室前应洗手和做表面污染监测，如其污染水平超过相应的导出限值，应采取去污措施。

7.从控制区取出任何物件都应进行表面污染水平监测，以保证超过有关导出限值的物件不携带出控制区。

放射诊疗安全防护管理制度

为贯彻放射诊疗实践的正当化和放射防护最优化原则，落实《放射性同位素与射线装置安全与防护条例》《放射诊疗管理规定》《医疗照射放射防护的基本要求》等法规、标准的要求，保证放射诊疗质量和患者（受检者）的健康权益，制定本制度。

1.警示告知

（1）在放射诊疗工作场所的入口处和各控制区进出口及其他适当位置，设置电离辐射警告标志，在各机房门口设置工作指示灯。

（2）在放射诊疗工作场所入口处显眼位置设置"孕妇和儿童对辐射危害敏感请远离辐射。确需放射检查，请与医师说明并在知情同意书上签名"的温馨提示标语。

（3）放射诊疗工作人员对患者和受检者进行医疗照射时应事先告知辐射对健康的影响。

2.屏蔽防护

（1）放射工作场所应当配备与检查相适应的工作人员防护用品和受检者个人防护用品，防护用品应符合一定的铅当量要求，并符合国家相应的标准。

（2）放射诊疗工作人员在辐射场操作时必须穿戴个人防护用品。

3.放射检查正当化和最优化的判断

（1）医疗照射必须有明确的医疗目的，严格控制照射剂量。严格执行检查资料的登记、保存、提取和借阅制度，不得因资料管理、受检者转诊等原因使受检者接受不必要的重复照射。

（2）不得将核素显像检查列入对婴幼儿及少年儿童体检的常规检查项目。

（3）对育龄妇女进行核素显像检查前，应问明是否怀孕。

（4）实施放射性药物给药时，应禁止非受检者进入操作现场；因患者病情需要其他人员陪检时，应当对陪检者采取防护措施。

（5）每次检查实施时工作人员必须检查机房门是否关闭。

4.设备维修保养

（1）工作人员必须坚守岗位，对机器的使用、保管、清洁、维护负责，机房内保持清洁，不准堆放杂物，无关人员不得擅自动用机器。

（2）设备开机后应检查是否运行正常。

（3）设备应开展定期的维护、检查。

5.监督检查

（1）辐射防护管理小组应定期对科室的防护操作进行检查，科室负责人每周应例行检查。

（2）对放射工作人员违规操作行为应及时发出整改通知书，督促科室落实整改。

（3）检查结果与科室人员年终考核、评先挂钩。

放射科介入管理规定

为确保介入诊疗的医疗质量，保障医疗安全，对于其他临床科室的患者由放射科介入诊疗医师实施治疗的情形作如下管理规定。

1. 医学影像介入诊疗由放射科统一管理，放射科主任为管理责任者。

2. 从事医学影像介入诊疗者必须取得执业医师资格，独立实施介入诊疗的医师的准入资格应符合卫生行政部门介入诊疗技术管理规范的要求。

3. 由放射科介入诊疗医师和主管医师共同决定诊疗方案，介入诊疗手术由介入诊疗医师负责。疑难病例的介入诊疗应由副主任医师以上专业技术职务任职资格的人员决定治疗方案。三级以上介入诊疗手术由具有副主任医师以上专业技术职务任职资格的本院介入医师决定，术者由具有副主任医师以上专业技术职务任职资格的本院介入医师担任。

4. 由临床医师开具介入诊疗会诊单，放射科主治医师以上人员进行会诊。

5. 严格把握介入诊疗适应证，恶性肿瘤的介入治疗必须以病理诊断或典型影像诊断结合典型临床诊断为诊疗依据。

6. 介入诊疗医师在患者术前要和患者的家属谈话，记录谈话内容，说明可供选择的诊疗方案，包括介入手术目的、手术经过、预后／术后注意事项、不良反应及其预防和处理方法。谈话医师和患者或家属应签署知情同意书。

7. 介入手术室必须建立严格的管理制度和消毒灭菌制度，介入诊疗的器械消毒灭菌必须遵照医院内感染管理的要求，使用经药品监督管理部门审批的外周血管介入诊疗器材，不得违规重复使用一次性介入诊疗器材。

8. 建立介入诊疗器材登记制度，保证器材来源可追溯。在介入诊疗患者住院病历的手术记录部分中留存介入诊疗器材条形码或者其他合格证明文件。严格执行国家物价、财务政策，按照规定收费。

9. 介入诊疗中必须注意术者和患者的 X 线防护，避免不必要的照射。实施血管内介入诊疗必须有造影记录。介入诊疗过程中诊疗方案的变更应及时与经管医师协商，并取得患者或家属的知情同意。

10. 危重患者的急诊介入诊疗应有经管医师陪同。

11. 介入诊疗结束后及时做好介入手术记录，包括介入诊疗过程、术中所用药物及有无不良反应等。术后应告知患者注意事项。

12. 介入诊疗术后的医嘱由介入诊疗医师与经管医师共同协商决定。

13. 如有留置导管，应由介入诊疗医师拔除或经协商由经管医师拔除。

14. 做好介入诊疗病例的术后随访、疗效追踪及统计资料的保存，以不断地提高介入治疗的工作质量。

介入手术室管理制度

1. 严格执行各项规章制度和操作规程。

2. DSA 设备须由具备资质的专业技术人员按操作程序进行操作。

3. 做好患者的辐射防护，无关人员不得在检查室内逗留，如必须有家属或医务人员陪同，要做好辐射防护工作。

4. 技术操作参数，如造影程序、对比剂的总量以及高压注射器注射的流量等须在医师的指导下设置。

5. DSA 设备未经介入手术室技师许可，其他人员不得随意操作。

6. DSA 设备每周保养 1 次，做到干净、清洁和卫生。

7. 介入手术室工作人员须严格遵守无菌操作原则，保持室内肃静和整洁。

8. 进入介入手术室见习或参观须经有关部门批准，未经同意，见习者和参观人员不得在介入手术室内随意游走和出入。

9.进入介入手术室人员均须戴口罩、帽子，更换参观衣或洗手衣，更换室内鞋。

介入手术室消毒隔离制度

1.严格执行无菌操作规程。

2.设专人负责管理，术前必须穿洗手衣、戴口罩及帽子，建议戴防护眼罩及防护铅帽，并洗手消毒（按外科手术洗手消毒规程）。

3.凡规定一次性使用的无菌医疗用品不可回收再用，一次性使用导管不得重复使用。

4.国家药品监督管理部门审批的医用产品，其说明书未规定一次性使用的物品如要重复使用，应按去污、清洗和灭菌的程序进行处理。

5.每天用含氯消毒液擦拭物体表面。

6.每台介入手术结束后，做好室内消毒，及时处理医疗废物，医疗污染垃圾扔入专用污物袋按规定统一处理。传染病患者所用用品必须与普通患者分开放置、使用和处理。

7.设专门的无菌物品存放室，无菌物品存放符合医院感染规定。

8.常规每天空气消毒1次，必要时随时消毒，并记录在册。每月空气培养1次，如不合格时，应立即查明原因并进行消毒处理。

9.每月监测手纸、空气、消毒液、操作台和医用器材的卫生状况。

10.机房定期通风，保持室内空气洁净。

放疗中心工作制度

1. 实行科主任负责制，健全科室管理系统，以病人为中心，提高诊疗质量，改善服务态度，密切与其他科室的联系，积极开展医教研工作。

2. 执行各类各级人员相应的岗位职责，分工明确，人员相对固定，个别岗位在保证诊疗质量的前提下适当轮换。

3. 根据医院年度工作要求，制定科室计划，组织实施，定期检查。每月、每季度小结，年终总结。

4. 每周召开科会，传达上级各级卫生、中医药行政部门、医院等相关文件、会议精神，小结一周工作，研究和安排下周工作。建立定期业务学习制度。

5. 开设专科门诊，应当派中、高级职称的医师担任。

6. 严格掌握放射治疗适应证，实施放射治疗的病人应先经病理学或细胞学明确诊断，并经诊断确属放射治疗疾病。

7. 建立新病人、疑难病例放疗前集体讨论制度。经常研究诊断技术，解决疑难问题，不断提高诊疗质量。

8. 治疗前认真核对治疗计划，选择合适的照射条件，保证靶区吸收剂量的均匀性，对患者非照射的敏感器官和组织进行屏蔽防护。

9. 对拟行放射治疗的病人应当要求病人签署知情同意书。

10. 加强与各科室的联系，互通信息，不断开展新技术、新项目，并及时总结工作经验。

11. 物品和药品的管理应有专人负责。

12. 建立差错事故登记制度。

1.核医学科在主管院长领导下，实行科室主任负责制，健全科室管理制度，承担医院临床诊疗的核医学检查项目，须严格执行医技（辅助诊疗）科室基本工作制度。

2.科室主任是核医学检查服务质量与安全管理的第一责任人，对科室各项工作开展与持续改进、全院核医学影像检查项目全面负责。

3.定期组织制定贯彻医院核医学方面的质量方针并落实质量目标，协商解决质量指标过程中存在的问题，提出改进意见与措施，并有反馈记录文件。

4.凡需放射性同位素检查、治疗的患者，由临床科室医师填写申请单，严格掌握适应证和禁忌证，详细介绍病情，办理预约手续，做好登记、建档工作，统一保管资料，定期追踪观察。

5.同位素仪器的使用、药品的分装、投药，均应严格执行有关操作规程，防止扩大污染和产生差错事故。

6.患者使用同位素前，应有严格患者识别规范，要核对品种、剂量、用法，准确无误后在实验室内使用。

7.定期对设备进行清洁、保养，至少每月进行1次检修。

8.严格执行放射性同位素制剂的有关管理规定。放射性同位素应有专人保管。建立并执行来药登记、核实制度，存放于专用储藏室内。设立专用登记本，定期清点，严格交接手续，如有疑问，应马上报告科室主任和医务部进行清查。

9.核医学科必须备有急救药品、设备器具，医师应掌握抢救技能。

10. 对防护用具、放射性废物及被污染的一切物品，必须按有关规定进行妥善管理和处置，并有应急处理的预案。

11. 按规定的时限，由执业医师规范书写诊断报告，核医学诊断要密切结合临床。诊断报告应按照流程经过审核，有审核医师签名。进修或实习医师应在上级医师指导下工作，不得单独执业。

1.严格按照《临床输血技术规范》进行操作。

2.血库血源由长沙市血液中心统一提供，血袋包装完整，无溶血;运输、储存必须符合国家规定的卫生标准和要求。到血站取血时要写清楚取血联系单，以免拿错血液，库存血不够急诊取血时，电话通知血站要详细说明血型及血量，通知专人取血。

3.建立血液进出库核对登记系统，做好血库冰箱温度、室内卫生、消毒登记记录并做好统计工作。合理储血（最佳库存量为周用血量的50%），杜绝浪费、滥用。

4.输血申请单由临床医师详细填写，连同病人血标本、用血审核单送血库配血，手术病人须提前一天备血，急救用血可以先用血，后补办手续。标本试管上贴上患者对应条形码，血库人员在收到标本后，应仔细核对，核查申请单各项内容是否填写完整、明确，并录入血库管理系统。对不符合要求的标本(血样与申请单信息不一致)应退回重新留取,必须保证标本准确可靠。

5.交叉配血时严格执行"四查五对"（四查:查科别、查床号、查病人姓名、查血型;五对:对血型、对血袋编码、对血量、对采集日期、对交叉结果）。

6.交叉配血试验白班由两人互相核对，双人签名，夜班须要检验者查对结果，再发报告。

7.特殊成分输注（如血小板、洗涤红细胞，稀有血型红细胞等）须先与血站预约，等血站有血后派专人取血。

8.遵守技术操作规程，配血时要同时检查受、供血者ABO正反向定型及受血者Rh血型鉴定、微柱凝胶交叉合血。对可疑结果要重复检查核对，主动与临床科室联系,严防差错事故。发血前须核对患者信息,手续不完备的,不予发血(急诊抢救病人要优先处理、优先供给,可以先用血,后补办手续)。

9. 发血时严格执行"四查七对"(四查:血液有效期、血袋内外包装是否完整、血液外观、献血码;七对:血量、品种、血型、受血者姓名、床号、住院号、交叉配血试验无溶血/无凝集)。血液质量如有异常(血型不符不发,血液过期不发,溶血不发,有凝块不发,有可能污染或血袋破损不发,交叉可疑者不发),一律不得出库,等待查明原因。血液出库原则上不予退还。交叉配血后的病人与献血者标本保存 7 天,并做好记录,以便查对,相关资料保存 10 年。

10. 积极推行成分输血,成分输血率应 ≥ 99 %。提倡、指导临床对择期手术的患者自身储血。配合医院输血管理委员会每年至少 2 次组织全院医务人员进行科学合理用血知识培训。

11. 用血原则:早先用、迟后用,以免造成浪费。

12. 有疑问的血液制品,必须将其另放别处(统一放在发血冰箱底层,并做好明显醒目的标识,做好交接班工作并登记)。

13. 做好交班记录工作。若有工作留待值班人员完成,血库人员在下班前必须向值班人员交代,并要在交班本上做好记录。

14. 每天做好设备运行记录及冰箱、血小板震荡仪的温度记录,温度记录每天要分上午 8 点、下午 5 点记录 2 次。另有 24 小时温度监测仪监测血库血液保存情况。

15. 血液贮存期间,严禁开袋。红细胞,血浆、冷沉淀按 A、B、O、AB 血型将血液成分分别储存于血库专用冰箱内,并有明显的标识。血小板储存于有温度控制的震荡仪内。

16. 贮血冰箱内严禁存放其他物品,每周消毒 1 次,冰箱内空气和冰箱物表每月做 1 次消毒监测,并达到合格标准。

17. 做好输血反馈工作,积极听取临床意见,总结经验,减少输血反应,达到安全用血。血库要记录临床用血评价,每月至少 1 次配合信息反馈小组到临床了解输血情况,并进行公示。

1.接收标本后严格核对审查，不合格标本登记后通知临床并退回。

2.根据检查项目对标本进行编号。

3.立即处理标本并进行检测，当天不能检测的标本应分离血清后2℃～8℃保存、登记并明确告知。

4.严格按照试剂盒操作说明书在有效期内使用试剂。

5.严格按标准化操作规程进行仪器定标和室内、室间质控，并做好登记存档工作。

6.定期记录冷藏柜的湿度、温度并登记存档。

7.按规定对仪器进行日、周、月保养并记录存档。

8.实验结束后用消毒液清洁工作台面。

9.报告前仔细核对项目、标本，确保无误并经审核后方可发出报告。

10.非实验物品不得带入工作区。

1. 树立良好的医德医风，遵循职业道德，热诚为病人服务。

2. 凡需做心电图检查的病人，由临床医师填写申请单，必须严格掌握指征，申请单要逐项填写清楚，特别是前次的心电图结果及有关用药情况，经缴费或登记手续方可检查。

3. 严格按照心电图机的操作规程操作心电图机，保证安全及采图规范，心电图检查一般在上班时间到心电图室进行，需做急诊心电图者应随唤随到（20 分钟以内完成检查），病情确实危重不宜搬动者，应携机至病室检查，结果随即报告予临床医师。

4. 心电图检查时要求心电图基线稳定、图形完整、采集过程规范，可反映出受检者具有代表性的心电情况，报告医师应及时发出报告，书写报告应做到对图形认真分析，书写规范，必要时与临床共同研究报告并进行随诊检查。

5. 数据库里的心电图报告应妥善保存，便于随时调用。

6. 对轮转、进修或规培医师应给予专人带教，上述医师不能单独发报告，须由带教老师签字审核方可发出。

7. 爱护仪器，严格执行医疗器械管理制度，仪器统一编码并由专人管理，并做好使用、维修记录。

8. 心电图室应保持干净整洁的检查环境，做到每日定期清扫、消毒及更换一次性用品。

辐射防护和安全管理制度

1. 遵守《中华人民共和国放射性污染防治法》《放射性同位素与射线装置安全和防护条例》《放射性同位素与射线装置安全许可管理办法》等有关辐射防护法律、法规，接受、配合各级环保部门的监督和指导。

2. 成立辐射安全管理小组，明确由科室主任负责核医学科辐射防护工作，并加强监督和管理。

3. 按相关规定履行辐射环境影响评价文件审批、《辐射安全许可证》申领以及环境保护竣工验收手续。领取许可证后，方可从事许可范围内的辐射工作。改变辐射工作内容或终止辐射工作时，必须办理变更或注销手续。

4. 从事辐射工作的人员须参加环保部门组织的上岗培训，接受辐射防护安全知识和法律法规教育，培训合格方可持证上岗，并每2年组织复训。

5. 从事辐射安全管理的人员应定期接受辐射防护安全知识和法律法规教育，加强辐射安全管理。

6. 从事辐射工作的人员在工作期间须佩带个人剂量仪，每季度接受个人剂量监测，并将监测记录存档。

7. 组织从事辐射工作的人员每年接受身体检查，并将健康档案存档。一旦发现任何健康问题，立即送有资质单位救治。

8. 加强辐射工作人员的健康管理。

9. 每年由委托监测公司对本院辐射工作场所进行监测，并将监测结果上报当地环保部门。

10.配备多功能辐射污染计量仪、个人剂量检测仪（报警器）及表面污染监测仪。

11.每年进行1次辐射源安全和防护状况评估，内容应包括：辐射性同位素与射线装置台辐射安全和防护设施的运行、维护，辐射安全和防护制度及措施的建立与落实，事故和应急处理措施以及档案管理等方面，并于每年年底前上报地方环保部门，并抄送省级环保部门。

12.发生辐射事故，必须立即采取防护措施，控制事故影响范围，保护事故现场，并及时向环保、公安和卫生部门报告。

PET-CT 应急预案

为有效应对 PET-CT 中心突发事故（事件），力争早发现、早报告、早控制、早解决，更好地维护住院患者和医护人员的人身安全，将放射事故造成的损失降低到最低限度，特编制本预案。

1. 应急处置遵循"以人为本，救人优先""统一指挥，各负其责""反应迅速，处理果断""防患未然，消灭除险""及时上报，如实准确"的原则。

2. 本预案适用于 PET-CT 中心突发放射事故（事件）的应急处置。

3. 根据对 PET-CT 中心的危险因素分析，可预见的事故（事件）为辐射、触电、火灾事故。

4. PET-CT 中心应急组织分为正常班（由中心主任担任）、节假日值班，如果现场组长不在或在事故中受伤，现场由成员按岗位排名顺序依次接替负责指挥，组织现场人员开展应急处置。

5. 在 PET-CT 中心范围内任何岗位上的工作人员，发现有放射线的持续照射或工作人员、患者及家属出现严重射线辐射症状时应立即向应急办公室或总值班、科主任汇报，再由科主任向主管领导汇报，同时报告医务部、安全保卫部，由医务部向上级部门和公安机关报告。

6. 应急办公室或总值班接到事故发生的通知后，立即向领导汇报，同时派出急诊值班车辆及人员，携带射线防护用具和医疗急救设备赶赴现场抢救，并向上级有关部门汇报。安全保卫部负责维持现场秩序和警戒，应急办公室同时通知湖南省职业病防治医院做好抢救准备。

7. 配备放射防护服的急救人员到达事故发生地点后，立即切断电源停止检查，控制事故现场，首先考虑医务工作人员和公众（患者和患者家属）的安全，迅速划出放射性污染区，组织放射性污染区内的医务人员、患者和患者家属撤离，将现场人员抢救出来，在安全保卫部、保安人员的安排下有序地撤离现场。防止事故继续蔓延扩大，把事故危害降到最低限度。

8. 疏通应急撤离通道，撤离现场人员。必须组织涉险、现场抢救人员佩带防护用具，避免不必要的损害。医疗救护队其他人员，在现场安全距离以外负责接送病人，并疏散其他周围人员。

9. 对放射性污染较轻的病人，由医护人员陪同，直接转往湖南省职业病防治医院。

10. 对放射性污染较重或合并其他损伤较重的病人，由医院急诊先行抢救，待生命体征稳定后再转往湖南省职业病防治医院。

11. 按照职业危害事故报告程序向上级部门报告。

12. 尽快确定发生放射性污染的同位素种类、范围和程度，采取相应的常规和特殊去污措施。

13. 直接接触人员的皮肤、伤口导致污染时，应迅速用清水（自来水）冲洗多次去除污染，并用表面污染监测仪监测，使放射性活度降到最低，同时对伤口给予医学处理。

14. 放射性事故中人员受照射时，应迅速估算受照剂量，安置受照人员就医。

15. 调查分析事故原因，及时采取妥善措施，减少和控制事故的危害和影响。

16. 当事故险情得到有效控制，受伤人员都得到妥善救治和安置，危险源得到及时隔离后，应急行动应终止（行动终止命令听从应急办公室指示安排）。

17. 主任组织相关人员核对各处物品数量，填报损失清单，并由核对人员签字上报医院应急领导小组，同时组织人员保护好事故现场，积极配合事故调查分析。

18.及时收集、清理和处理污染物,对事故情况、征用资源情况、重建能力、可利用资源等作出评估。并向应急领导小组汇报人员和事故损失情况,同时上报伤亡人员的家庭联系方式,通知家属伤亡人员情况。

19.应急小组其他成员负责对整个现场进行巡查,发现并消除可能产生二次事故的危险因素,并将巡查结果及时报告组长。

20.应急小组依据事故处置过程的具体情况,对本预案的有效性进行评审,必要时对本预案进行修订和完善。

第六章 医疗质量控制管理制度

全程医疗服务质量考核方案 ----------------------------------- **503**

全程医疗服务质量考核方案

第一章　考核方式

第一条　本考核方案采用百分制质量考核和单项质量考核相结合的办法。

第二条　百分制质量考核依据《中医医院评价指南》《医疗机构管理条例》，并按照医院有关要求确定考核内容及考核标准，统一实行百分制质量考核，根据考核标准逐项对科室工作进行考核，计算科室质量考核实得分及质量得分率。质量得分率 ＝ 实得分 ÷ 标准分 ×100％。

第三条　本着奖优罚劣、奖惩并举、以奖为主的原则，科室质量得分率必须 ≥ 97％；得分率高于97％，且排名位于前三名的科室，依次奖励1000元、800元、600元；质量得分率低于97％的科室，每下降1％扣罚科室1％的绩效奖，科主任及护士长负有管理责任，其中科主任承担扣罚绩效奖的10％，护士长承担扣罚绩效奖的3％，科主任及护士长的扣罚部分从风险金中扣除，其余部分从科室绩效奖中扣除。对于因个人原因单项扣分超过2分（含2分）以上，且导致科室质量得分率低于97％，责任者承担扣罚绩效奖的50％。

第二章　考核形式

第四条　本方案规定由医务部、质控科、护理部、药学部、医院感染管理科、毕业后医学教育办公室、医疗保障部、门诊部、科研部对全院临床、医技科室医疗护理质量进行定期和不定期检查。检查形式为：定期组织全院性医疗护理质量管理委员会专家进行全面医疗质量检查；组织安排医疗护理质量巡查、业务查房；周值班领导夜查房、督导巡视；科主任、护士长夜查房；

各种临时性不定期抽查；环节病历质控、终末病历质控；标准化服务巡查等。

第五条　门诊部每季度进行一次病人满意度调查，每月进行一次临床科室与医技科室满意度调查。

第六条　各种投诉调查核实。

第七条　考核时间以月度为单位，每月汇总一次。

第八条　各职能科室考核情况要有记录可查，每月5日前将考核报表交质控科汇总，报主管院长审核后送经管办，并将考核结果公布全院。

第九条　医疗护理质量管理委员会成员在医务部、质控科、护理部的组织下对医院临床、医技各科室进行医疗护理质量管理、监督、检查、评价、仲裁及提出奖惩意见。

第三章　考核内容

第十条　考核内容包括临床科室和其他临床医技科室。

临床科室考核总分100分，考核内容包括中医特色优势指标、合理用药、履行岗位职责、医疗护理安全、医疗质量管理、医疗文书质量、护理质量管理、医保管理、院感与传染病管理、病人综合满意度、业务学习与培训、专科建设等十二个方面的内容，具体分值分布如下：

表13　临床科室质量考核项目及分值分布一览表

考核项目	分值	考核项目	分值
中医特色优势指标	11	护理质量管理	12
合理用药	7	医保管理	12
履行岗位职责	6	院感与传染病管理	7
医疗护理安全	5	病人综合满意度	3
医疗质量管理	14	业务学习与培训	6
医疗文书质量	15	专科建设	2

其他临床医技科室考核总分为100分，考核内容包括履行岗位职责、医疗护理安全、医疗质量管理、医疗文书质量、护理质量管理、医保管理、院感与传染病管理、综合满意度、业务学习与培训等九个方面的内容，具体分值分布如下：

表 14　其他临床医技科室质量考核项目及分值分布一览表

考核项目	分值	考核项目	分值
履行岗位职责	12	护理质量管理	12
医疗护理安全	10	医保管理	5
医疗质量管理	30	院感及传染病管理	7
医疗文书质量	10	综合满意度	8
业务学习与培训	6	—	—

说明：

1. 每部分分值扣完为止，不倒扣，同一项目不重复扣分。

2. 其他临床医技科室的综合满意度考核中，临床科室对其他临床医技科室满意度占 4 分，病人对其他临床医技科室满意度占 4 分。

▶ 中医特色优势指标（11 分）

表 15　中医特色指标及考核内容

项目	分值	扣分标准
病区中药饮片使用比例	2	使用人次比例每增加 2% 加 0.1 分，加分不超过 0.5 分；每下降 1% 减 0.1 分 减分不超过本项应得分
门诊中药饮片使用比例	2	每增加 2% 加 0.1 分，加分不超过 0.5 分 每下降 1% 减 0.1 分，减分不超过本项应得分
病区自制药使用比例	1.5	每增加 2% 加 0.1 分，加分不超过 0.5 分 每下降 2% 减 0.1 分，减分不超过本项应得分
门诊自制药使用比例	1.5	每增加 2% 加 0.1 分，加分不超过 0.5 分 每下降 2% 减 0.1 分，减分不超过本项应得分
针推进病房参与率	1	每增加 2% 加 0.1 分，加分不超过 0.5 分 每下降 2% 减 0.1 分，减分不超过本项应得分
中医特色护理参与率	2	每增加 2% 加 0.1 分，每下降 5% 减 0.1 分，减分不超过本项应得分
中医药治疗率	1	每下降 5% 减 0.1 分，减分不超过本项应得分

说明：

1. 随着医院业务发展及政策要求，每年将对目标值做适当的调整。

2. 中医特色护理参与率以病区护理单元进行统计，目标值为 90%。

3. 病区中药饮片使用比例包括两部分：（1）中药饮片使用人次比例是指当月出院病人使用中药饮片人次与当月出院人次之比；（2）中药饮片使用剂数比例是指当月出院病人使用中药饮片总剂数与当月出院病人住院总床日数之比。

4. 门诊中药饮片使用比例指中药饮片使用人次比例。

5. 病区自制药使用比例是指当月出院病人使用自制药人次与当月出院人次之比；门诊自制药使用比例是指当月门诊病人使用自制药人次与当月门诊人次之比。

6.针推进病房参与率是指当月实施了针灸推拿科或疼痛理疗科中医治疗技术人次与当月出院人次之比。

7.中医药治疗率：是指当月出院病人使用中药饮片、中成药、中医治疗技术人次与当月出院人次之比。

▶ **合理用药（7分）**

合理用药质量考核包括抗菌药物临床应用、质子泵抑制剂（PPI）专项点评、中药注射剂等其他重点监控药品病历点评、门急诊处方点评，总分为7分。

（一）抗菌药物临床应用（5分）

1.抗菌药物指标及考核内容

表16 抗菌药物指标及考核内容

项目	分值	扣分标准
抗菌药物使用率	1分	每下降5%加0.1分，加分不超过0.2分； 每增加5%减0.1分，减分不超过本项应得分
抗菌药物使用强度		每下降5%加0.1分，加分不超过0.2分； 每增加5%减0.1分，减分不超过本项应得分

2.无指征使用抗菌药物或无指征联合应用抗菌药物，扣0.5分/例，该项扣分不超过2.0分。

3.抗菌药物用法、用量、溶媒选择不适宜，扣0.05分/例。该项扣分不超过0.5分。

4.治疗性用药和围手术期预防用药参考如下（根据实际情况，两项选其中一项扣分）：

（1）治疗性使用抗菌药物：治疗用药选用不适宜，扣0.05分/例；无更换药物依据，扣0.05分/例；治疗用药疗程过长，扣0.05分/例；该项扣分不超过1分。

（2）未执行围手术期预防用药原则（按照卫生行政部门及医院相关规定执行）：预防用药选用不适宜，扣0.05分/例；预防给药时间不适宜，扣0.05分/例；预防用药时间过长，扣0.05分/例；该项扣分不超过1.0分。

5.违反原则越级使用抗菌药物，扣0.5分/例；使用抗菌药物但在病程记录中无记录，扣 0.2 分 / 例；病程记录中抗菌药物使用记录不规范（抗菌药物使用、停药、换药无记录或记录不及时，医嘱用药与病程记录不相符，未对疗效进行观察和记录，有不良反应未上报的），扣 0.05 分 / 例。该项扣分不超过 0.5 分。

备注说明：

1. 每月随机抽取 10 ～ 12 个临床病区出院病历进行考核，每个病区抽取 10 份病例。每季度覆盖全院临床科室 1 次。出现抽取病历数不足 10 份者，以实际份数为准；上述第 2 ～ 4 条扣分项的扣罚分值根据病历数进行相应调整。

2. 抗菌药物使用率是指当月出院病人使用抗菌药物人次与当月出院人次之比。

3. 临床病区对抗菌药物临床应用扣分有疑义者，可申请由质控科组织相关专家对病历进行复核。

4. 对抗菌药物使用率、使用强度严重超出质控目标值的临床科室，由医务部、质控科及临床药学室进行约谈，并给予恰当的扣分处理。

（二）重点监控药品病历点评（1分）

1. 质子泵抑制剂（PPI）专项点评

（1）无治疗 / 预防用药指征扣 0.1 分 / 例，该项扣分不超过 0.5 分。

（2）其他用药不适宜：预防用药不适宜，遴选的药品不适宜，药品剂型或给药途径、用法、用量不适宜，联合用药不适宜或有不良相互作用，重复给药，疗程不适宜，病程记录书写不规范，有不良反应未上报扣 0.05 分 / 例。该项扣分不超过 0.5 分。

备注说明：

信息中心每季度提供全院 PPI 住院患者病历号，随机抽取 10 ～ 12 个临床病区出院病历 10 份进行 PPI 专项点评，每季度覆盖全院临床科室 1 次。出现抽取病历数不足 10 份者，以实际份数为准；扣分项 2 的扣罚分值根据病历数进行相应调整。

2. 中药注射剂等其他专项点评

质控原则参照质子泵抑制剂（PPI）专项点评。

（三）门急诊处方点评（1分）

每月处方点评中，不规范处方扣 0.1 分 / 张，用药不适宜处方扣 0.2 分 / 张，超常处方扣 0.5 分 / 张。

▶ **履行岗位职责（临床科室 6 分，其他临床医技科室 12 分）**

1. 拒绝参加医疗护理质量考核或无故不参加医疗护理质量管理例会和业务例会，扣 1 分 / 次。

2. 负责医师或总住院医师未履行 24 小时负责制，扣 1 分 / 次，有医师参与医院常设总住院值班的科室，当月考核时予以加 0.2 分。

3. 收费部门乱收费、少收费或以无零钱找出为由拒绝收费，或出现未到下班时间停止服务的情况，扣 1 分 / 人次。

4. 工作人员在医疗区抽烟、嚼槟榔，穿拖鞋上班者，扣 0.5 分 / 人次。

5. 上班迟到、早退、串岗者，扣 1 分 / 人次，无故旷工者，扣 3 分 / 人次。

6. 值班脱岗者，扣 3 分 / 人次；病区值班医师因紧急医疗工作暂时离开病房，但未通知值班护士，扣 1 分 / 人次。

7. 上班时间未佩戴胸牌、不穿工作服或着装不整齐，扣 0.1 分 / 人次；护理人员未戴工作帽，扣 0.1 分 / 人次；未戴发网，扣 0.1 分 / 人次；工作时间戴耳环、戒指、手镯，穿高跟响底鞋，扣 0.1 分 / 人次（本条考核含实习进修人员）。

8. 擅离岗位、私自换班或从事其他与医疗护理活动不相符的事（如玩游戏），扣 0.5 分 / 人次。

9. 酗酒后上岗，影响医务人员形象，扣 1 分 / 人次；造成不良后果者，加扣 1 分。

10. 医师值夜班 22 : 30 以前到值班室休息，扣 0.5 分 / 人次；发现护理人员上晚、夜班睡觉者，扣 0.5 分 / 人次；护理人员上班睡觉被病人投诉者，扣 2 分 / 人次。

11. 值班医师、护士不按规定巡视病人，对病区病人尤其危重病人、手术后病人、特殊重点病人病情不熟悉，扣 1 分 / 次。

12. 院内急救或急会诊，被通知人员未在规定时间内到位，扣 1 分 / 人次，不到位扣 2 分 / 人次。

13. 发生紧急事件或突发公共卫生应急事件时，不服从统一调遣的，扣

3 分 / 人次，并按医院文件对当事人做相关处理。

14. 不按时完成上级部门分配的临时任务，扣 0.5 分 / 次。

15. 科主任（含科副主任）门诊出诊考核，无故停诊扣 0.5 分 / 次。

▶ **医疗安全（临床科室 5 分，其他临床医技科室 10 分）**

1. 医疗投诉每起扣 0.2 分。

投诉是指在 24 小时内处理完结且补（赔）偿不超过 2000 元的医疗事件。

2. 医疗纠纷每起扣 0.5 分。

纠纷是指未能在 24 小时内处理完结或发生医疗补（赔）偿超过 2000 元的医疗事件。

3. 较大医疗纠纷或产生较大社会负面影响每起扣 1 分。

较大医疗纠纷是指由当地公安部门、卫生行政部门及政府部门等其中某个部门介入的医疗事件。

4. 重大医疗纠纷或产生重大社会负面影响每起扣 2 分。

重大医疗纠纷是指由当地公安部门、卫生行政部门及政府部门等其中多个部门联合介入的医疗事件。

5. 发生经济赔偿按相关文件处理。

6. 当事科室不积极配合调查处理，敷衍塞责，使矛盾激化的加扣 2 分。

▶ **医疗质量（临床科室 14 分，其他临床医技科室 30 分）**

1. 首诊科室、医师不执行首诊负责制，推诿、拒诊病人扣 1 分 / 次；造成病人漏诊、误诊，扣 2 分 / 次；引起医疗纠纷的，按医院相关制度处理。

2. 病人住院三天（含三天），仍不知道主管医师，扣 1 分 / 例。

3. 经调查核实，入院医患谈话告知及麻醉同意谈话告知、手术同意谈话告知由学生代为执行，扣 1 分 / 例。

4. 科主任或病区负责医师对诊断不明、治疗效果不理想的疑难病例及危重病人不进行查房，不按规定组织科内会诊、疑难病例讨论、术前讨论者，扣 1 分 / 例。

5.科室内疑难病人、特殊病人、疗效不佳的病人,有明显跨科疾病,尤其心、脑、肺、肝、肾等易于突发意外的疾病,不请相关科室会诊,扣1分/例;被请科室未在24小时内到位(申请科室举报并查实的),扣1分/次;跨科疾病,在会诊前本科上级医师必须查看病人,科间会诊单须经具有主治医师以上专业技术职称的医师签名,全院大会诊或院外会诊单须经科主任或负责医师签名,有一项未做到,扣0.2分/次;组织全院大会诊,提出会诊科室的科主任或负责医师必须参加,未参加扣0.2分/例。

6.手术或损伤性检查治疗前,手术主刀医师未亲自检查病人者,扣1分/例。

7.麻醉科对择期手术病人,术前不检查,未填写麻醉评估单,术后不随访手术病人,扣1分/例。

8.违规出具病情证明,扣1分/例;违规开具病休证明,扣0.5分/例。

9.医务人员违反医疗原则,乱开药、乱检查,扣0.5分/例。

10.遗失、损坏病历,私自外借、复印、报道病案,未造成不良后果的,扣2分/次。

11.各种医疗工作记录本未及时记录,扣0.5分/项。

12.交接班制度落实不到位,新病人、危重病人及当天手术病人未进行床头交接班,扣1分/次;未填写交接班记录本,扣0.2分/班。

13.未执行归口收治病人制度,扣1分/例,并按医院相关规定处理。

14.上级医师查房或会诊,已提出指导性意见,但经治医师未执行指导性意见,又不能说明正当理由,扣1分/例。

15.重要检查、诊断、治疗措施未执行,又无充分理由的,扣1分/例。

16.根据医院药品不良反应报告制度,对未按规定上报药品不良反应的,扣0.2分/例,上报但未在病程记录上及时记录的,扣0.1分/例。

17.医技科室私自外借检查或化验报告单等医疗资料,私自处理处方、报告单等医疗资料,扣1分/份。

18、医技科室在接到病房要求做穿刺涂片、特殊样本特检、床旁心电图、床旁 B 超、床旁照片等检查通知后，紧急情况，必须及时到位，一般情况，当天完成，未及时到位的，扣 1 分 / 次，不到位的扣 2 分 / 人次。

19. 各种辅助检查报告单未在规定时间内发出，又不能说明正当理由，扣 1 分 / 例。

20. 医技科室各种检查、化验、特检报告错报、漏报、遗失、误差悬殊或遗失标本，造成病人再取标本或重复检查，由责任人承担费用并扣 2 分 / 例。

21. 医技科室未及时确认已执行的辅助检查项目，造成漏记账或延误办理出院手续，扣 1 分 / 项（周末及节假日除外）。

22. 未经医院批准，私自介绍病人外出检查或治疗（本院能完成的检查及治疗），扣 1 分 / 例。

23. 药剂部门未执行处方制度，发现不合格处方未通知医师修改而发药，扣 0.5 分 / 张，错发药物，扣 0.5 分 / 次。

24. 未按围术期管理制度及手术流程要求按时进行手术的，扣 0.5 分 / 例，最高扣分不超过 1 分。

25. 违反手术相关核心制度（手术安全核查制度、手术部位标识制度、手术分级医师资格准入制度）的，扣 0.5 分 / 例，最高扣分不超过 1 分。

26. 经医用耗材点评工作小组点评，确定存在医用耗材使用不合理的医师，扣除检查当月科室 0.5 分 / 例。

▶ **医疗文书质量（临床科室 15 分，其他临床医技科室 10 分）**

1. 在架病历完成时限（4 分）

（1）未在规定时限内完成住院志、首次病程记录，扣 1 分 / 份。

（2）运行病历手术记录应当在手术后 24 小时内由手术主刀完成，特殊情况可由第一助手书写，未按时完成，扣 1 分 / 份；非主刀或第一助手书写，扣 0.5 分 / 份。

（3）首次上级医师查房延迟，扣 0.5 分 / 份；上级医师日常查房，缺 1 次主治医师查房扣 0.1 分（最多扣 1 分），缺 1 次科主任或副主任医师以上专业技术职称的医师查房扣 0.1 分（最多扣 1 分）。

（4）医嘱下病危缺病程记录扣 0.5 分，之后病危病人日常病程记录每缺少 1 次扣 0.2 分（最多扣 1 分）；医嘱下病重缺病程记录扣 0.2 分，之后病重病人日常病程记录每缺少 1 次扣 0.1 分（最多扣 1 分）；医嘱下病危、病重时缺少上级医师查房记录，扣 0.1 分。

（5）缺死亡病例讨论，扣 0.5 分 / 份；缺术前小结，扣 0.2 分 / 份。

（6）提交的各项医疗文书与模板无异，视为未完成。

2.病历缺陷（7分）

（1）归档病历被评定为丙级病历，扣 2 分 / 份。

（2）不具备资格人员书写首次病程记录，扣 2 分 / 份。

（3）病案首页出院主要诊断未填写或填写错误，扣 0.5 分 / 份；手术及有创治疗性操作（含介入性治疗）名称栏目未填写或填写错误，扣 0.5 分 / 份，其他项未填写或填写错误扣 0.2 分 / 份。

（4）病人重要信息，如出生日期、身份证号码等填写错误，给患者带来不便（如办理医保、商业保险报销等），扣 2 分 / 份。

（5）病历中重要诊断遗漏，扣 0.5 分 / 例。

（6）上级医师查房内容空洞，经不起推敲，诊断、鉴别诊断理由不充分，或对预后估计不全面，不能反映上级医师应有的专业技术水平，扣 0.5 分 / 份。

（7）医疗文书中重要病史、症状、体征、检验及特检报告、病情重要变化、诊断治疗的重要更改及其理由等未在病程中及时反映或记录与事实不符及明显错误，扣 0.2 分 / 处。

（8）中医理法方药不一致，扣 0.2 分 / 处。

（9）按规定应作疑难病例讨论的病例,缺疑难病例讨论记录,扣 1 分 / 份；疑难病例讨论记录缺中医药内容，扣 0.5 分 / 份。

（10）缺抢救记录扣 0.5 分 / 份，缺有创诊疗操作记录，扣 0.5 分 / 份；缺输血记录，扣 0.5 分 / 份，缺麻醉术前或术后访视记录，扣 0.5 分 / 项。

（11）医嘱用药与诊断和病情明显不符，扣 1 分 / 份。

（12）已施行手术、特殊检查、特殊治疗、实验性临床治疗等，但未及时签署（手术、麻醉、高值耗材等）知情同意书，扣2分/份；引发医疗纠纷按医院相关规定处理。

（13）按规定应作术前讨论的病例，缺术前讨论记录，扣1分/次。

（14）病历中弄虚作假，编造虚假检查检验单或检查结果或虚假病历资料，扣2分/张。

（15）植入体内的人工材料的条形码及合格证未粘贴在病历中，扣0.5分/份。

（16）模仿患方签字，编造患者生命体征，扣2分/处。

（17）运行病历严重缺陷，或与临床不一致，影响诊疗方案的准确性，扣1分/处。

（18）因拷贝行为导致的严重错误，扣0.5分/份；三次及以上病程记录雷同，扣0.1分/处。

（19）归档病历重要内容（入院记录、首次病程记录、手术记录、术前讨论记录、死亡病例讨论记录、出院记录等）未打印，扣0.1分/份。

3.门（急）诊医疗文书质量管理（2分）

（1）已处理完毕的病人未书写病历，扣2分/人次；病例书写不完全，扣1分/人次。

（2）初诊病人，门（急）诊病历未书写诊断，扣0.5分/份。

（3）门（急）诊病历中治疗用药与处方不一致者，扣0.2分/份。

（4）无明确用药指征即处方用药，扣0.5分/例。

（5）留观病人无病历、医嘱和观察记录，扣2分/人次。

（6）急诊值班医生未及时记录留观病人病情变化、重要辅助检查结果、治疗处理意见，扣1分/份。

4.检查、治疗申请单及报告单书写质量

（1）各种检查、治疗申请单及报告单必须由有资质的人员书写。实习医务人员、试用期医务人员及无处方权的进修医师书写的申请单必须由有处方权的老师审核签字后方可生效，若不符合要求扣0.5分/份。

（2）检查（含检验）、治疗申请单包括一般项目、临床资料、检查目的和/或项目、特殊要求及签名等内容填写不规范，扣0.5分/份。

（3）报告单书写规范，项目齐全，叙述清楚、结论确切，放射科报告单须由主治医师或以上签名（急诊除外），若不符合要求扣0.5分/份。

（4）报告单不得随意涂改，如必须修改应由上级医师审核签字，或重新书写，若不符合要求扣0.5分/份。

5.质控管理（临床科室2分、其他临床医技科室5分）

（1）科室未进行在线质控，扣2分/科室；科主任、质控员每月未完成规定质控病历数，扣1分/次。

（2）医技科室未按照本科室制定的质控细则执行，扣1分/项；无持续改进措施，扣1分/项；措施落实不到位，扣0.5分/项。

（3）未及时按要求完成质控科安排的工作，扣1分/次；质控员未按规定参与院级交叉质控，扣0.5分/次。

备注说明：病历质量单项奖罚按《湖南中医药大学第一附属医院医疗文书质控奖罚细则（试行）》执行。

▶ **护理质量（临床科室、其他临床医技科室均为12分）**

1.科室质量管理小组每月对科室护理质量进行自查，对自查结果进行分析，提出整改措施，有记录，查看记录，缺一项扣0.2分。

2.护理部质量检查项目中普通病房及特殊科室管理、中医特色护理、消毒隔离、急救物品完好率、护理文件书写、分级护理及病人满意度等检查结果未达标，扣0.2分/项。

3.科室应防止各类导管脱落、压疮、坠床、烧伤、烫伤等情况的发生，准确评估患者，采取正确的防范和处理措施，处理不当扣0.2分/例；发生并发症，扣2分/例，并按相关规定处理。

4.护理人员应掌握各项护理工作流程及应急预案，对所管病人做到"十掌握"，一项未达要求，扣0.1分/人次。

5. 严格执行药品（含毒麻药品）、物品、器械管理制度，一项未达要求扣 0.1 分。

6. 护理记录未及时完成，扣 0.2 分 / 处；记录内容客观、真实、具体、准确，病情记录与医疗记录应保持一致，一处不符合要求扣 0.1 分；上级护师未及时审核签名，扣 0.1 分 / 处。

7. 严格执行护理规章制度及操作规程，包括抢救制度、医嘱查对制度、执行医嘱制度、消毒隔离制度、交接班制度等，未达要求扣 0.1 分 / 项；未遵守查对制度和医疗护理操作规程而发生差错，扣 0.5/ 次；未及时上报、分析、讨论，扣 0.5 分 / 次。

▶ 医保管理（临床科室 12 分，其他临床医技科室 5 分）

1. 用药管理

（1）基本医疗保险用药目录执行准确，部分自付或完全自付须参保人员签字（内容包括名称、价格、自付费用和比例）。违反本条，每例扣 0.5 分；无政策自付签字表的，每例扣 1 分。

（2）出院带药不能超过规定量及剂型。违反本条，每例扣 0.5 分。

（3）治疗期间应用药连续、药物转换合理、无超量开药及开具与病种无关药品。违反本条，每例扣 0.5 分。

（4）全院平均药品比例不超过 50%，其中甲类药品费用占药品总费用比例不得低于 30%，各临床科室具体考核比例按医院控制指标为目标值。违反本条，每例扣 0.5 分。

（5）特殊门诊实行按批准病种用药制度，无超量开药（不超过 1 个月的用量）、无开处与特殊门诊批准病种无关的药物和诊疗项目。违反本条，每人次扣 0.5 分。

2. 诊疗项目

（1）特殊检查、特殊治疗须事先征得参保人员签字同意并办理审批手续。违反本条，每例扣 0.5 分。

（2）使用内置材料应有严格的使用指征，并履行相应的审批手续（审批手续齐全）。违反本条，每例扣 0.5 分。

3. 医疗服务管理

（1）参保人员住院应认真检查其身份，严格履行审查制度，医保手册应集中统一管理，住院通知单审批手续齐全，住院病人一览表有医保标示、床头卡等齐全。违反本条，每例扣 0.5 分。

（2）不允许挂床住院及冒名顶替住院，挂床住院每例扣 1 分，冒名顶替扣 12 分。

（3）参保、参合人员入院三天之内必须申报办理好医保手续。违反本条，每例扣 0.5 分。

（4）严格掌握入院指征和医保报销范围，不得将门诊和不符合医保范围的医疗费用纳入统筹报销，不得拒收符合住院条件的参保病人。违反本条，每例扣 0.5 分。

（5）不得以人次费用指标为由催赶病人出院；不得分解住院。违反本条，扣 0.5 分/条/例。

（6）做到"住院费用四吻合"，即费用清单、住院医嘱、治疗单和病程记录相吻合，各种报告单粘贴齐全，违反本规定，每例扣 0.5 分。

（7）严格掌握重症监护适应证，参保人员因病情危重，在重症监护室治疗超过 7 天应由 ICU 的主管医生向医保科书面报告，违反本规定，每例扣 1 分。

4. 费用控制

（1）无弄虚作假，无费用套取。违反本条，每人次扣 1 分。

（2）严格按照物价标准收费，无乱收费、无超标分解收费现象。违反本条，每例扣 0.5 分。

（3）病案资料连续完整，出院 24 小时内发送至住院科结算，违反本条，每超过 1 天扣 0.5 分。

（4）符合住院前 72 小时内的连续的急诊抢救费用（同一家医院）必须在入院后三个工作日内纳入住院费用一同结算。违反本条，每例扣 0.5 分。

5. 审批建档管理

（1）两次住院间隔小于 28 天的严格审批，有书面手续备查。违反本条，每人次扣 0.5 分。

（2）意外伤害必须严格审批，并有齐全的书面手续备查，不得将不符合条件的意外伤害费用纳入医保结算，违反本条。每人次扣 0.5 分。

6. 其他

（1）上述医疗服务、诊疗项目等方面参保人员满意，无医保管理机构拒付，无投诉到省、市医保管理机构，如有投诉，一经查实，除上述扣分外，另外每次视情节轻重扣 1～2 分。

（2）如上述违规造成的医保管理机构拒付，由责任人全额承担医保管理机构所拒付的费用。

7. 其他临床医技科室医保管理

（1）参保患者投诉到医保局造成通报批评、年终考核扣分等严重后果的，经查实，根据医保局处罚情况，扣 1～5 分。

（2）必须严格按照物价规定收费，不能乱收、套收费用，如造成医保拒付，每例病人扣 1 分。

（3）病人未完成的检查，护士站发出退费申请后，医技检查科室应及时退费，超过 24 小时的，每例病人扣 1 分，每延迟 12 小时发送，加扣 1 分。

▶ **院感与传染病管理 7 分（临床科室、其他临床医技科室均为 7 分）**

1. 科室成立医院感染防控小组，由兼职感控医生和护士组成，职责明确，若无感控医生和护士，扣 0.2 分；职责不明确，扣 0.2 分。

2. 科室每年开展院感风险评估，并针对高风险项目制定防控措施，未落实相关措施扣 0.2 分。

3. 医院感染病例漏报，扣 0.5 分 / 例。院感预警信息 48 小时内未处理扣 0.2 分 / 例。

4. 科室未制定相关院感管理制度及防控措施，扣 0.5 分。

5. 未严格执行无菌技术操作规程和未落实消毒隔离制度，扣 0.2 分 / 次；

一次性无菌用品重复使用，扣5分/个；使用未经医院招标的产品，扣5分/个；无菌用品和皮肤消毒药械超过有效期，扣0.5分/个，超过启用后有效期，扣0.2分/个；无菌用品使用不符合要求，扣2分/个；可重复使用的物品用后消毒灭菌不符合要求，扣0.5分/次。

6. 环境卫生学、消毒灭菌效果监测未达要求：①监测采样缺项，扣0.2分/项；②手卫生采样不合格，扣0.2分/人次；③物表采样不合格，扣0.2分/次；④消毒供应中心监测不符合要求，扣1分/次；⑤采样不合格无复查结果，扣0.2分/次；⑥无不合格结果原因分析及持续改进，扣0.2分/次。

7. 未落实手卫生规范，扣0.2分/人次；手卫生设施不全，扣0.2分/次。

8. 医疗废物分类不符合要求，扣0.2分/次；生活垃圾混入医疗废物，扣0.2分/次；医疗废物混入生活垃圾，扣0.5分/次；医疗废物未使用黄色医疗废物袋，扣0.2分/次；黄色医疗废物袋未封口及粘贴标签，扣0.2分/次；锐器桶未注明科室及启用日期或超过48小时未更换，扣0.2分/次；回收记录本记录不全，扣0.2分/次。

9. 院感重点科室及普通科室重点部门（如治疗室、换药室等）进行新建、改造未报医院感染管理科审批，扣1分。

10. 新装或更换消毒灭菌设备未报医院感染管理科审批，扣0.5分。使用前未进行消毒灭菌效果监测，扣0.5分。

11. 多重耐药菌感染病例未上报扣0.5分/例，防控措施未落实扣0.2分/项。

12. 科室院感防控小组定期对科室院感质量进行自查，对自查结果进行分析，提出整改措施并持续改进。设有目标性监测记录本、院感持续质量改进本、院感病例记录本、院感病例及院感持续质量改进讨论记录本，记录不规范，扣0.2分/项（一个月无记录，扣0.2分；三个月无记录，扣0.3分；6个月无记录，扣0.5分；一年无记录，扣1.0分）；无记录本扣2分/项；院感持续改进督查无医师参与（每月不少于一次）扣0.2分。

13. 科室每季度至少组织一次院感知识培训与考核，有记录，若不符合要求，扣0.2分/项。

14. 积极配合医院感染管理科完成手卫生监测、流行病学调查等工作，当月未按要求完成者，扣 0.5 分。

15. 积极上报院感不良事件，经查实，加 0.2 分 / 项。

16. 严格执行院感相关规章制度、行业标准及工作流程，落实院感防控措施，未达要求扣 0.2 分 / 项。

17. 未按要求及时上报法定传染病，漏报扣 1 分 / 例，迟报扣 0.5 分 / 例。

18. 未填写肺结核转诊单扣 0.2 分 / 例。

19. 传染病门诊日志填写不规范，低于要求的 85% 扣 0.2 分。

20. 未及时登记放射科及检验中心传染病阳性结果扣 0.2 分 / 例。

21. 14 岁以下儿童传染病报告卡缺家长姓名扣 0.2 分 / 例，缺身份证号扣 0.2 分 / 例，缺联系电话扣 0.2 分 / 例，现住址没有到村，门牌号扣 0.2 分 / 例，缺工作单位扣 0.2 分 / 例，人群分类不正确扣 0.2 分 / 例，诊断日期与填卡日期不是同一天扣 0.2 分 / 例。

22. 一张传染病报告卡只能报一个病名，多报扣 0.2 分 / 例。

23. 肺结核只能报疑似和无病原学结果的病例，错报扣 0.2 分 / 例。

24. 风疹、梅毒检测结果是双阳才能报，错报扣 0.2 分 / 例。

25. 未按要求及时上报居民死亡证明书，漏报扣 1 分 / 例，迟报扣 0.5 分 / 例，缺身份证号扣 0.2 分 / 例，婚姻状况填错扣 0.2 分 / 例，地址不完善扣 0.2 分 / 例，死亡疾病名称不完善扣 0.2 分 / 例。

26. 未按要求及时上报食源性疾病，漏报扣 0.5 分 / 例，迟报扣 0.2 分 / 例。

27. 积极配合各级卫生监督检查，因执行不力造成通报批评、处罚等严重后果的，经查实，酌情扣 1 ～ 2 分。

▶ 综合满意度（临床科室病人满意度 3 分；其他临床医技科室综合满意度 8 分）

1. 门诊部每季度组织一次病人满意度问卷调查，按住院病人的 15% 及门诊人次的 5% 发放调查表，病人综合满意率应 ≥ 90%，每上升 5% 加 1 分，每下降 5% 扣 1 分，低于 90% 的扣 0.5 分。

2.门诊部每月组织一次临床科室与医技科室满意度问卷调查，综合满意率应≥90％，每上升5％加1分，每下降5％扣1分，低于90％的扣0.5分。

3.服务质量投诉，扣0.5分/例，经调查落实属实，加扣0.5分/例；发生经济赔偿者，加扣1分/例，并按医院相关规定处理；反馈到当事科室，科室不采取有效措施，敷衍塞责，使矛盾激化，扣3分/例。

▶ **业务学习与培训（临床科室、其他临床医技科室均为6分）**

（一）科室业务学习

1.科室有年度业务学习计划，每年1月份交医务部。要求中医内容至少占30％（医技科室除外），每月2次，科室全体成员参加学习，每次学习有记录可查。科室无业务学习计划扣2分；有计划未执行扣0.5分/次。

2.科室依据医院的考试计划合理安排考试人员。无故不参加考试，扣0.5分/人次；安排补考无故不参加者，扣1分/人次。

3.考试作弊，扣0.5分/人次。

4.医院组织的考试，合格率低于70％扣0.5分。

（二）科室住培工作

1.科室未设立住培专干扣1分，专干更换未及时上报的扣0.5分。

2.科室未按医院统一安排为住培医师报到、安排带教引起投诉，经核实属实者扣0.2分/次。

3.科室指定具备带教资格的师资带教住培医师，不具备带教资格的人带教扣0.5分/人次，出科时未及时对住培医师进行评估扣0.2分/人次。

4.科室按照住培方案实施培训，入科教育、培训教学活动未实施扣0.5分/次，中医思维培训不足扣0.2分/次，医院住培质量督导专家委员会对科室培训教学活动督导不合格科室，督导当月扣1分/次。

5.科室加强对住培医师的日常管理,脱岗、旷工未及时上报扣0.2分/次；医院查岗，科室30％（含）至50％住培医师迟到，扣0.5分/次，50％（含）以上住培医师迟到的，扣1分/次。

6.及时安排出科考试考核，未进行考试考核者扣1分/次，因通知不及时导致住培医师未参加出科考试者扣 0.1 分 / 人次。

7. 科室住培资料未及时整理归档者扣 0.2 分 / 次。

8. 未及时按要求完成住培办安排的工作扣 1 分 / 次。

9. 住培医师对科室综合评价，大于 95 分者，每上升 1 分加 0.1 分；低于 80 分（不含）者，扣 1 分；低于 70 分（不含）者，扣 2 分；低于 60 分（不含）者，扣除该项分值。

10. 第二阶段住培医师取得医院处方权后，科室未安排独立管床、值班的，扣 1 分 / 次（从医院住培医师值班文件下发开始执行）。

11. 科室原因未及时完成住培管理信息系统中住培医师出科审核的，扣 0.1 分 / 人次。

▶ **专科建设（2 分）**

1. 国家级、省级重点专科未按照要求制定重点专科建设发展规划定及年度重点专科工作总结和计划，扣 0.5 分 / 次；未按要求制定本专科发挥中医药特色优势和提高中医临床疗效的具体措施（可体现在年度工作计划中），扣 0.3 分 / 次。

2. 在国家中医药管理局印发的诊疗方案和临床路径的基础上，全院范围内开设病房的临床科室制定少于 3 个优势病种中医诊疗方案，扣 1 分；国家级、省级重点专科实行中医临床路径管理的病种数少于 2 个，扣 1 分；手术科室未制定少于 3 个常见病种围手术期中医诊疗方案，扣 0.5 分。

3. 科室未设立路径管理员扣 0.5 分；管理员未及时上报当月专科的中医临床路径与诊疗方案实施情况扣 0.5 分 / 次；管理员未及时上报"国家中医重点专科建设监测网"半年度数据，扣 0.5 分 / 次。

4. 临床路径和诊疗方案在临床中得到应用。实施常见病与优势病种中医诊疗方案或临床路径病历中无相关诊疗内容，中医诊疗方案病历中无记录，扣 0.1 分 / 份；实施临床路径病例缺路径表单，扣 0.1 分 / 份。

5. 充分发挥中医药特色，半年度优势病种住院中医治疗率 < 70 %，扣 0.2 分；半年度中医优势病种（前 3 位优势病种）出院人数占出院人数比例未逐

次增加，扣0.2分；半年度优势病种出院病人的临床路径管理比例＜50％，完成率＜70％，扣0.2分。

6.国家级、省级重点专科提供优势病种门诊（专病门诊）服务，门诊诊疗病种前3位至少包括1个中医优势病种，优势病种服务量逐年增加。以上各项未达标者，扣0.2分/项。

7.国家级、省级重点专科未制定本专科学术经验继承工作计划和措施，未明确的名老中医学术继承人，扣0.2分；在临床应用的专科技术及特色疗法操作规范低于3项，扣0.2分。

8.专科不配合科研部对临床路径和诊疗方案抽查工作，未按时提交病历者，扣0.2分/次；未按时按量完成科研部安排的其他工作，扣0.2分/次。

第四章 附 则

第十一条 凡因上述情况造成严重后果，引起医疗纠纷，甚至医疗事故的，按医院相关文件要求处理。

第十二条 每部分扣分不得超过应得分，不实行倒扣分。

第十三条 由于后勤及窗口或职能部门原因引起的医疗服务质量缺陷，由标准化服务办公室组织考核，并影响责任科室奖金系数。

第十四条 本方案由医务部、质控科、护理部、药学部、医院感染管理科、医疗保障部、门诊部、科研部负责解释和修订。

第十五条 既往有关制度与本方案相冲突的，以本方案为准，本方案未涉及内容以原有规定或其他职能科室配套措施为准。

第十六条 本方案自发文之日起实行。

杏林问矩
——湖南中医药大学第一附属医院临床管理